肺癌

综合诊治

FEIAI ZONGHE ZHENZHI

主编 路 阳

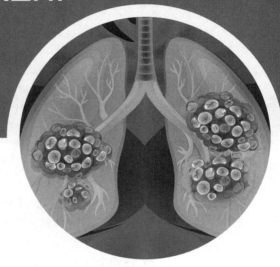

 中国出版集团有限公司

 世界图书出版公司
广州·上海·西安·北京

图书在版编目（CIP）数据

肺癌综合诊治 / 路阳主编. — 广州：世界图书出版广东有限公司，2023.8

ISBN 978-7-5232-0872-4

Ⅰ. ①肺… Ⅱ. ①路… Ⅲ. ①肺癌—诊疗 Ⅳ. ①R734.2

中国国家版本馆CIP数据核字(2023)第189798号

书　　名	肺癌综合诊治	
	FEIAI ZONGHE ZHENZHI	
主　　编	路　阳	
责任编辑	刘　旭	
责任技编	刘上锦	
装帧设计	品雅传媒	
出版发行	世界图书出版有限公司　世界图书出版广东有限公司	
地　　址	广州市海珠区新港西路大江冲25号	
邮　　编	510300	
电　　话	（020）84460408	
网　　址	http://www.gdst.com.cn/	
邮　　箱	wpc_gdst@163.com	
经　　销	新华书店	
印　　刷	深圳市福圣印刷有限公司	
开　　本	889 mm × 1 194 mm　1/16	
印　　张	11.5	
字　　数	334千字	
版　　次	2023年8月第1版　2023年8月第1次印刷	
国际书号	ISBN 978-7-5232-0872-4	
定　　价	138.00元	

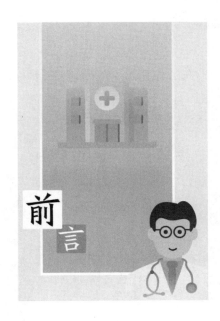

　　肺癌是全球发病率和死亡率增长最快，对人群健康和生命威胁最大的恶性肿瘤之一。近年来，关于肺癌的研究取得了显著进展，人们对肺癌的认识也逐渐深入，这使得针对肺癌的诊断与治疗手段日臻完善，极大地改善了肺癌患者的临床预后。鉴于此，编者通过总结自身的临床经验和诊疗心得，力求为广大读者呈现一部对肺癌相关知识阐述全面，能够涵盖其诊断方法及治疗措施的临床实用参考书。希望本书的出版能够对肺癌领域的广大医师及相关学科的临床工作者有所裨益，帮助其正确诊断及治疗疾病。

　　本书从肺癌的流行病学入手，以肺癌的病理学诊断和影像学诊断为基础展开，然后重点阐述了肺癌的常见治疗方法，包括免疫治疗、放射治疗、介入治疗、微创治疗以及手术治疗等，最后根据肺癌的组织病理学分型，分别论述了小细胞肺癌和非小细胞肺癌的综合诊治方法。全书资料新颖，条理清晰，以保证实用性为原则，以综合治疗为主线，尽可能做到全面覆盖，重点突出，既体现理论的完整性，又强调实践的系统性。本书适用于肿瘤科及相关科室的医护人员参考使用。

　　本书的编者是参与临床实践多年的专家，提倡基于指南规范下的精准治疗，为本书的最后出版付出了巨大的心血。由于编者的水平有限，书中难免存在不当之处，敬请广大读者批评斧正。

编　者

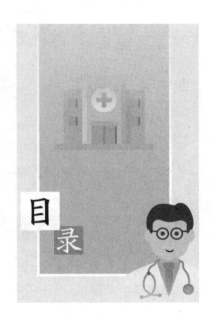

目录

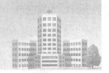

第一章

肺癌的流行病学

第一节 概述

肺癌又称为原发性支气管肺癌，是指主要发生于支气管黏膜上皮细胞，少数发生于肺泡组织的恶性肿瘤。根据肺癌发生部位的不同，临床上将肺癌分为中央型肺癌、周围型肺癌及弥漫型肺癌三类；其病理分型按组织学分类可分为小细胞肺癌和非小细胞肺癌两大类，其中非小细胞肺癌又可分为鳞状细胞癌、肺腺癌和大细胞肺癌。20 世纪初，肺癌在世界范围内还较为少见。第一次世界大战后，男性肺癌发病率和死亡率急骤上升，这种情况首先出现在英国，之后陆续在其他发达国家流行起来，目前肺癌已成为全球受累人数最多的恶性肿瘤。流行病学研究表明，吸烟是肺癌发生最为重要的环境危险因素，近年来随着对烟草消费的有效控制，欧美一些发达国家的肺癌发病率已逐渐下降。在我国，由于持续增长的烟草消费和较为严重的环境污染，近年来多数地区的肺癌发病率和死亡率一直呈上升趋势，成为严重危害我国居民健康和生命的主要疾病之一。因此，了解其流行病学特征可以更好地预防和控制肺癌。

一、分类与分期

（一）分类

绝大多数肺癌是恶性上皮细胞肿瘤。根据癌细胞在显微镜下组织学上的大小和外观的不同，肺癌主要分为小细胞肺癌和非小细胞肺癌。这对采取不同临床治疗和预后有非常重要的意义。

非小细胞肺癌主要有三类：鳞状细胞癌、肺腺癌和大细胞肺癌。以往鳞状细胞癌是肺癌中最多见的肿瘤，约占肺癌的 40%，但近年来其占比逐渐下降，与肺腺癌相当，甚至有些地区已低于腺癌。大多数鳞状细胞癌患者为男性，此类型肿瘤与吸烟关系最为密切。鳞状细胞癌中以中央型肺癌多见，并有向管腔内生长的倾向，早期常引起支气管狭窄，导致肺不张或阻塞性肺炎。癌组织易变性、坏死，形成空洞或癌性肺脓肿。鳞状细胞癌生长缓慢，转移晚，手术切除的机会相对多，5 年生存率较好，但放射治疗、化学药物治疗不如小细胞未分化癌敏感。肺腺癌患者中以女性多见，此类型肿瘤多见于生长在肺边缘小支气管的黏液腺，因此，在周围型肺癌中以肺腺癌为最常见。肺腺癌以往占原发性肺癌的 25% ~ 30%，但近年来其占比呈逐渐上升趋势，有的地区已占 40% 以上。大细胞肺癌可发生在肺门附近或肺边缘的支气管，其癌细胞较大，转移较小细胞未分化癌晚，手术切除机会较多。

小细胞肺癌不太常见，分局限期和广泛期，常发生在大呼吸道里并发展迅速。小细胞里有神经分泌细胞颗粒球（内含内分泌荷尔蒙的囊泡），因此，会和内分泌－副癌综合征有关。虽然起初会对化疗比较敏感，但最终预后效果不佳且通常发生远端转移。这类肺癌很大程度上和吸烟有关。

（二）分期

非小细胞肺癌的分期通常采用 TNM 分期系统，是由美国癌症联合委员会（American Joint Committee on Cancer，AJCC）制定的。在 TNM 分期中，结合了有关肿瘤、附近淋巴结和远处器官转移的信息，而分期用来指特定的 TNM 分组。分组分期使用数字 0 和罗马数字 I 到 IV 来描述。T 代表复发肿瘤（其大小以及在肺内和临近器官的扩散程度），N 代表淋巴结扩散，M 表示转移（扩散到远处器官）。

二、诊断及治疗

（一）诊断

肺癌诊断资料的主要来源是病史和胸部 X 线，病史中如有早期局部症状，会引起对肿瘤的怀疑。胸部 X 线检查可明确病变部位，并可显示其对周围组织结构的影响。确诊肺癌一般需病理学依据。对肺癌的诊断，不但需对其作定性诊断，而且需作分期诊断以利于选择治疗方式和判断预后。诊断肺癌的检查方法多种多样，概括起来主要包括影像学检查、病理检查和癌标志物检查。

1. 影像学检查

影像学检查可以发现病灶，一些特异性表现可提示肺癌诊断，也是肺癌分期的主要依据，但一般不具备定性诊断价值。X 线透视或胸片检查是诊断肺癌的主要手段。电子计算机断层扫描（computed tomography，CT）可显示薄层断面图像，较常规胸片分辨率高，可反映病灶较精细的结构或小结节，能发现一般 X 线检查隐藏区（如肺尖、膈上等处）的早期肺癌。磁共振（magnetic resonace imaging，MRI）的优点是容易区别纵隔，肺门血管与肿块及淋巴结，且多面成像，能更好确定肿瘤范围及血管受累情况，但对肺实质病灶显示效果不如 CT。氟脱氧葡萄糖正电子发射计算机体层扫描（fluorodeoxyglucose‐positron emission computed tomography，FDG‐PET）是近年越来越广泛地用于肺癌诊断的影像技术，可反映病灶的代谢变化，因此，具有一定的定性诊断价值，且对肺门、纵隔淋巴结转移及胸外远处转移能做出相应的临床判断，是用于肺癌治疗前临床分期的重要方法。新一代 PET-CT 的出现更使其在定位准确方面又进了一步。

2. 病理学检查　肺癌的确诊主要依赖于细胞、组织学检查。细胞学检查标本主要来源于痰、浆膜腔积液或经纤支镜刷检及各部位的细针穿刺抽吸获得的样品。组织学检查标本可来源于纤支镜、胸腔镜、纵隔镜下活检及经皮肿块穿刺等活检术获得的样品。

（1）痰脱落细胞检查：该方法简单、无创、经济，是诊断肺癌最常用的方法，可用于肺癌高危人群的普查，并能发现部分早期肺癌。痰脱落细胞学检查阳性率为 60% ~ 70%，但其诊断价值受较多因素影响，因此，要求患者从深部咳出痰液，多次送检可提高检测阳性率和结果可靠性。

（2）浆膜腔穿刺和胸膜活检：约 1/2 的肺癌患者在病程中会伴有胸腔积液，其中很大部分由肿瘤胸膜腔转移所致，胸穿抽液行脱落细胞检查是确诊此类疾病的常用方法，操作也相对简单、安全。胸水中查到癌细胞具有确诊价值，但检出率较低（50% 左右），连续检查 3 次，则阳性率可提高到 90%。对单纯胸穿不能明确诊断的患者可行胸膜活检。

（3）支气管镜检查：纤支镜检查是临床确诊肺癌最主要的手段之一。纤支镜下可直视病灶行活检，对外周病灶可在透视引导下行活检。纤支镜检查对中央型肺癌的诊断率极高，对周围型肺癌的确诊率也可达 70%。近年用于临床的荧光纤支镜能使癌变和不典型增生的黏膜发出特殊荧光，使活检部位更有针对性，提高了活检阳性率和早期肺癌诊断率。

（4）经皮胸部病灶穿刺：肺部、胸壁、甚至纵隔肿块都可作经皮穿刺操作。近年由于脱落细胞学和免疫组化技术的发展，细针穿刺以其创伤小且安全的优点得到了更广泛的应用。特别是靠近大血管等重要脏器或多血管的病灶，以细针穿刺最佳。但细针穿刺诊断的敏感性要低于切割活检针。

（5）胸腔镜：对常规方法不能确诊的肺部结节或胸腔积液者，利用胸腔镜的微创伤优势，可清晰地直观病灶并活检。同时视频显像辅助胸腔镜手术（video-assistant thoracoscopic surgery，VATS）也能部分取代纵隔镜，观察纵隔淋巴状况，活检更能明确分期，具有很好的应用前景。

（6）纵隔镜：经颈或胸骨旁切口的纵隔镜是判断纵隔淋巴结是否转移的准确方法。对于影像学上大于 1 cm 的纵隔淋巴结，纵隔镜检查具有特殊意义。纵隔镜对肺癌的分期、手术治疗的选择有特别的价值。

（7）其他：肺癌易转移于同侧锁骨上淋巴结，其他部位的淋巴结转移或皮下转移结节也不少见，对这些病灶的穿刺吸出物做细胞学检查是简单快速的诊断方法。当肺部肿块经多种方法检查和短期试探性治疗仍未能明确病变的性质，又不能排除肺癌时，如患者全身情况许可，应作剖胸探查术。另外，据报道约 1/5 的小细胞肺癌患者会出现广泛骨髓转移，故怀疑小细胞肺癌者可行骨髓穿刺检查。

3. 癌标志物检查

对非小细胞肺癌诊断较有价值的血清癌标志物有癌胚抗原（CEA）、鳞癌相关抗原（SCC）、细胞角蛋白 19 片段（CYFRA21-1）等。神经元特异性烯醇化酶（NSE）对小细胞肺癌诊断较有价值。但这些癌标志物对诊断肺癌总体敏感性还不够高，往往在肿瘤负荷较重时才显著升高，限制了其在早期诊断的临床价值。多个癌标志物的联合检测可以部分弥补其不足，胸腔积液癌标志物的诊断价值有时高于血清检查。

（二）治疗

1. 手术治疗

外科手术治疗已被公认为是治疗肺癌的首选方法。

（1）手术治疗适应证

1）Ⅰ期、Ⅱ期和部分Ⅲa 期可完全性切除的非小细胞肺癌和部分小细胞肺癌。

2）经新辅助治疗比如化疗或化疗加放疗治疗以后，明显有效的 N_2 期非小细胞肺癌。

3）部分Ⅲb 期非小细胞肺癌，分期是 $T_4N_{0 \sim 1}NM_0$，没有远处转移，有局部淋巴结转移的患者，如果评估局部可以完全切除，可以手术治疗，包括侵犯上腔静脉，毗邻大血管、心房和隆突等的情况。

4）部分Ⅳ期非小细胞肺癌有单发脑或肾上腺转移的患者，如果全身状况还好，评估能够切除的也可以争取手术治疗。

5）每一个肺内的单独结节，经过各种检查不能定性均应考虑手术切除，或转上级医院诊治，除非其已经被证实是良性或者患者有手术禁忌证不适宜手术。

（2）手术治疗禁忌证

1）绝大部分诊断明确的Ⅳ期，大部分Ⅲb 和部分Ⅲa 期非小细胞肺癌。

2）分期晚于 $T_{1 \sim 2}N_{0 \sim 1}M_0$ 期的小细胞肺癌，已经有局部淋巴结转移。

3）特殊情况：包括恶性胸膜渗出，喉神经受累出现声音嘶哑，对侧纵隔淋巴结侵犯，有远处脏器转移，膈神经麻痹，高位气管旁淋巴结受累等。

4）心肺功能差或合并其他系统重要疾病，不能够耐受手术治疗的患者。

2. 放射治疗

放射治疗包括腔内、体外照射；使用的设备包括镭锭、X线机、钴炮，现多用加速器，近年来又发展有后装机、各种"光子刀、X刀"等。放疗可用作手术前后的辅助治疗，以提高手术切除率及术后长期生存率，对不能手术的或复发转移的鳞癌亦可采用放疗。

放疗分单纯性放疗和综合性放疗。单纯性放疗分根治性放疗和姑息性放疗。可根据肺癌的病理类型、病变范围、有否转移、肺功能情况和全身情况来决定。综合性放疗是放疗结合手术、化学治疗来进行的治疗，比单纯某项治疗都更能提高生存率。

3. 化学治疗

化学治疗在肺癌治疗中有着重要地位，根据目前的观点，无论早期还是晚期，无论手术还是放疗，都要结合化疗，才能提高生存率。

对诊断明确的小细胞肺癌，术前应进行一疗程诱导化疗，再行手术切除，术后继续化疗。如铂类为基础的辅助化疗可以提高Ⅱ期和Ⅲa期行手术治疗的非小细胞肺癌患者的生存期。腺癌及大细胞肺癌术后可定期化疗。对晚期或病变不能手术切除者亦可经支气管动脉进行局部灌注化疗。放化疗同时进行是局部晚期非小细胞肺癌患者的标准治疗方案。

4. 免疫治疗

免疫治疗是利用免疫制剂提高人体的免疫能力，从而减少机体的抗肿瘤免疫抑制或消灭残存的癌细胞，可作为手术后化疗及放疗的辅助治疗。目前仍是一种不太成熟的治疗，有很多问题有待解决，因此在临床上仅作为其他治疗的辅助治疗。

5. 中医中药治疗

目前中医中药对肺癌疗效不理想，适用于不能手术、放疗、化疗的晚期患者。它能缓解症状、减轻痛苦、提高生活质量，在临床上应用也较为普遍。

6. 生物基因治疗

目前对癌症的生物基因治疗，主要是从肿瘤与血管形成之间有着密切的关系理论入手，主要采用生物基因技术，用抗血管生成抑制剂阻止血管生长，使毛细血管发生萎缩并切断肿瘤的营养供应，以达到治疗癌症的目的。

7. 其他治疗

包括冷冻治疗、加热治疗、激光治疗，虽然对肺癌有一定效果，但因各种原因限制，应用不普遍，确切疗效也缺乏有说服力的资料。

第二节　流行特征

随着互联网技术的飞速发展，以移动智能、云计算、大数据为代表的信息技术广泛运用于医疗领域，为肺癌等复杂疾病的防控提供了综合和多元化的信息来源，也为卫生健康服务体系信息化的建设提供了重要的契机。借助于医疗大数据和AI技术，全球各地公共卫生服务部门可持续、系统地收集与肺癌发生相关的资料，对肺癌趋势进行实时监测，进而对肺癌流行趋势进行全面分析，为有效进行肺癌防控提供了重要的参考依据。

全球肿瘤流行病统计数据（GLOBOCAN）显示，2020年全球新发肺癌病例约220.7万，新增肺癌死亡病例约179.6万，分别占全部恶性肿瘤新发和死亡病例的11.4%和18.0%。近年来，随着吸烟率的降低，美国人群的肺癌发病率和死亡率已趋于稳定。根据美国癌症协会最新统计结果显示，2022年美国新发肺癌病例约23.7万人，位居所有恶性肿瘤的第二位。其中，男性和女性肺癌病例分别为11.8万人和11.9万人，分别占所有男性和女性恶性肿瘤新发病例的12%和13%。此外，肺癌也是引起美国恶性肿瘤死亡的首要原因，在男性和女性恶性肿瘤死亡病例中，约21%为肺癌。

作为全球人口基数最大的国家，中国在肺癌防治方面面临着前所未有的挑战。在过去10余年里，随着人口老龄化的加剧和肺癌筛查在全国范围的普及，中国人群肺癌发病率呈缓慢上升趋势。GLOBO-CAN显示，2022年中国新发肺癌病例约87.1万，新增肺癌死亡病例约76.7万，分别占所有恶性肿瘤发病和死亡病例的18.1%和23.9%。肺癌新增和死亡病例均位居我国恶性肿瘤的首位。因此，肺癌依然是危害人类健康最主要的恶性肿瘤，推广和实施肺癌筛查和早诊早治对有效控制肺癌高死亡率具有重要意义。

第三节 病因和危险因素

肺癌的病因非常复杂，目前认为肺癌的发生是环境因素和遗传因素共同作用的结果，常见的有以下几种。

一、环境因素

（一）烟草暴露

自20世纪50年代以来，全球范围内已有大量流行病学研究证实烟草暴露是肺癌发生最为主要的环境危险因素。吸烟过程产生的多环芳烃类化合物、苯、砷、丙烯、烟碱（尼古丁）、一氧化碳和烟焦油等几十种与肺癌关系密切的致癌物可导致80%以上的男性肺癌和至少50%的女性肺癌。烟草暴露与各种病理组织学类型的肺癌均有关系，其中与鳞癌的关系最为密切，与腺癌关系最小。在过去的几十年里，由于烟草产品成分和吸烟习惯的改变（如抽过滤嘴香烟，低焦油含量香烟和吸入减少），鳞癌的比例已经下降，而腺癌的比例在两性中均有升高。因此，烟草消费情况在很大程度上决定着肺癌发病率变化的时间和地区特征，一般肺癌发病率与吸烟率相比约滞后20年。此外，研究发现吸烟与肺癌之间存在明显的剂量反应关系：开始吸烟的年龄越小，每日吸烟量越大，持续吸烟时间（即烟龄）越长，吸烟引起肺癌的相对危险度就越大，但是与每日吸烟量相比，罹患肺癌的风险与烟龄的关系更为密切。英国一项历时50年的男性医生队列研究表明，吸烟者死于肺癌的危险是不吸烟者的15倍。美国对中年人群进行的研究发现，每日吸烟2包及以上的人死于肺癌的风险是不吸烟者的39倍，这些研究更进一步支持吸烟在肺癌病因学中具有重要作用。

对吸烟者而言，戒烟可降低患肺癌的相对危险度，即便是有多年烟龄或者是老年吸烟者，戒烟同样有益，但是只有在戒烟时间不断延长之后，发生肺癌的风险才能显著降低，刚刚开始戒烟的重度吸烟者发生肺癌的风险与持续吸烟的重度吸烟者相比，发生肺癌的风险并不会显著降低。同样，戒烟可降低吸烟者死于肺癌的风险。研究发现，终身吸烟的男性在75岁时死于肺癌的累积风险是15.9%，而在60岁时戒烟可使其死于肺癌的累积风险降低至9.9%。越早戒烟，死于肺癌的风险越低，男性在50、40、30岁时戒烟死于肺癌的累积风险可分别降至6.0%、3.0%和1.7%。女性也有类似的趋势。

被动吸烟是不吸烟者患肺癌的原因之一。英国的研究表明，2010年英国约有15%的非吸烟者肺癌是由被动吸烟导致。来自美国和澳大利亚等地的研究都一致表明被动吸烟者患肺癌的相对风险显著增加。一项关于最近对侧流烟气（直接从燃烧的烟卷到空气的烟）的研究表明吸入该烟气比直接吸入香烟更加危险。

（二）空气污染

城市化和工业化的迅速推进导致空气污染问题越来越严重，已经成为非吸烟者患肺癌的重要原因。工业发达国家的肺癌发病率高，城市比农村高，厂矿区比居住区高，主要原因就是工业和汽车尾气排放出的大量的氮氧化物、碳氢化合物、一氧化碳和大气颗粒物（主要是 PM2.5），以及沥青公路尘埃产生了含有苯并芘致癌烃等有害物质。一项 Meta 分析结果显示，长期暴露于 PM2.5 可使肺癌的死亡率增加 14%，且大气颗粒物每增加 $10~\mu g/m^3$，肺癌的死亡率便可增加 15%～20%。

室内空气污染同样可增加肺癌的发病风险。在发展中国家，使用烟煤等未加工固体燃料是室内空气污染的主要来源，如我国云南省宣威市肺癌高发便与使用烟煤有关，燃煤家庭室内空气中苯并芘浓度高于卫生标准的 6 000 倍，改善厨房通风后肺癌发生率明显减少。对上海市非吸烟女性肺癌的研究表明，厨房小环境污染也是肺癌发生的主要危险因素之一。烹调时室内无除油烟设备的女性患肺癌危险度比室内无或少油烟女性高约 60%。

（三）职业暴露

IARC 公布的职业性致肺癌物有十几种，其中已经确认致人类肺癌的化学物有石棉、砷、镍、铬（6 价）、镉、铍、氡子体、二氯甲醚及焦炉逸散物等；可疑的致癌物有二氧化硅、柴油机废气和丙烯腈。大约有 9% 的男性肺癌和 2% 的女性肺癌由职业暴露引起，其中 50% 与石棉有关。

研究表明，石棉可与吸烟发生协同作用，共同增加肺癌的发病风险，吸烟的石棉工人肺癌发生率显著高于不吸烟的接触者，更远高于普通人群（20～100 倍），仅接触石棉而无石棉肺者肺癌的发病率也比普通人群高 5～10 倍。此外，接触石棉可使肺癌的死亡率增加 77%。

氡是一种无色无臭的气体，由地壳里的放射性元素铀衰变而来，衰变产生的放射性产物可使在地下工作暴露于氡及其衰变产物的工人发生肺癌的风险显著增高。在发达国家，对于不吸烟人群而言，氡是室内仅次于被动吸烟的肺癌致癌物，例如，美国人群所受的辐射 50%～80% 是由室内氡引起，美国艾奥瓦州平均氡气浓度水平最高，由于长期暴露于浓度高氡气，那里的肺癌风险与其他地区相比增加了 50%。

（四）家族史

研究表明，具有肺癌一级家族史的人罹患肺癌的风险可增加 51%，且这种增加的风险是独立于吸烟以及其他危险因素的。此外，如果患有肺癌的一级亲属是兄弟姐妹，则发生肺癌的风险（增加 82%）高于患者为父母（肺癌风险增加 25%～37%）。

（五）其他肿瘤治疗史

研究发现，英国每年约有 320 名肺癌患者前期经历过其他肿瘤放射性治疗，其中主要是乳腺癌，若同时是吸烟者，则发生肺癌的风险显著增加。最近的一项研究表明，肺癌与乳腺癌之间的关联可能只限制在 ER - 阴性的乳腺癌患者中，提示两者之间存在共同的致病因素。有霍奇金淋巴瘤治疗史的个体发生肺癌的风险增加 2.6～7 倍，且吸烟者效应强于非吸烟者，化疗合并放疗效应强于单纯化疗。

（六）饮食营养

世界肿瘤研究基金会/美国肿瘤研究所（WCRF/AICR）回顾了饮食和营养补充品与肺癌发病风险

的关系，发现水果对肺癌具有一定的预防作用。此外，还发现肺癌的发病风险与食用叶酸、维生素 B₆、豆类食品有关。

（七）其他因素

大多数研究表明，高水平的体力活动可降低 20% ~ 40% 的肺癌发病风险。Meta 分析结果表明，携带 HIV 或 AIDS 的个体发生肺癌的风险增加 3 倍，且这种效应独立于吸烟的影响。具有器官移植的个体发生肺癌的风险也增加 2 倍。具有肺炎史的不吸烟者发生肺癌的风险增加 36%，而吸烟者则增加 43%。此外，人体免疫机能降低，代谢活动、内分泌功能失调等也可能对肺癌的发生起一定的促进作用。

二、遗传因素

肺癌家庭聚集性研究和双生子研究显示，遗传因素在肺癌的发生中同样扮演重要角色。肺癌相关的遗传变异可分为 3 类：罕见的高风险变异（风险效应大于 10，在人群中的发生频率小于 1%）、中度风险变异（风险效应在 2 ~ 5，人群频率小于 5%）和低度风险变异（风险效应在 1.1 ~ 1.5，人群频率大于 5%）。与肺癌有关的高风险的基因突变包括 Li – Fraumeni 综合征家族携带的 *TP53* 基因突变，尽管 *TP53* 突变携带者发生肺癌的频率仅比一般人群略高，但是其发病年龄要早很多。大部分的肺癌易感基因都属于中度至低度风险基因，这些基因的遗传变异主要是基于候选基因策略进行研究的。随着候选基因研究策略的蓬勃发展，技术方法和研究资源在短短 10 多年时间内发生了巨大的变化。人类基因组图谱（HGP）和单倍型图谱（HapMap）的构建，相关基因多态数据的不断完善，全基因组关联研究（genorne – wide association study，GWAS）已经逐渐成为肺癌等复杂性疾病遗传易感性研究强有力的工具。

（一）候选基因策略

主要涉及致癌物代谢酶基因、DNA 损伤修复基因和细胞生长调控基因等的遗传变异。

个体对致癌物作用的敏感性取决于代谢激活和代谢解毒的平衡。研究发现，CYP2A6 基因遗传变异与增加的烟草消费、尼古丁依赖及肺癌发病风险有关，而 GYP2E1 在吸烟诱导的肺癌发生中起重要作用。GSTP1 基因第 5 外显子 rs1695 G 等位基因与肺组织中吸烟相关 DNA 加合物的高水平有关，且二者之间存在剂量反应关系，因此被认为是与吸烟有关的癌症，尤其是肺癌的易感因子。

DNA 损伤和基因组不稳定是肿瘤发生发展的重要原因。研究报道 XRCCl rs25487 和 rs1799782 多态可降低 DNA 修复能力，增加肺癌的发病风险，而 ERCCl rs3212986 和 rs11615 变异等位基因可显著增加高加索人肺癌的发病风险，且 rs3212986 与吸烟之间存在交互作用，可协同增加肺癌的发病风险。

P53 rs1042522（coden 72）是最早被研究和研究最多的一个 p53 基因多态，其变异等位基因可显著增加肺癌的发病风险，并与不同种族人群肺鳞癌、腺癌发病风险增高均有关。*MDM2* 基因是 P53 的重要调节因子，MDM2 rs2279744 G 等位基因可增加 MDM2 启动子与转录因子 Sp1 的亲和力，增加 *MDM2* 的表达，并显著增加肺癌的发病风险。

CASPs 对免疫细胞的存亡至关重要，CASP8 基因启动子区存在 6 个核苷酸插入/缺失（ – 6526N ins/del）变异， – 6526N del 等位基因由于破坏了 Sp1 结合位点而使该基因的表达降低，且与肺癌的易感性有关，并呈等位基因剂量 – 效应关系。

除了上述介绍的蛋白编码基因外，非编码 RNA 在肺癌发生过程中的作用近年来也越来越受到关注。miRNAs 能够通过与靶 mRNAs 特异性的碱基互补配对，引起靶 mRNAs 的降解或者抑制其翻译，在基因调控中扮演重要角色。研究发现位于 miR - 196a2 3p 基因区域上的 rs11614913 多态与肺癌的发病风险显著相关，携带 miR - 196a2 rs11614913 CC 基因型的个体患肺癌的危险度增加了 25%。

（二）全基因组关联研究

2008 年 4 月以来，已有多个 GWAS 在欧美人群和亚洲人群中对肺癌的遗传易感性进行了探讨，发现了一批肺癌易感区域，如染色体 Sp15、6p21 和 15q25 区域等。2011 年发表了首个中国人群肺癌 GWAS 研究，该研究不仅验证了两个前期报道的肺癌易感区域（3q28 和 Sp15.33 区域），还发现了 2 个新的中国人群肺癌易感区域（13q12.12 和 22q12.2 区域）。随后，又发现染色体 1p36.32、Sq31.1、Sq32、10p14 和 20q13.2 区域是中国人群的肺癌易感区域，并且 1p36.32、Sq31.1、Sq32 和 20q13.2 区域遗传变异与吸烟存在基因-环境交互作用，共同增加患肺癌的风险。

此外，值得关注的是，非吸烟者肺癌和吸烟者肺癌在病理、临床特征和肺癌的进展上均有明显的不同，认为它们可能是两种不同的疾病。对亚洲非吸烟女性肺腺癌进行的 GWAS 研究发现染色体 Sp15.33、10q25.2、6q22.2 和 6p21.32 区域是亚洲非吸烟女性肺癌的易感区域。

同样，鳞癌和腺癌的发病机理、生物学特征及治疗方法等都有着本质的区别，在临床上鳞癌和腺癌已被看作是两种不同类型的疾病。研究发现染色体 Sp15.33 区域 SNIP rs2736100 可显著增加肺腺癌的发病风险，但未发现该位点与其他病理类型的肺癌易感性有关。位于染色体 12q23.1 区域的 SNP rs12296850（SLC1 7A8 - NR1 H4）可显著降低中国人群肺鳞癌的发病风险，但未发现 rs12296850 与肺腺癌易感性存在显著性关联，提示其可能为肺鳞癌特异性易感位点。

第四节　预防策略与措施

肺癌同其他恶性肿瘤一样，产生的原因大多与外界环境及人类的生活方式密切相关，因此，采用合理的措施是可以预防的。肺癌的预防应采取三级预防措施。

一、一级预防

关于肺癌的病因和危险因素的研究比较充分，主要包括吸烟、环境污染、职业因素和遗传易感性等，肺癌进展迅速且预后不良，缺乏有效的二级预防措施，故对肺癌的预防应把一级预防放在第一位。

（一）控制吸烟

吸烟是导致肺癌发生最主要的原因。2011 年 1 月 6 日发布的《控烟与中国未来——中外专家中国烟草使用与烟草控制联合评估报告》指出，2010 年的一项调查显示，我国总吸烟人数为 3.56 亿，男性吸烟者总数达 3.4 亿，女性吸烟者总数为 1 639 万。男性吸烟率一直处于高平台期，女性吸烟率仍处于相对较低的水平，但在北方城市仍有相当数量的女性吸烟者，因此控制吸烟是一级预防的首要措施。

为遏制烟草流行，我国在 2003 年 11 月签署了世界卫生组织《烟草控制框架公约》，成为第 77 个签约国。2005 年 8 月，全国人大常委会表决批准了该公约，并于 2006 年 1 月在我国正式生效，这被看作中国烟草控制的一个里程碑。公约生效后，各缔约国须严格遵守公约的各项条款：提高烟草的价格和税收，禁止烟草广告，禁止或限制烟草商进行赞助活动，打击烟草走私，禁止向未成年人出售香烟，在香烟盒上用 30% 至 50% 的面积标明"吸烟危害健康"的警示，以及禁止使用"低焦油""清淡型"之类欺骗性词语，并采取措施减少公共场所被动吸烟等。中国作为世界卫生组织《烟草控制框架公约》的缔约方，承诺在 2011 年 1 月 9 日起在公共场所全面禁烟。

公约生效后，我国建立了公约履约机制，卫健委也建立了履约领导小组，控烟工作从专家行为转变为政府行为。多个部门、机构积极参与控烟工作，包括控烟学术机构、民间社会、经济、法律专家也积极参与到烟草控制工作中来。我国一些地方政府也出台了地方性法规，积极对吸烟进行控制，已经有 150 多个地级以上的市公布了公共场所禁止吸烟的规定。我国还开展了大量创建无烟环境的项目和活动，包括"无烟奥运""迈向无烟中国""创建无烟医学院校"等。据不完全统计，这些项目已覆盖近百座城市，覆盖人口达 3 亿。与此同时，一些地方政府也颁布了控烟法规。如 2009 年，上海、杭州市人大常委会批准了禁止在室内公共场所吸烟的地方性法规，并于 2010 年 3 月生效。

虽然控烟在缓步推进，但我国烟草控制形势并不乐观。2011 年的联合评估报告指出，公约生效后，中国用于烟草控制的经费有了一些增加，但与需求相比差距甚大。虽然开展了多种形式的控烟培训项目，但总的来说数量很少。控烟专职人员接受相关控烟培训的比例仍然非常低。目前开展的控烟活动主要是以宣传教育为主，多部门合作，特别是跨部门合作的活动更少，政策倡导和监测评估方面的能力也非常弱。2005 年的抽样调查测算，在家、工作场所、公共场所，我国有 5.4 亿人暴露在二手烟雾中。烟草业阻挠控烟工作，是导致控烟效果不佳的根本原因。鉴于严峻的控烟形势，报告建议，我国应在"十二五"时期实施"全面控烟"国家战略。

随后，2011 年国家"十二五"规划提出"全面推行公共场所禁烟"，被视为中国从"消极控烟国"走向"积极控烟国"的一个标志性转折点。"全面推行公共场所禁烟"包括四个关键词，这也是《烟草控制框架公约》要求签约国履约五年后达到的目标。"全面"指全国各部门和各行业都要开展这项工作，不是在少数地区的试点，这也意味着政府各部门都不容置疑地要包容到这项工作中来，是政府的责任。"推行"要推动控烟进程，就必须有措施、有活动、有时间表和路线图，要有支持保障措施，包括财政投入、执行及监管队伍等，而推行中最关键的策略是立法。此处的"公共场所"，不是最早提到的医院、学校、影剧院等少数局限的公共场所，而是所有的室内公共场所，包括工作场所、公共交通工具，还包括饭店、餐厅、网吧等各类经营性的公共场所。"禁烟"不再是简单的"禁止吸烟"。

在控烟的氛围和意识上，我国也开始实施了具体措施。例如，将"中式卷烟"项目退评国家科技奖，社会动员广泛开展，上海提倡无烟婚礼，等等。

虽然，我们在控烟上取得了一些成效，但是仍存在很多问题。比如，有关烟草广告的法律或规定极不完善，对变相广告没有定义，对烟草促销和赞助没有相关法规；中国烟草业反对和破坏卷烟加税和加价，消解政府加税政策；等等。因此，我国控烟工作仍任重而道远。

（二）改善环境

改善室内外的空气质量是预防肺癌的另一重要手段，这方面需要国家政府部门和广大人民群众的共同参与。我国生态大环境的改变要依靠国家政府部门加大生态环保力度。我国政府推出一系列政策防治大气污染，从宣布减少对煤炭依赖，推出京津冀防治细则，到油品质量升级，为新能源车提供补贴，显示出我国防治大气污染的决心。2013 年 9 月 12 日，《大气污染防治行动计划》正式发布，这是当时全国大气污染防治工作的行动指南，其中，对 PM2.5 的治理，是计划的重点。行动计划按照政府调控与市场调节相结合、全面推进与重点突破相配合、区域协作与属地管理相协调、总量减排与质量改善相同步的总体要求，提出要加快形成政府统领、企业施治、市场驱动、公众参与的大气污染防治新机制，本着"谁污染、谁负责，多排放、多负担，节能减排得收益、获补偿"的原则，实施分区域、分阶段治理。行动计划提出，经过五年努力，使全国空气质量总体改善，重污染天气较大幅度减少；京津冀、长三角、珠三角等区域空气质量明显好转。力争再用五年或更长时间，逐步消除重污染天气，全国空气质量明显改善。为实现以上目标，行动计划确定了十项具体措施：

一是加大综合治理力度，减少多污染物排放。全面整治燃煤小锅炉，加快重点行业脱硫、脱硝、除尘改造工程建设。综合整治城市扬尘和餐饮油烟污染。加快淘汰"黄标车"和老旧车辆，大力发展公共交通，推广新能源汽车，加快提升燃油品质。

二是调整优化产业结构，推动经济转型升级。严控高耗能、高排放行业新增产能，加快淘汰落后产能，坚决停建产能严重过剩行业违规在建项目。

三是加快企业技术改造，提高科技创新能力。大力发展循环经济，培育壮大节能环保产业，促进重大环保技术装备、产品的创新开发与产业化应用。

四是加快调整能源结构，增加清洁能源供应。煤炭占能源消费总量比重降到 65% 以下。京津冀、长三角、珠三角等区域力争实现煤炭消费总量负增长。

五是严格投资项目节能环保准入，提高准入门槛，优化产业空间布局，严格限制在生态脆弱或环境敏感地区建设"两高"行业项目。

六是发挥市场机制作用，完善环境经济政策。中央财政设立专项资金，实施以奖代补政策。调整完善价格、税收等方面的政策，鼓励民间和社会资本进入大气污染防治领域。

七是健全法律法规体系，严格依法监督管理。国家定期公布重点城市空气质量排名，建立重污染企业环境信息强制公开制度。提高环境监管能力，加大环保执法力度。

八是建立区域协作机制，统筹区域环境治理。京津冀、长三角区域建立大气污染防治协作机制，国务院与各省级政府签订目标责任书，进行年度考核，严格责任追究。

九是建立监测预警应急体系，制定完善并及时启动应急预案，妥善应对重污染天气。

十是明确各方责任，动员全民参与，共同改善空气质量。

小环境的营造必须依靠广大群众自身的努力，如加强居室内的有效通风，采用空气净化装置，选用环保型室内装修材料，烹调时选择合适的油类并使用油烟机，预防吸入有害气体等。

（三）开展劳动卫生和加强职业防护工作，预防职业性肺癌

（1）政府部门对工矿企业要监督管理。

（2）改革生产工艺，减少粉尘烟雾，降低环境中有害物质浓度，不断提高生产自动化、机械化、密闭化的程度，生产者避免或减少直接接触已知致癌因素。

（3）加强个人防护，生产时注意正规操作，生产后换下工作服，洗淋浴，不把工作服带回家。

（4）定期监测环境中有害物质的浓度，不得超过国家允许标准，及时采取有效防护措施。

（5）定期查体，如发现与职业有关癌前病变或早期癌，应及时治疗，并调离有致癌因素的职业环境。

（四）饮食预防与化学预防

肺癌的化学预防旨在通过使用药物、食物或营养成分来干预癌前病变，预防肺癌发生和分化，逆转肿瘤细胞来达到预防和控制肺癌的目的。

研究证实多吃各种绿叶蔬菜和番茄（西红柿）对预防肺癌有明显保护作用。Ziegler 等发现十字花科蔬菜（如油菜、菜花、卷心菜、大白菜、甘蓝、花椰菜等）对肺癌的防护作用非常突出。美国癌症

研究所和中国医学科学院肿瘤研究所在云锡矿工肺癌的研究中，除发现与上述相同结果外，还发现葱蒜类对肺癌的防护作用，其有效成分可能是类胡萝卜素及其复合物。在该研究中，发现多吃豆腐、适量吃肉类和蛋类也有防护作用。

二、二级预防

　　肺癌初筛及早期诊断主要应用 X 线检查（透视、胸小片、胸正侧位片、断层片、CT 片）、痰脱落细胞学检查、纤维支气管镜检查等。美国曾在 20 世纪七八十年代进行过三个大样本的随机对照的临床试验以评价痰细胞和 X 射线检查在肺癌普查中的作用，由于不能显著降低肺癌的死亡率而不主张对一般人群进行筛查。由于胸片敏感性低，同时低剂量螺旋 CT 对肺癌的检出与标准剂量 CT 之间无明显差异，因此，采用低剂量螺旋 CT 进行肺癌筛查既满足了图像的诊断要求，又降低了 X 线辐射剂量，符合国际放射线防护委员会对辐射防护正当化及最优化的要求，是目前国际上肺癌高危人群筛查采用的主要技术手段。一项大的临床随机对照试验（NLST）发现，低剂量 CT 可降低肺癌高危人群 20% 的死亡率。随着人类基因组计划的完成和蛋白质组研究的开始，许多相关的新技术和新方法不断出现，期望通过寻找理想的肿瘤标志物用于常见肿瘤的筛查、早期诊断、预后判断及指导个体治疗，从而达到预测个体患肺癌的风险度，并对患者进行早诊早治。

三、三级预防

　　虽然近年来在肺癌的临床治疗方面有较大进展，但由于目前缺乏简便实用、行之有效的，能为肺癌患者快速做出正确诊断的方法，等到病理诊断时已多为中晚期，失去了早诊早治的机会，故肺癌的 5 年相对生存率仍较低。三级预防主要是通过对肺癌患者进行综合有效的治疗，防止复发和转移，注重康复、姑息和止痛治疗，进行生理、心理、营养和锻炼指导，尽量提高患者的生存率和生存质量。

　　肺癌是可以预防的，尽管由于我国人口老龄化和已暴露于吸烟等不良生活方式和环境的人口基数太大，我国的肺癌死亡率将继续上升一段时间，但只要我们坚持不懈，以预防为主，相信对肺癌的防治会有更大的作为。

第五节　研究展望

　　将肺癌流行病学研究成果应用于肺癌的危险度预测和高危人群鉴别，以实现肺癌个体化医学，为肺癌发生和治疗疗效提供早期预测，促进肺癌预防和治疗是肺癌流行病学研究的发展趋势和关键。

　　个体化医学的目标之一就是通过基因检测结合环境危险因素建立预测模型，将高危人群从一般人群中筛选出来。肺癌是复杂性疾病，单个基因多态位点对肺癌的贡献一般较弱，其 OR 值常常在 1.1 ～1.5，因此在实际应用中采用单个位点预测肿瘤的发生往往难以奏效。GWAS 的结果可以提供一组易感位点，组成肿瘤遗传易感谱，因此可以通过同时检测多个多态位点结合环境危险因素预测肿瘤的高危人群。目前，利用 GWAS 发现的遗传标志进行肿瘤风险预测的研究尚刚刚起步，有学者对前期肺癌 GWAS 研究发现的 5 个易感单核苷酸多态性（（single - nucleotide polymorphisms，SNPs）在大样本人群中进行了检测，发现 4 个 SNPs 与中国人群肺癌风险相关，这 4 个 SNPs 可以解释 4.02% 的肺癌遗传变异，结合吸烟后对肺癌预测的能力可达 0.639（AUC）。这些探索性的研究揭示了 GWAS 发现的遗传位点能够进行肿瘤发病风险的预测。但是由于目前 GWAS 研究结果仅限于少数易感位点且位点效应较弱因此存

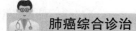

在模型建立和评价方法欠佳、位点的遗传模型不明确以及难以在不同种族人群中推广应用等问题，要想将遗传风险模型真正上升到公共卫生层面可能还有较长的路要走。

总之，近10年来，肺癌的流行病学研究取得了前所未有的成效，这些成果对我们了解肺癌的易感机制、探讨肺癌的发病机制，以及有针对性地开展高危人群筛查、制订个性化的干预措施，甚至是指导肺癌的治疗、预测患者预后等都具有重大意义。但是，我们应该清醒地认识到，现有研究成果还非常有限，我们在生物学机制研究以及临床转化等方面仍然面临着巨大的挑战。机遇与挑战同行，只要我们坚持不懈的努力，我们的研究成果必将对肺癌的防治产生积极的效果。

第二章

肺癌的病理诊断

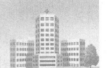

根据 TNM 分类，除原位癌及其他类型早期肺癌外，Ⅰ期和Ⅱ期肺癌均可手术治疗，属中期肺癌；Ⅲ期及Ⅳ期肺癌，因癌组织直接蔓延至邻近组织或发生纵隔淋巴结等转移或经血路有远距离转移不能手术治疗，则属晚期肺癌。

TNM 分期临床上，根据 TNM 分类的不同情况，中、晚期肺癌可分为 4 期：

0 期　　T_{is}（原位癌）。

Ⅰ期　　包括ⅠA期（$T_1 N_0 M_0$）、ⅠB期（$T_2 N_0 M_0$）。

Ⅱ期　　包括ⅡA期（$T_1 N_1 M_0$）、ⅡB期（$T_2 N_1 M_0$、$T_3 N_0 M_0$）。

Ⅲ期　　包括ⅢA期（T_1，$T_2 N_2 M_0$、$T_3 N_1$，$N_2 M_0$）、ⅢB期（任何 T $N_3 M_0$、T_4 任何 N M_0）。

Ⅳ期　　任何 T 任何 N M_1。

中、晚期肺癌无论大体形态还是组织学类型，基本上是相同的。

第一节　肺癌的大体类型

1. 按肿瘤发生的部位　肺癌可分为中央型和外周型两型。

（1）中央型：主要是鳞癌、小细胞癌、大细胞癌和类癌；少部分腺癌也可是中央型。

（2）外周型：主要是细支气管肺泡癌、腺癌，也有少部分鳞癌、小细胞癌、大细胞癌和类癌为外周型。大多表现为孤立的瘤结节，大小不等，也有多结节者。

2. 按肿瘤的大体形态　可把肺癌分为 4 型。

（1）支气管内息肉样型：少见，主要是鳞癌及涎腺型癌，癌组织在支气管腔内呈息肉状生长，致支气管腔扩大，将其堵塞，而支气管外的扩散较轻微。中央型类癌也可向支气管腔内突出，呈息肉状生长。腺癌及肺母细胞瘤在支气管内生长呈息肉状者较少见。

（2）结节型：多为外周型肺癌，一般呈球形，直径小于 5 cm，与周围肺组织分界清楚。有时亦可为多结节型，可见于腺癌、细支气管肺泡癌和周围型类癌。

（3）巨块型：较多见，且多为中央型。癌块较大，直径超过 5 cm，以鳞癌为多，常伴有明显坏死，有的可形成空洞；小细胞癌亦常围绕大支气管形成巨块。

（4）弥漫型：癌组织在肺实质内弥漫性生长，可累及一叶的大部或两叶，使组织发生实变。在影像学上，犹如大叶性肺炎，与周围肺组织之间无明显分界。此型一般为细支气管肺泡癌。

第二节　肺癌的组织学类型

一般情况下，根据光镜观察所见，即可确定肺癌的组织学类型，并不困难。但当癌组织分化特征不明显，光镜观察难以准确判断其组织学类型时，常需借助于免疫组化及电镜观察，明确诊断。

本章节主要讨论来自支气管表面上皮的癌——具有腺、鳞分化的癌。

此种癌具有腺、鳞分化特征，包括鳞癌、腺癌、腺鳞癌及其他呈腺、鳞分化表型的癌。

一、鳞状细胞癌（squamous cell carcinoma）

鳞状细胞癌是具有鳞状上皮分化特征的一种癌。它是肺癌中最多见的一种，约占肺癌的40%，98%患者与吸烟有密切关系，且80%为男性。在18%的鳞癌组织发现有HPV。鳞癌多为中央型，外周型远较中央型者少见。

1. 中央型鳞癌　发生在段支气管及次段大支气管，因其常累及大呼吸道，故脱落的癌细胞从痰液中较其他癌易于发现。肿瘤常较大，在X线胸片或CT上，多为肺门或其周围的肿块。

（1）大体：从支气管内息肉样包块到肺实质巨大包块，大小、形态各异。肿块常呈灰白色或浅黄色，角化明显者则较干燥而呈片屑状，坏死、出血常见。1/3病例见有空洞，并可发生继发性感染或有脓肿形成，如间质有明显的纤维组织增生则质较硬。

（2）光镜：诊断鳞癌的依据是癌组织有角化现象及细胞间桥存在。角化可为癌巢内形成角化珠，或为单个细胞的角化，即胞质内有角蛋白形成，呈强嗜酸性。这两种表现是鳞癌的分化特征，也是判定鳞癌分化程度的依据。

如癌组织有较广泛的分化特征，即角化明显，有癌珠形成，细胞间桥甚显著，则为高分化（well differentiated）（图2-1）；如癌组织中很少角化细胞或仅见灶性不甚明显的癌细胞巢内角化显著细胞间桥，则为低分化（poorly differentiated）（图2-2）；居二者之间者为中分化（intermediate differentiated）（图2-3）。

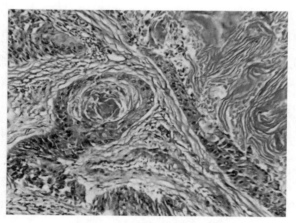

图2-1　高分化鳞状细胞癌

癌细胞巢内细胞角化明显，有癌珠形成

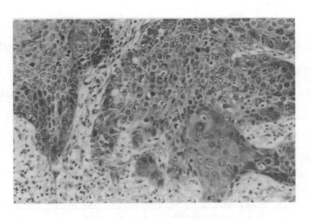

图 2 − 2　中分化鳞状细胞癌

癌细胞巢内见有局灶性角化癌细胞，胞质红染

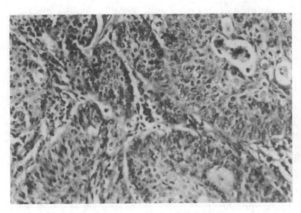

图 2 − 3　低分化鳞状细胞癌

癌细胞巢内细胞角化不明显，仅见个别角化癌细胞

鳞状细胞癌常呈大小不等的癌细胞巢浸润生长，其周围间质纤维组织增生，伴有急性或慢性炎细胞浸润。典型的癌巢越往中心细胞胞质亦越丰富，角化及细胞间桥越明显，而外周细胞较小。其胞核多呈圆形、卵圆形，可深染，有时核仁明显，核膜染色质浓集。角化细胞的核形奇异，浓染而失去其结构。在角化碎片间常见急性炎症及异物巨细胞反应。在癌细胞巢中心常见有空腔。有些鳞癌细胞可呈嗜酸性细胞样（oncocytic），是与其在超微结构上有丰富的线粒体有关。有些分化差的鳞癌，癌细胞可显示明显的黏着不良，可伴有多量炎细胞浸润。有的癌组织即使呈鳞状细胞样，但如缺乏上述分化特征，则不能诊断为鳞癌。如癌细胞较大，可诊断为大细胞癌。在典型鳞癌中，有时见有稀少的黏液空泡，不能将其视为腺癌的成分。如要诊断为腺鳞癌，腺体成分应超过10％。

（3）免疫组化：诊断鳞癌一般不需要进行免疫组织化学，如果需要，鳞癌细胞对高分子量角蛋白CK5／6、34βE12、EMA 及包壳素呈阳性反应。

（4）电镜：癌细胞间有桥粒连接，并可见张力微丝附着，有的癌细胞间可见丝状伪足，胞质内有张力微丝存在。癌细胞分化越好，桥粒与张力微丝数量越多，发育越好，反之，则数量少，且发育不充分。据电镜观察，鳞癌中有约49％伴有神经内分泌分化，即在鳞癌组织中见有少数含神经分泌颗粒的瘤细胞，与鳞癌细胞有桥粒相连接或在同一个癌细胞内同时见有张力微丝束及神经分泌颗粒存在。这种鳞癌可称为鳞癌伴神经内分泌分化。

2. **外周型鳞癌**（peripheral squamous carcinoma）　发生自肺外周部的小支气管，甚至位于胸膜下，癌组织在肺实质内呈结节状。其组织形态特征不同于中央型鳞癌。

光镜：癌组织在肺实质内浸润生长，而不损害气道，故在癌细胞巢中或其间常见残存的肺泡，肺泡上皮呈立方状，呈腺泡样结构（注意不要把此种现象误为腺鳞癌）（图2-4），有的癌组织也可从间质侵入肺泡腔内生长，可见鳞癌细胞巢几乎被肺泡上皮完全包绕的现象，十分少见。

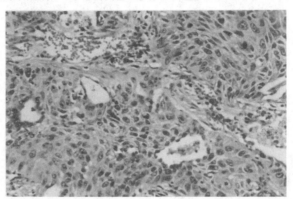

图2-4 外周型鳞癌

癌巢内可见残留的肺泡上皮

3. 鳞癌的变异型

（1）梭形细胞鳞癌（spindle cell squamous carcinoma）（图2-5）：鳞癌组织有时可见梭形癌细胞，但完全由梭形鳞状细胞构成的癌较少见。此癌为鳞癌的一种特殊类型。

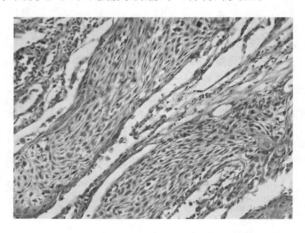

图2-5 梭形细胞鳞癌

癌细胞呈梭形，可见细胞间桥及角化

1）光镜：癌组织完全由梭形鳞状细胞构成，或由介于鳞状细胞和梭形细胞之间的过渡形细胞构成，或无明确的鳞癌分化特征，或可见不明显的角化细胞及细胞间桥，但癌组织与间质分界尚清楚。本质上它是一种分化差的鳞癌，电镜下梭形癌细胞具有鳞癌的分化特征。

2）免疫组化：梭形细胞 CK、EMA 阳性，vim、actin、desmin、CEA 阴性。

（2）透明细胞鳞癌（clear cell squamous carcinoma）：在鳞癌组织中，透明细胞灶并不少见。有很小比例的鳞癌，癌组织主要或全部由透明细胞构成，但也具有呈鳞癌分化特征的少量癌组织，可见二者相互移行形成癌细胞巢。

（3）小细胞鳞癌（squamous cell carcinoma，small cell variant）：这是一种分化差的鳞癌，癌细胞较

小，核质比例增大，胞质较少，但仍保持非小细胞癌的形态特征，核染色质呈粗颗粒状或泡状，有的癌细胞可见明显核仁。与小细胞癌的不同点是，癌细胞巢与其周围发育成熟的纤维性间质分界清楚，癌巢中心可见鳞状细胞分化灶，坏死不常见。

鉴别诊断：在诊断为小细胞鳞癌之前，应排除复合性小细胞癌/鳞癌的可能。小细胞鳞癌缺乏小细胞癌核的特征性，具有粗颗粒状或泡状染色质及较明显的核仁，细胞境界较清楚，并可见角化。免疫组化及电镜观察有助于把二者区分开来。复合性小细胞癌神经内分泌标记呈阳性，而小细胞鳞癌阴性；在超微结构上，复合性小细胞癌既可见神经分泌颗粒，又可见含有张力微丝束的鳞癌细胞。而小细胞鳞癌的超微结构与一般鳞癌者类似，细胞内仅见张力微丝，而无神经内分泌颗粒。

（4）基底样鳞癌（squamous cell carcinoma，basaloid variant）：此型鳞癌的特点是癌组织具有基底样癌的特征，即癌细胞巢周边的细胞呈明显的栅栏状排列，胞质较少，核深染，而位于癌巢中心的细胞则具有较丰富的胞质，并有明显的角化现象。

二、基底细胞癌（basal cell carcinoma）

此癌亦名基底样癌（basaloid carcinoma），较少见，多为中央型。

1. 中央型（图2-6）　发生在大支气管，在支气管腔内呈外生性生长，堵塞管腔，并向管壁外浸润生长。

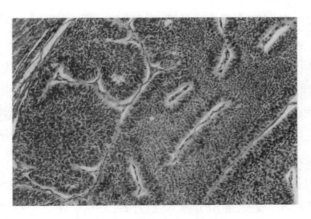

图2-6　中央型基底细胞癌
癌细胞呈基底细胞样，癌巢周边部细胞呈栅栏状

（1）光镜：癌细胞较小，呈立方状或梭形，呈实性分叶状或相互吻合的小梁状；核染色质中等，核仁不明显，核分裂象多见；癌巢中心可见凝固性坏死，其周边部癌细胞呈栅状排列，十分明显。

（2）免疫组化：AE1/AE3、CK7/CK6大多数阳性，CEA、CK7、TTF1亦有少数阳性表达者。

2. 外周型（图2-7）　更为罕见。从小支气管发生的外周型基底细胞癌，癌组织在肺实质内浸润性生长，呈结节状，分界清楚。

（1）光镜：清楚地看到小支气管上皮下基底细胞增生、癌变现象。癌组织形态除具有基底细胞癌的特征呈相互吻合的不规则片块、小梁状外，癌巢周边部细胞亦呈栅栏状排列。此外，尚见与外周型鳞癌的相似之处，即在基底细胞癌巢内，亦见有许多残存的肺泡，肺泡上皮呈立方状或扁平，清楚可见，有的腔内尚可见尘埃细胞。

（2）免疫组化：癌细胞的免疫表型与支气管上皮的基底细胞类似，对低分子量角蛋白大多呈阳性表达，而对高分子量角蛋白亦可呈阳性反应。

（3）电镜：癌细胞间有小桥粒连接，并附有短的张力微丝，胞质内张力微丝不常见。

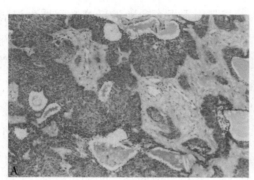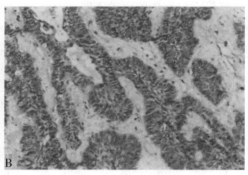

图2-7 外周型基底细胞癌

A. 癌细胞呈基底细胞样，癌组织在肺泡周间质中浸润生长，残留肺泡清楚可见；

B. 癌组织呈窄带状浸润生长，其中尚见残存的肺泡

三、腺癌（adenocarcinoma）

腺癌约占肺癌的20%，在女性较男性多见。它的发生与吸烟亦有关，但较其他类型的肺癌为少。大多发生在肺外周部，它是外周型肺癌中最多见的类型，约占外周型癌的60%。大多数腺癌在手术切除时已累及脏层胸膜。有时小的隐匿性腺癌可伴有广泛转移或累及胸膜形成巨块。腺癌亦可为中央型或位于支气管内。

大体：腺癌常位于胸膜下，为境界清楚的包块，其上的胸膜常纤维化增厚或呈皱纹状。腺癌的大小悬殊，可从小至1cm到大至占据一整叶。切面呈灰白色，有时呈分叶状，中央常有瘢痕形成，并有炭末沉着，可称之为"骄林溃疡"，坏死、出血常见。如癌组织有大量黏液分泌，则质软呈黏液样。如间质纤维组织增生明显则质较硬。肺腺癌如邻近胸膜，可侵及胸膜并可广泛种植，致胸膜明显增厚，而类似恶性间皮瘤，可称为假间皮瘤性癌（pseudo mesotheliomatous carcinoma）。

光镜：诊断腺癌的依据是癌组织有腺样分化的特征，表现为癌细胞形成分化成熟的管状、腺泡状；或有柱状细胞内衬的乳头状结构，或有黏液分泌。腺癌分化好者，上述分化特征明显；分化差者，上述分化特征不明显，多出现实性区，可见细胞内黏液或仅见小灶性腺样结构，腺癌的间质常有明显的促纤维形成反应，成纤维细胞增生显著瘢痕癌时，间质纤维化更为明显，有大片瘢痕形成。有的腺骄林溃疡中可有大量淋巴细胞浸润。

根据腺癌的细胞、组织结构特征，可分为以下6种亚型。

1. 腺泡性腺癌（acinar adenocarcinoma）　在腺癌中最常见，占40%。共同的特点是癌组织呈腺泡状或小管状。根据癌组织的分化程度，可分为3级，与其预后相关。

（1）光镜：癌组织高分化者由大小不等的腺泡状或小管状结构构成，其上皮细胞常为立方状或柱状细胞，有的可产生黏液，胞核圆形或卵圆形，大小较一致，可见小核仁及分裂象，胞质中等。腺管腔内有的可见蛋白性分泌物。腺管之间有多少不等的纤维性间质，其中有少量淋巴细胞浸润。

中分化者部分呈腺管状，核呈中度异型性，排列不整齐，多有明显核仁。有的腺管上皮细胞增多呈复层或有的几乎呈实性巢，仅见一个或多个小腔，间质纤细，富于血管。有的间质中可见大量淋巴细胞和浆细胞浸润。

低分化者主要由实性巢构成，其中可伴有含黏液的癌细胞，并可见少数或偶见腺泡状结构的癌

组织。

（2）预后：高分化者预后较好，5年存活率为16%～22%，低分化者预后较差。

2. 乳头状腺癌（papillary adenocarcinoma）及伴微乳头结构的肺腺癌（pulmonary adenocarcinoma with a micropapillary pattern，MPPAC）

（1）乳头状腺癌：真正的乳头状腺癌少见，男性较女性多，平均年龄64.5岁，多为孤立结节，平均直径4.1 cm，亦可多发。诊断时45%病例已有淋巴结转移。

1）光镜：癌组织主要由高柱状或立方状上皮细胞形成较大的乳头状腺管构成（图2-8A），大小、形状极不等，可有或无黏液产生。突出的组织形态特征是含有纤维血管轴心的乳头，亦可再分支，乳头表面被覆的癌细胞异型性显著，胞核较大呈泡状，含有明显核仁。此癌的纤维性间质一般较少，其间常有淋巴细胞浸润，有的可见砂粒体。

2）鉴别诊断：需与乳头状型细支气管肺泡癌鉴别，后者保持肺泡基本结构，而非大的腺管，虽也有乳头状突起，但表面衬覆上皮为肺泡上皮，而非柱状或立方状腺上皮。免疫组化亦有助于鉴别诊断。

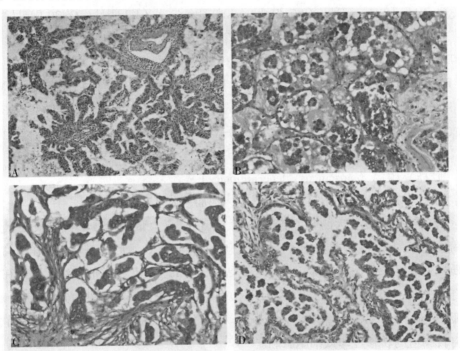

图2-8　乳头状腺癌

A. 癌组织由较大的腺管构成，有明显的乳头形成；B. 微乳头型腺癌无血管轴心的微乳头，漂浮在肺泡腔中；C. 微乳头型腺癌无血管轴心的微乳头密集，周围有组织收缩的纤维间隙；D. 微乳头型腺癌无血管轴心微乳头漂浮在衬覆肿瘤细胞的腺腔内

3）预后：均较细支气管肺泡癌差。

（2）伴微乳头结构的肺腺癌：其组织学表现为无纤维血管轴心的微乳头簇漂浮在肺泡腔或密集的纤维间隙中，常见淋巴结转移，是一种独特类型的肺腺癌，且预后较差。

1）光镜：组织形态学上表现为无纤维血管轴心的微乳头簇［微乳头（micropapillary pattern，MPP）］，漂浮在肺泡腔（图2-8B）或小乳头密集在纤细的纤维间隙中（图2-8C）；另外一个变异型表现为无血管轴心小乳头漂浮在衬覆肿瘤细胞的腔内（图 2 - 8D）。单纯的浸润性微乳头癌很少见，常见与其他组织学类型的腺癌混合存在，可出现在几乎所有亚型的肺腺癌中。MPP 在肿瘤中所占比例从 1% ~90% 不等，有研究按微乳头所占比例进行分组：无 MPP、局灶 MPP、中等量 MPP 以及广泛 MPP，各学者划分的比例不一致。

2）诊断及鉴别诊断：①具有特征性的微乳头结构（经典型 MPP，即无纤维血管轴心的细胞簇漂浮在肺泡腔或密集在纤维间隙中），微乳头状结构需与乳头状腺癌中的真乳头鉴别，真乳头结构的定义为被覆单层或多层的腺上皮，中心为纤维血管组织的结构；而 MPP 表现为小的缺乏纤维血管轴心的微乳头簇，免疫组织化学染色显示 CD34/CD31 阴性。②变异型是指相似的微乳头漂浮在衬覆肿瘤细胞的腔内，类似细支气管肺泡癌。③因 MPP 易侵犯淋巴管或小静脉，常见淋巴结转移，故 MPP 在肿瘤中所占比例只要大于 5% 就应在病理诊断中提出来。④MPP 可以出现在几乎所有肺腺癌亚型中。⑤免疫组织化学特点：肿瘤细胞巢团、微乳头表面（面向间质侧）EMA、E - cadherin、β - catenin 呈阳性表达。此外，MPPAC 需与原发于乳腺、膀胱、卵巢或涎腺的浸润性微乳头状癌转移至肺相鉴别，原发于肺的 IMPCa 免疫组化染色显示 TTF1 阳性，CK7 阳性，CK20 阴性；若 CK7 阴性，CK20 阳性，则支持结直肠来源的 IMPCa；若 CK7 阳性，CK20 阳性，则支持尿路上皮来源的 IMPCa；虽然 BRST - 2 在乳腺及涎腺的 IMPCa 均为阳性，但 ER、PR 几乎仅在乳腺中呈阳性表达；卵巢的 IMPCa WT - 1 阳性。

3）治疗及预后：微乳头为主型的腺癌预后差，即使早期诊断仍然预后不良。对于 MPPAC 首选的治疗方案还有待今后的研究。由于这种类型的癌常见淋巴结转移，与淋巴管及静脉瘤栓密切相关，具有高度侵袭性，故仅靠手术切除肿瘤明显是不够的。手术及综合性的放、化疗及靶向治疗有助于延长患者的生存期。

3. 黏液性（胶样）腺癌（muscinous adenocarcinoma）

（1）大体：肿瘤可见于胸膜下，呈分叶状结节，切面呈胶样，黄白色。

（2）光镜：癌组织由极度扩大的肺泡腔隙构成，腔内充满大量黏液，形成黏液湖。分化好的柱状黏液性上皮衬附在增厚的纤维性肺泡壁上。黏液细胞也可形成大小、形状不等的腺样结构，腺管上皮细胞呈柱状，胞质较透亮，核位于基底部，有的含有黏液，有的见分化良好的癌细胞漂浮在黏液池中。

（3）免疫组化：除一般腺癌标记外，癌组织对 CDX -2 及 MUC2 呈阳性表达。

4. 印戒细胞腺癌（signet ring adenocarcinoma）　　此癌多发生在大支气管，诊断时首先要排除转移性，特别是来自胃肠道的转移性印戒细胞腺癌。

（1）光镜：癌组织呈实性团块状，由分化好、胞质充满黏液的印戒细胞构成（图 2 - 9），常在支气管软骨附近的间质浸润。根据免疫表型，此癌可分为肠型及肺型印戒细胞腺癌 2 类，需借助免疫组化来区分，肠型印戒细胞腺癌较常见，而肺型较少见。

（2）免疫组化：肠型印戒细胞腺癌，CK20、CDX -2、MUC2 呈阳性表达，预后好；而肺型上述 3 种抗体均为阴性，则表达 TTF -1 及 CK7，预后差。

5. 实性黏液细胞腺癌（solid mucinous cell adenocarcinoma）

（1）光镜：癌组织由分化不等的黏液细胞构成，形成较大的实性团块或癌巢（图 2 - 10），很少或几乎不形成腺管，间质为中等量纤维组织，将其分隔，与肺组织分界清楚。癌细胞分化好者呈印戒状，核较小偏位，胞质内充满黏液，呈半透明状，PAS 染色呈强阳性；分化较差者，细胞较小，核居中央，胞质内含有黏液不明显；分化中等者，细胞中等大小，核居中或稍偏位。这些癌细胞相互过渡，无明显分界。核分裂象不多见。

（2）电镜：癌细胞胞核奇形，呈蟹足状，胞质内细胞器少，含有大量不同发育阶段的黏液颗粒。成熟的黏液颗粒大小不等，中等电子密度，可有或无膜包绕，小颗粒可融合为大颗粒。有时可见黏液颗粒从胞质内穿过细胞膜向细胞外排出的现象。

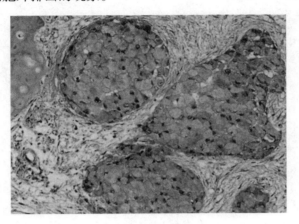

图 2 - 9 印戒细胞腺癌

支气管软骨旁的癌组织由富含黏液的印戒细胞形成实性团

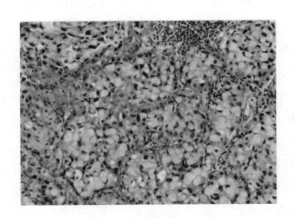

图 2 - 10 实性黏液细胞腺癌

癌组织由不同分化程度的黏液细胞形成大的实性团，间质较少

6. 透明细胞腺癌（clear cell adenocarcinoma） 肺的透明细胞腺癌极罕见，在日常病理工作中很难见到。诊断时须排除转移性肾透明细胞癌的可能。

（1）光镜：癌组织位于肺实质，几乎全由立方状、砥柱状透明细胞构成，有明确的腺管形成，腔内充满红染的分泌物（图 2 - 11）。癌细胞核圆形，大小一致，位于基底部，胞质透明，可见核分裂象，间质较少。

（2）免疫组化：癌组织 CK18 呈阳性表达、CK7 部分呈阳性表达，CK5、NSE 呈阴性表达。

7. 分泌性腺癌（secretory adenocarcinoma） 分泌性腺癌较少见，WHO 肺癌分类中尚无此型腺癌。癌组织的主要成分与分泌性乳腺癌相似。

（1）光镜：在呈腺样结构或实性巢的癌组织中，许多癌细胞的胞质内见有大小不等呈嗜酸性的分泌小球，呈圆形均质状，亦可位于细胞外。PAS 染色，分泌小球呈强阳性。

（2）免疫组化：瘤细胞 CEA 呈阳性，而分泌小球呈阴性。

（3）电镜：癌细胞内的分泌小球位于细胞间或细胞内微腔内，呈均质状。微腔表面见有微绒毛。

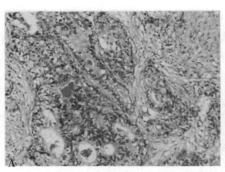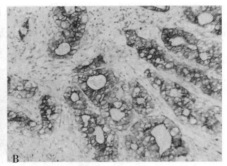

图 2 - 11　透明细胞腺癌

A. 癌组织由砥柱状透明细胞形成的腺管状结构组成，腔内充有红染的分泌物；

B. 癌组织 CK18 阳性表达

8. 混合性腺癌（mixed adenocarcinoma）　在常规工作中，除可见单纯的上述各种类型的腺癌外，由上述各型腺癌中的任何两种或两种以上的成分构成者亦较为常见，按单一的组织形态类型诊断较困难。如腺癌以某一种组织结构为主，占其肿瘤组织成分的 70% ~ 80% 时，则以占主要成分的癌组织来命名；如果几种结构的癌组织之间难以区分主次，即可诊断为混合性腺癌，并按所占比例依次注明包括的各种腺癌成分。如混合性腺癌，包括乳头状腺癌及印戒细胞腺癌。

（1）免疫组化：对腺癌的诊断，一般无须进行免疫组化染色，因在光镜下基本上都能做出明确诊断。除非在某些情况下，如鉴别原发性和转移性腺癌、原发性肺腺癌和恶性间皮瘤。肺腺癌对 CK7、AE1/AE3、EMA、35βH11、HMFG - 2、CEA，Leu - M1 及分泌成分（secretory component）呈阳性反应；甲状腺转录因子 TTF - 1（thyroid transcription factor - 1）、E - cadherin 亦可阳性，有的可共同表达角蛋白及波形蛋白，对鉴别诊断有一定价值。

转移性腺癌可表达器官特异性标记，如甲状球蛋白（TG）、前列腺特异性抗原（prostate specific antigen，PSA）、前列腺酸性磷酸酶（prostatic acid phosphatase，PAP）及绒毛素（villin），对鉴别转移性甲状腺癌、前列腺癌及胃肠道腺癌有一定帮助。恶性间皮瘤也有一些间皮相关抗原，如 MS - 2761、AMAD - 2、thrombomodulin、calretinin 及 N - cadherin 等，在恶性上皮型间皮瘤呈阳性反应，有助于鉴别诊断。

（2）电镜：观察腺癌的主要特征是，癌细胞间及细胞内有微腔形成，其表面有微绒毛；癌细胞胞质内见黏液颗粒，为低电子密度、不透明或呈絮状的黏液物质，被一层清楚的膜包绕；不少腺癌具有 Clara 细胞的分化特征，即在癌细胞胞质内含有嗜锇性致密颗粒。腺癌细胞间可见连接复合体，也可有桥粒连接，但较鳞癌少。分化差的腺癌，要识别上述各种特征较困难，应注意识别其中间型细胞。少数腺癌亦可伴有神经内分泌分化，即在少数癌细胞胞质内，尚可见神经分泌颗粒。

四、腺鳞癌（adenosquamous carcinoma）

腺鳞癌（图 2 - 12）是指在同一个肿瘤内有明确的腺癌和鳞癌两种成分并存，其中的一种成分至少要占整个肿瘤的 10%，故腺鳞癌的诊断应建立在对手术切除标本进行全面检查的基础上。如果在鳞癌组织中偶见含有产生黏液的细胞巢或在腺癌组织中含有小的鳞状分化灶，均不能诊断为腺鳞癌，则应按其主要成分来命名。光镜下诊断的腺鳞癌并不多见，约占肺癌的 2%，大多数患者有吸烟史。

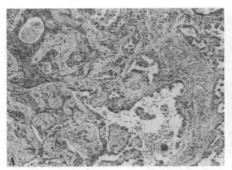
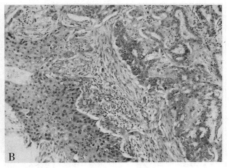

图 2 - 12 腺鳞癌

A. 癌组织包含腺癌及鳞癌两种成分，左上为鳞癌，右为腺癌；B. 癌组织包含两种成分，左为鳞癌，右为腺癌

1. 大体 腺鳞癌大多位于外周部，且常伴有瘢痕形成。

2. 光镜 腺鳞癌含有明确的腺癌及鳞癌两种成分，二者的比例各异，或一种占优势，或二者比例相等。其组织形态特征如在鳞癌及腺癌中所述，二者均可表现为高分化的、中分化的和低分化的，但两种成分的分化程度并非一致，而是相互组合。两种成分可相互分开而无联系，或相互混杂在一起。此外，有的尚可见大细胞癌的成分，间质如同鳞癌或腺癌，可有炎细胞浸润。有学者报道，腺鳞癌的间质中可见细胞外嗜酸性物质沉着，类似淀粉样物质。电镜观察显示，此物质不是淀粉样物质，而具有基底膜样物质及胶原的特征。

3. 电镜 电镜下，发现癌细胞具有分别向腺癌或鳞癌分化的超微结构特征，也可在同一个癌细胞内见有两种分化特征。

4. 免疫组化 与鳞癌和腺癌两种成分表达者相同。

5. 鉴别诊断 包括鳞癌、腺癌伴有上皮鳞化及高度恶性低分化黏液表皮样癌，主要是后者与具有分化差成分的腺鳞癌的鉴别。黏液表皮样癌发生在近侧大支气管内，呈外生性，突入腔内，由表皮样细胞及黏液细胞杂乱混合构成，呈不规则片块或有腔隙形成，杯状细胞通常散布在细胞巢内，而不形成腺管，亦无单个细胞的角化及鳞状细胞珠形成。而腺鳞癌多位于外周部，可见角化或细胞间桥。

五、大细胞癌（large cell carcinoma）

大细胞癌亦可称为大细胞未分化癌，是一种由具有大核、核仁明显、胞质丰富、境界清楚的大细胞构成的癌。它不具有鳞癌、腺癌或小细胞癌的任何形态学特征，即光镜下癌细胞大，未见有任何特异性分化特征时，始可诊断为大细胞癌。

1. 临床表现 它占肺癌的 10% ~ 20%，大约 50% 发生在大支气管。几乎所有患者均为吸烟者，平均年龄近 60 岁。影像学上大细胞癌可为中央型或外周型。

2. 大体 肿瘤通常较大，直径一般大于 3 cm，坏死广泛且常见，可侵及胸膜及其邻近的组织。

3. 光镜 癌组织常呈紧密分布的实性团或片块或弥漫分布呈大片，无腺、鳞分化特征（图 2 - 13）。癌细胞较大，胞质中等或丰富、淡染，或呈颗粒状，或略透亮；核呈圆形、卵圆形或不规则形，有的呈多形性，染色质呈泡状或细颗粒状，核分裂象易见。有的可出现局灶性巨细胞，其胞核可比静止期淋巴细胞大 3 ~ 4 倍。大细胞癌组织坏死常见，且较广泛，而间质较少。有的大细胞癌可能见少数黏液阳性的细胞。如经黏液染色并淀粉酶消化后，见有丰富的产生黏液的细胞，则应诊断为实性腺癌伴黏液形成。

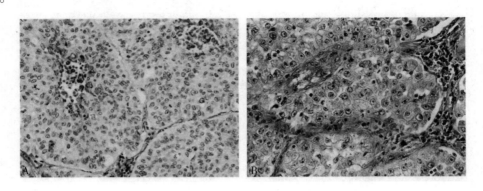

图 2 - 13　大细胞癌

A. 癌组织呈大小不一的实性巢，间质稀少；B. 癌组织呈实性巢，癌细胞大，核仁显著

4. 免疫组化　AE1/AE3 几乎全部阳性，EMA70% 阳性，35βH11 近 70% 阳性。部分病例亦可表达 EMA、CEA、CK7 及 vim。

大细胞癌的分化表型并无特征性，大多表现为腺分化，也可为鳞分化。有少数大细胞癌具有腺、鳞、神经内分泌三相分化表型。如有的表现为神经内分泌分化占优势，可称为大细胞神经内分泌癌，将其归入神经内分泌癌。故从分化表型上看，大细胞癌在一定意义上是一种混杂类型（miscellaneous category）；在另一种意义上，它是一种暂时的类型（temporary category）。

5. 大细胞癌的变异型

（1）透明细胞癌（clear cell carcinoma）：肺原发性透明细胞癌极罕见，故在诊断此癌时，应先排除来自肾、甲状腺及涎腺等的转移性透明细胞癌。另外，因在肺鳞癌、腺癌中有的可出现局灶性透明细胞癌，不能诊断为透明细胞癌，只有当透明细胞占癌组织的 50% 以上又无腺、鳞分化特征时，始可诊断为透明细胞癌。

1）光镜：由透明细胞构成的癌组织占优势成分，常呈实性片块，癌细胞较大，呈多角形，境界清楚，胞质呈透明状或呈泡沫状，核较大，异型性明显，形状不规则，核仁显著，可见分裂象。组织化学染色证实，癌细胞内常含糖原，也可不含糖原，无黏液。

2）电镜：透明细胞癌无特征性超微结构，大多具有腺癌或鳞癌的分化表型特征，有的为未分化性大细胞癌。

（2）巨细胞癌（giant cell carcinoma）：此癌罕见，大多位于肺外周部，也可为中央型。患者为吸烟者。当确诊时，多形成巨块，大者可达 15 cm，并广泛侵袭和转移。此癌具有向胃肠道转移的倾向。

1）光镜：癌细胞巨大，多形性明显，除单核、双核及多核奇异形瘤巨细胞外，大多呈多角形，或相互结合成小巢，或结合不良，松散分布，犹如肉瘤。无论单核还是多核癌细胞均含有一个或多个核仁，偶见核内包涵体。癌细胞之间，常见有大量炎细胞浸润，除淋巴细胞外，尤以中性粒细胞为著。有的癌细胞胞质内充满中性粒细胞，称之为中性粒细胞侵入癌细胞（emperipolesis）。有些病例，可见有腺样分化灶或类似绒癌的结构。在 30%～40% 的病例，可伴有梭形细胞癌成分。

2）免疫组化：与大细胞癌类似，癌细胞通常显示 AE1/AE3、CAM5.2 阳性，有的波形蛋白亦阳性，EMA 偶尔阳性。

3）电镜：巨细胞癌特征性的超微结构是癌细胞有丰富的线粒体、漩涡状张力微丝样纤维及多对中心粒。有些病例与大细胞癌一样，亦可显示腺分化或鳞分化特征，以腺样分化者为多。

有学者发现数例巨细胞癌无论在免疫组化还是超微结构上，均显示神经内分泌分化特征，可称之为巨细胞神经内分泌癌，将其从巨细胞癌中分出，归为神经内分泌癌的第 5 型。

（3）梭形细胞癌（spindle cell carcinoma）：单纯的梭形细胞癌非常少见，但它常见于构成多形性癌的成分之一。它和多形性癌具有相同的侵袭行为。

1）光镜：癌组织主要为梭形细胞成分，具有肉瘤样生长方式，主间质分界不清，常与非肿瘤性结缔组织成分混合。癌细胞常具有明显的多形性，可见异常分裂象。如肿瘤组织中尚含有鳞癌、腺癌、巨细胞癌或大细胞癌成分，则应诊断为多形性癌。

2）免疫组化：梭形细胞成分 CK 呈阳性表达，若角蛋白呈阴性，则难以与肉瘤区分，应做其他免疫组化，进一步明确诊断。

（4）多形性癌（pleomorphic carcinoma）：此癌是一种分化差的癌，癌组织可由多种类型的癌混合构成，其中常见的是梭形细胞癌和（或）巨细胞癌成分，至少占癌组织的 10% 以上。而大细胞癌灶亦较常见，亦常伴有鳞癌或腺癌成分。

1）免疫组化：梭形细胞成分如显示上皮性标记 keratin、EMA 阳性，可证实为癌分化，如为阴性，则需与癌肉瘤鉴别。

2）鉴别诊断：免疫组化及电镜观察有助于把多形性癌和癌肉瘤区别开来。癌肉瘤的上皮成分无论是鳞癌、腺癌还是大细胞癌，上皮性标记均呈阳性表达，而梭形细胞成分上皮性标记呈阴性、波形蛋白呈阳性。如含有其他异质性恶性成分如骨、软骨、横纹肌等，诊断为癌肉瘤更无问题。

六、淋巴上皮瘤样癌（lymphoepithelioma – like carcinoma）

此癌在多方面与发生在鼻咽部的淋巴上皮癌相同，在肺较罕见，但有报道，在远东地区较多见。肿瘤多位于肺实质内。有人在癌组织的石蜡切片上，用原位杂交技术检测 EBER，癌细胞显示强的核信号，提示 EBV 在此型肺癌的发病中可能起作用。

1. 光镜　癌的组织形态与鼻咽部淋巴上皮癌完全相同。癌细胞大，胞质中等量，核呈泡状，核仁十分明显，形成大小不等的片块或呈巢。这些未分化的癌细胞巢无腺、鳞分化特征，被有多量淋巴细胞、浆细胞浸润的纤维性间质包绕，癌巢内亦有淋巴细胞浸润。

2. 免疫组化　AE1/AE3、高分子量角蛋白大部分呈阳性表达，低分子量角蛋白、CK7、EMA、Vim 少部分呈阳性表达，NSE、CgA、Syn 少数细胞呈阳性表达。

第三章

肺癌的影像诊断

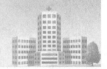

第一节　Ｘ线

一、中央型

（一）主支气管的中央型肺癌

1. 常见症状与体征　刺激性咳嗽，胸闷、哮鸣、气促、发热和胸痛。

2. Ｘ线表现

（1）患侧肺门区肿块阴影（图3-1A）。

（2）支气管阻塞征象：患肺一侧性肺气肿，左主支气管截断（图3-1A、C）。

（3）转移征象：纵隔或肺门淋巴结肿大。

（4）患侧一侧性肺不张，患侧主支气管截断（图3-1B）。

3. 诊断要点

（1）直接征象：肺门肿块。

（2）间接征象：一侧阻塞性肺气肿（图3-1A、C）、阻塞性肺炎、一侧阻塞性肺不张（图3-1B）。

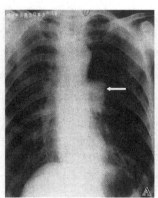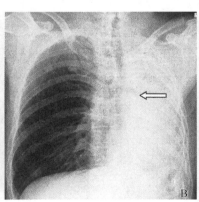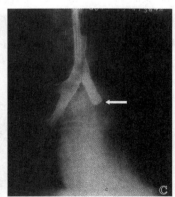

图3-1　主支气管的中央型肺癌

A、C. 一侧性肺气肿，主支气管截断；B. 一侧性肺不张

（3）体层摄影或支气管造影：显示支气管腔内充盈缺损或肿块、管腔狭窄、中断（图3-1B、C）。

（4）转移征象。

（5）痰检及支气管镜检查检出癌细胞。

4. 鉴别诊断

（1）阻塞性肺炎与一般肺炎或继发性肺结核鉴别。

（2）癌性肺不张与结核或慢性炎症的肺叶实变鉴别。

（3）与支气管内膜结核鉴别。

5. 比较影像学与临床诊断

（1）X线检查是诊断肺癌的重要手段。

（2）CT可显示支气管狭窄增厚、截断及确定肿瘤部位，范围程度，向外生长及远端的情况。

（3）仿真内镜显示腔内病变的表面形态。

（4）MRI是判定胸部血管受侵的重要方法。

（5）支气管内镜活检确定组织类型。

（二）中间段的中央型肺癌

1. 常见症状与体征　咳嗽、咳痰、发憋、气短。

2. X线表现　见图3-2。

（1）患侧中下肺野密度一侧性增高，患侧肺门区肿块，上缘锐利，右心缘显示不清。

（2）侧位水平裂、斜裂向下移位。

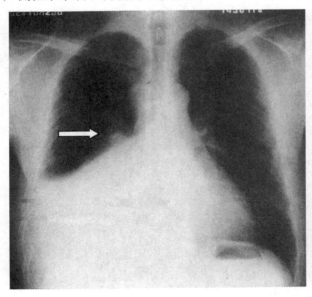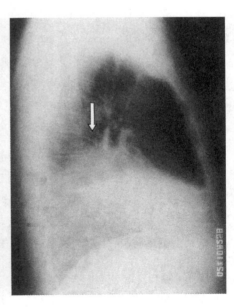

图3-2　中间段的中央型肺癌

3. 诊断要点

（1）患侧肺门区肿块。

（2）患侧肺中、下叶同时肺不张，侧位片中、下叶肺不张的上缘与肺门肿块呈双翼状称双翼征。

（三）阻塞性肺炎

1. 常见症状与体征　发热，咳嗽，咳痰，发憋、气短。

2. X线表现　患侧上肺野大片状密度增高影，边缘不规整（图3-3B、C）。健侧肺透亮度增强。体层片患侧上叶支气管鼠尾状中断（图3-3B箭头所示）。

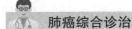

3. 诊断要点

（1）阻塞性肺炎特点：实变区看不到空气支气管征，很少完全吸收，反复发作，体积缩小。

（2）体层摄影或支气管造影，支气管腔内充盈缺损、狭窄、中断和肺门肿块。

（3）阻塞性肺炎与肺不张区别：后者肺叶体积缩小，叶间裂移位。如右肺上叶不张，水平裂上移与肺门肿块呈倒"S"状，称倒"S"征（图3-3A）。

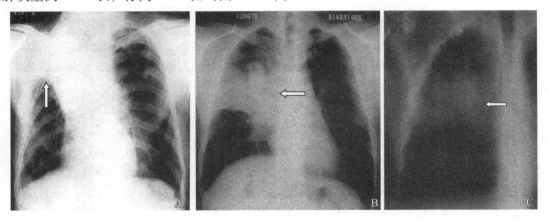

图3-3　阻塞性肺炎

A. 右肺上叶不张；B、C. 右肺上叶阻塞性肺炎

（四）纵隔型肺癌

1. X线表现　患侧肺前段肺不张，患侧肺门及上方肿块，边缘不规则。紧贴于纵隔，纵隔肿大淋巴结。体层摄影显示患肺前段支气管腔狭窄、中断（图3-4）。

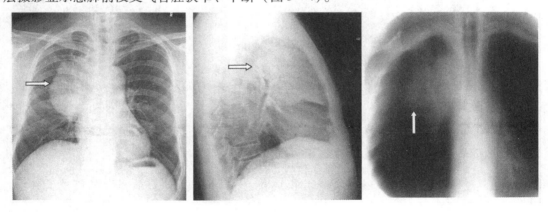

图3-4　纵隔型肺癌

2. 诊断要点　纵隔型肺癌是中心型肺癌的一种表现，肺不张的肺叶、肿块、纵隔肿大淋巴结形成肿块，紧贴纵隔，体层摄影或支气管造影能显示支气管腔内充盈缺损或肿块、管腔狭窄、中断。应与纵隔肿瘤区别。

二、周围型

（一）周围型肺癌

1. 常见症状与体征　咳嗽、咳痰、痰中带血、胸部闷痛。

2. X线表现　见图3-5。

（1）患侧肺中上野肿块，边缘有毛刺、分叶、脐凹。

（2）密度均匀，未跨叶。

（3）近胸膜处可见胸膜凹陷征（箭头所示）。

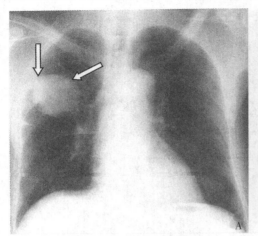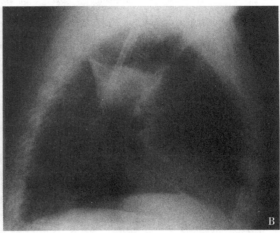

图 3－5　周围型肺癌

3. 诊断要点

（1）早期肺癌为肺内 2 cm 以下的结节或片状阴影、分叶征，边缘毛糙、模糊，胸膜凹陷征、小泡征。

（2）进展期周围性肺癌有胸膜凹陷征、分叶征，密度均匀，毛刺征、阻塞性肺炎、脐凹征、兔耳征、转移征象。

（3）痰细胞检查、穿刺活检、癌胚抗原（CEA）等有助于诊断。

4. 鉴别诊断

（1）与炎性假瘤鉴别，后者边缘光滑，无分叶。

（2）与结核球鉴别，后者边缘清楚，肿块内钙化，卫星灶。

5. 比较影像学与临床诊断

（1）典型周围型肺癌，一般根据 X 线表现可诊断。

（2）对于诊断有困难的病例，采用 MRI 有助于肺内结节的准确定性。

（3）CT 值确定肿物的密度，内部及周围表现。

（4）核素扫描可提供诊断价值。

（二）肺上沟癌

1. 常见症状与体征　咳嗽、咳痰、胸痛、无发热。

2. X 线表现　患侧肺尖边缘分叶的肿块影，密度均匀，其周可见肋骨、锁骨破坏（图 3－6）。

3. 诊断要点

（1）发生在肺尖的周围型肺癌。

（2）容易侵犯周围的骨组织，如胸椎、肋骨（箭头所示）。

4. 比较影像学与临床诊断

（1）CT 显示胸壁转移的软组织肿块及骨破坏较清楚。

（2）MRI 可判定臂丛受侵、椎间孔扩散的形态。

（三）与心脏重叠的周围型肺癌

1. X 线表现　侧位胸片示患侧肺下叶可见一类圆形密度增高影，边缘毛刺分叶；正位片示患侧下肺野内带与心影重叠。心膈未见异常（图 3 - 7）。

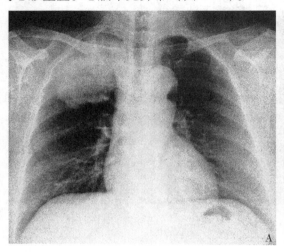
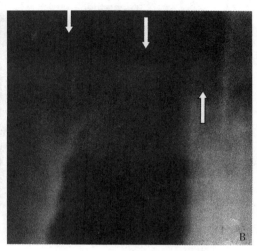

图 3 - 6　肺上沟癌

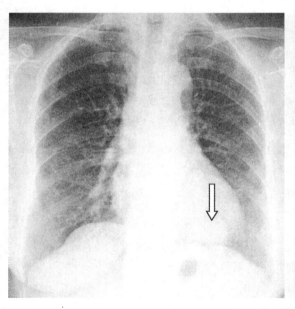
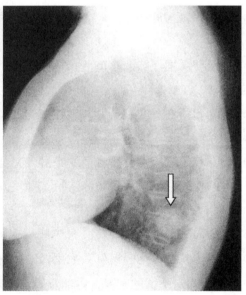

图 3 - 7　与心脏重叠的周围型肺癌

2. 诊断要点

（1）心后肺内的肿块与心脏重叠，易漏诊，应注意心后异常结节或肿块影。

（2）高千伏摄影及侧位胸片易显示心后阴影。

（四）癌性空洞

1. X 线表现　患侧肺中下肺野空洞呈不规则偏心半月状，内有壁结节，厚壁，肿块外侧壁分叶、毛刺，无液平（图 3 - 8）。

2. 诊断要点　肺癌空洞的特点为厚壁，内缘凹凸不平，可见壁结节。空洞内有小或无液平，空洞外缘呈分叶征、毛刺等周围型肺癌征象，鳞癌多见。

3. 鉴别诊断　应与结核性空洞相鉴别。后者薄壁空洞，无偏心，内壁光滑，外周有结核灶。

4. 比较影像学与临床诊断　癌性空洞的影像不典型时，应活检、查结核菌、行 CT 检查。

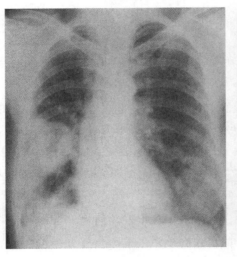
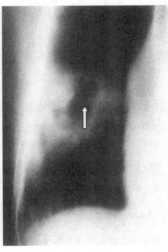

图 3 - 8　癌性空洞

三、肺转移瘤

1. 常见症状与体征　咳嗽、胸闷，时有咯血，有原发灶病史。

2. X 线表现　两肺多个大小不等的球形阴影，密度均匀、边缘清楚（图 3 - 9B）。

3. 诊断要点

（1）肺转移瘤的分型：血行转移、淋巴转移、直接侵犯。

（2）血行转移：表现两肺多发结节及肿块阴影，以两肺中、下野多见，边缘清楚，密度均匀（图 3 - 9B）。

（3）淋巴转移：两肺弥漫网状及多发粟粒结节阴影，肺门或纵隔淋巴结肿大，肋膈角区可见 Kerley B 线（图 3 - 9A）。

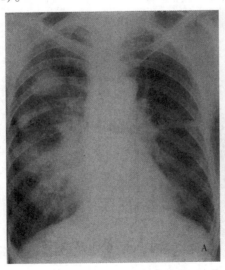
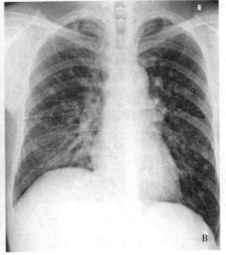

图 3 - 9　肺内转移瘤

A. 淋巴转移；B. 血行转移

31

4. 鉴别诊断

（1）该病与肺结核鉴别：急性血行播散型肺结核结节的大小、密度、分布均匀；而血行转移的肺转移瘤的结节大小及分布不均匀。

（2）单发转移需与结核球、肺癌鉴别。

5. 比较影像学与临床诊断

（1）寻找原发病灶：肺部是转移性肿瘤的好发部位，X线检查是发现肺部转移瘤较简单而有效的方法。

（2）CT不仅显示肺内的病变且发现胸膜及肺门淋巴结的病变。胸部CT检查发现肺转移瘤较常规X线胸片敏感，并可发现胸膜及肺门淋巴结的转移。

第二节　CT

肺癌是我国最常见的恶性肿瘤之一，其CT诊断占有十分重要的地位。

由于CT图像密度分辨率高，影像无重叠，能检出微小早期病变，能发现纵隔肿大的淋巴结，确定肿瘤侵犯胸膜的范围，确定肿瘤与周围大血管关系等诸多优点，现已愈来愈广泛地用于肺癌的诊断。随着CT技术的不断开发，扫描设备的不断改进以及在肺癌CT诊断方面经验的不断积累，CT在肺癌的诊断上将发挥更重要的作用，它在肺癌的早期诊断、病期的确定、临床治疗效果的观察方面具有重要价值。

一、CT表现

（一）中央型肺癌

对于中央型肺癌，CT能显示支气管腔内肿块（图3－10），支气管壁增厚（图3－11），支气管腔狭窄与阻断（图3－12、图3－13、图3－14），肺门区肿块等肺癌的直接征象，继发的阻塞性肺炎与不张（图3－15），以及病灶附近或（和）肺门的淋巴结肿大等。CT对于显示右上叶前段、后段，右中叶，左上肺主干与舌段支气管，以及两下肺背段病变较常规X线平片和断层为优，CT可显示支气管腔内和沿管壁浸润的早期肺癌（图3－16）。

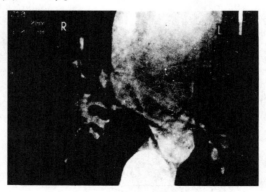

图3－10　中央型肺癌

右肺下叶背段支气管开口处有一小丘状软组织密度结节影，直径7 mm，向下叶支气管腔内突入，使之变窄。病理证实为下叶背段低分化鳞癌

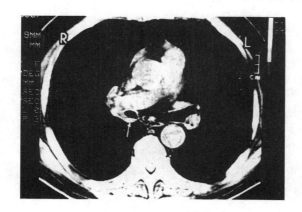

图 3 – 11 中央型肺癌

右中间段支气管变窄，后壁增厚（↑），病理证实为鳞癌

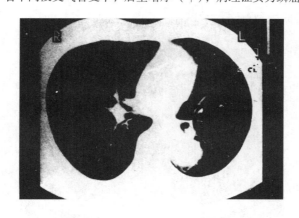

图 3 – 12 中央型肺癌

左肺下叶背段支气管变窄，其远端有一类圆形肿块，病理证实为结节型黏液腺癌

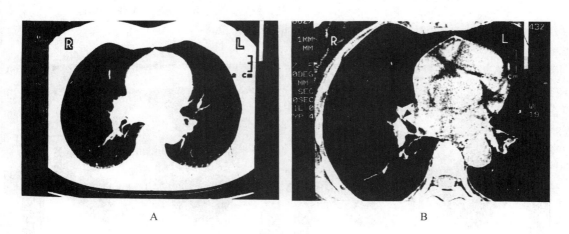

A B

图 3 – 13 中央型肺癌

A. CT 平扫右中叶支气管层面，肺窗示右中叶支气管腔显示不清；B. 相应层面纵隔窗示右中叶支气管狭窄；病理证实为腺癌

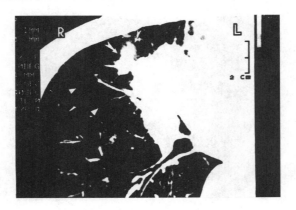

图 3 - 14　中央型肺癌

右肺门区肿块，中叶支气管明显变窄并阻断，肿块远侧有模糊片影（↑），斜裂
（△）向前移位，活检证实为鳞癌

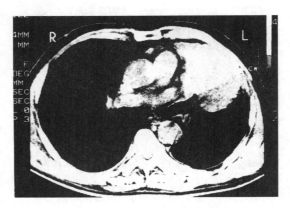

图 3 - 15　中央型肺癌

左上叶支气管狭窄阻断，远侧有软组织密度肿块，纵隔旁有楔形实变影，纵隔
向左侧移位，所见为肺癌（鳞癌）合并肺不张

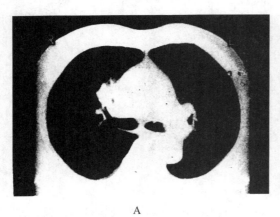
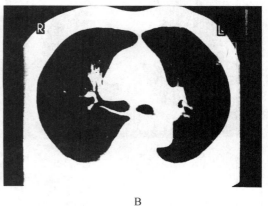

A　　　　　　　　　　　　　　　　　　　　B

图 3 - 16　早期中央型肺癌

A. 示右上肺前段片状密度增高影；B. 经治疗后右上肺片影吸收，但示前段支气管狭窄，壁厚僵
硬，普通 X 线检查阴性，病理证实为早期鳞癌

（二）周围型肺癌

周围型肺癌在 CT 上显示有一定特征，即使小于 2.0 cm 的早期肺癌，也有明确的恶性 CT 征象。

1. 形态：多为圆形和类圆形的小结节（或肿块），但也有的可呈斑片状或星状（图 3 - 17、图 3 - 18）。

2. 边缘：多不规则，有分叶切迹，多为深分叶（图 3 - 19）。可见锯齿征，小棘状突起与细毛刺（图 3 - 20、图 3 - 21），肺癌的毛刺多细短、密集，大小较均匀，密度较高。病理上为肿瘤的周围浸润及间质反应所致。

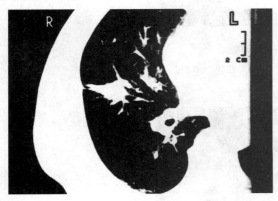

图 3 - 17　周围型肺癌

右中叶外侧段病变，外形不规则，呈星状

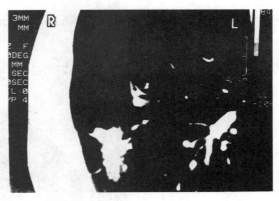

图 3 - 18　周围型肺癌

右下肺外基底段斑片状密度增高影，边缘不规则，毛糙、密度不均匀，术前诊断为肺结核，病理证实为细支气管肺泡癌

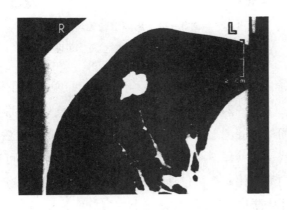

图 3 - 19　周围型肺癌

右肺中叶外侧段结节状密度增高影，大小为 1.6 cm×2.0 cm，边缘不规则，有深分叶改变，病理证实为腺癌

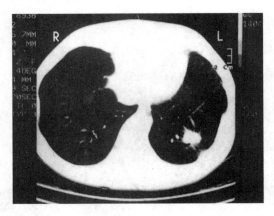

图 3 - 20　周围型肺癌

左下肺后基底段结节影，边缘有细短毛刺

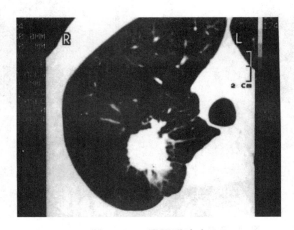

图 3 - 21　周围型肺癌

右上肺后段结节影，边缘呈锯齿状，病理为腺癌

3. 内部密度：大多数肿瘤密度较均匀，部分密度不均匀，可见空泡征、空气支气管征（图 3 - 22、图 3 - 23），以及蜂窝状改变（图 3 - 24A、B），病理上为未被肿瘤侵犯的肺组织，小支气管或细支气管的断面，以及乳头状突起之间的气腔。上述 CT 征象多见于细支气管肺泡癌与腺癌。钙化少见，可为单发，小点状，位于病变中央或偏心（图 3 - 25、图 3 - 26），其病理基础可以是肺癌组织坏死后的钙质沉着，亦可能是原来肺组织内的钙化病灶被包裹所致。病变的 CT 值对诊断帮助不大。

4. 血管支气管集束征：肿块周围常可见血管与小支气管向病变聚集（图 3 - 27），有文献报道 97例直径 3 cm 以下的肺癌，其中 68 例（70%）有此征象。

5. 亚段以下支气管截断，变窄（图 3 - 28）。

6. 空洞：肺癌的空洞形态不规则，洞壁厚薄不均，可见壁结节（图 3 - 29）；多见于鳞癌，其次为腺癌。

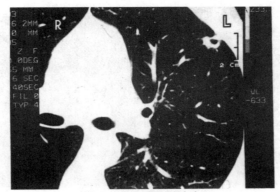

图 3 - 22　周围型肺癌

左上肺前段胸膜下小结节影大小约 0.9 cm × 1.0 cm，内有
小圆形空气密度影——空泡征；病理证实为细支气管肺泡
癌

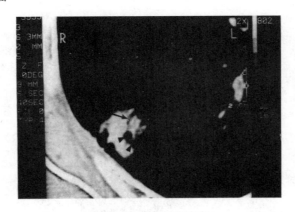

图 3 - 23　周围型肺癌

右上肺后段斑片状影，可见细支气管充气征（↑）
与空泡征（▲），病理证实为细支气管肺泡癌

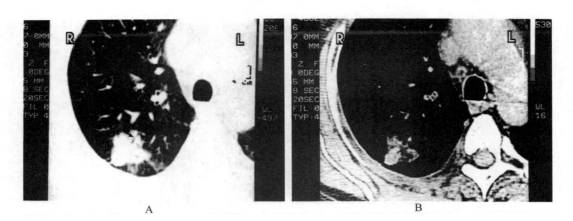

图 3 - 24　周围型肺癌

右上肺后段斑片影，肺窗（A）显示细支气管充气征（↑），纵隔窗（B）显示病变内有多数直径
约 1 mm 之低密度（接近空气密度）影，呈蜂窝状，胸膜侧有一结节样软组织密度影

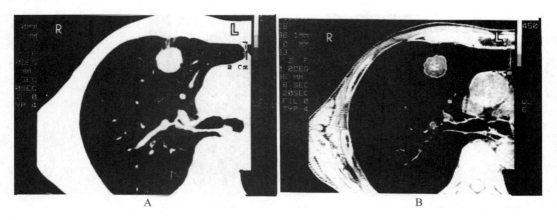

图 3 - 25　周围型肺癌

A. 肺窗示右上叶前段结节影，直径约 2.2 cm，略呈分叶，胸膜侧边缘不规则，呈锯齿状；B. 纵隔窗示病变中央有数个小点状钙化密度影，病理证实为腺癌

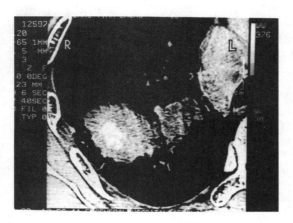

图 3 - 26　周围型肺癌

右上肺后段肿块影，其外 1/3 有斑点状钙化，肺门淋巴结肿大

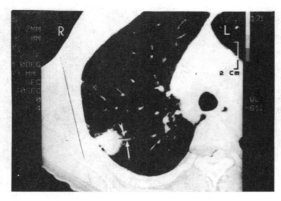

图 3 - 27　周围型肺癌

左下肺背段结节样病变，可见与血管与细支气管相连接

　　7. 病变远侧（胸膜侧）模糊小片影或楔形致密影：此为小支气管与细支气管阻塞的表现（图 3 - 30）。

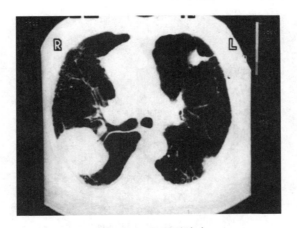

图 3 – 28　周围型肺癌

右上叶后段支气管分出亚段支气管处中断，其远侧可见分叶状肿块

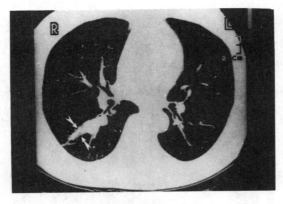

图 3 – 29　周围型肺癌

右下叶背段支气管外侧支中断，其远侧有一分叶状肿块，略呈
葫芦状，其胸膜侧有楔形密度增高影（↑）

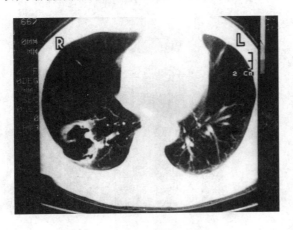

图 3 – 30　周围型肺癌

右下肺背段空洞性病变，其壁厚薄不均，内缘有壁结节，病理证实为腺癌

　　8. 胸膜凹陷征：因肿瘤内瘢痕形成，易牵扯脏层胸膜形成胸膜凹陷征（图 3 – 31），肺癌胸膜改变
较局限。

　　上述周围型肺癌的征象于病变早期即显示十分清楚、明确。对于某一患者来说不一定具备所有这些
征象，可能只出现 2 ~ 3 个征象。

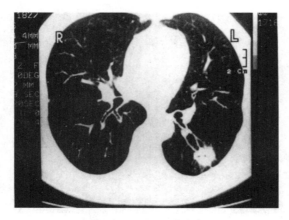

图 3 - 31　周围型肺癌

示胸膜凹陷征，空泡征，并见病变与血管连接，病理证实为鳞癌

　　周围型肺癌中需特别提出的是孤立型细支气管肺泡癌，在常规 X 线上常被误诊为结核或炎症或因病变较小而漏诊。而 CT 表现有一定特征，如能对它的 CT 表现有一定认识，一般能做出正确诊断。根据某院经手术病理证实的 38 例细支气管肺泡癌的 CT 诊断分析，细支气管肺泡癌除有一般肺癌 CT 征象外，尚有以下几个特点：①病变位于肺野外周胸膜下（图 3 - 32）。②形态不规则成星状或斑片状。③多数（约 76%）病变有空泡征或/和空气支气管征（图 3 - 33）。④胸膜凹陷征发生率高。

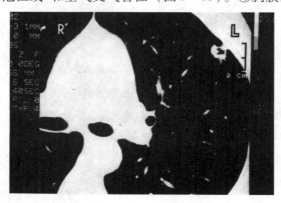

图 3 - 32　孤立型细支气管肺泡癌（早期）

左上肺前段胸膜下小结节，边缘有锯齿状改变，可见小泡征，并有胸膜凹陷改变

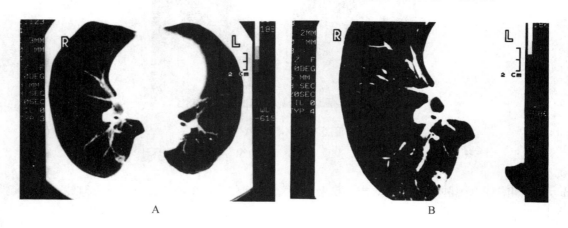

图 3 - 33　孤立型细支气管肺泡癌（早期）

A. 常规 CT 扫描，层厚 9 mm；B. 薄层 CT 扫描，层厚 3 mm

（三）弥漫型肺癌

弥漫型肺癌见于弥漫型细支气管肺泡癌，有两种情况：①病变累及一个肺段或整个肺叶。②病变广泛分布于两肺。因其手术机会少，不易被证实。有人总结 14 例经手术或/和病理证实的弥漫型细支气管肺泡癌的 CT 表现。根据病变形态可分为四个亚型：①蜂房型；②实变型；③多灶型；④混合型。可归纳为 5 个有特征性的征象：①蜂房征，病变区内密度不均，呈蜂房状气腔，大小不一，为圆形及多边形（图 3 - 34），其病理基础是癌细胞沿着肺泡细支气管壁生长，但不破坏其基本结构，而使其不规则增厚，故肺泡腔不同程度存在；此征与支气管充气征同时存在，有定性意义。②支气管充气征，与一般急性炎性病变不同，其特点是：管壁不规则，凹凸不平，普遍性狭窄，支气管呈僵硬，扭曲；主要是较大的支气管，较小的支气管多不能显示，呈枯树枝状（图 3 - 35）；可与炎症性病变相鉴别。③磨玻璃征，受累肺组织呈近似水样密度的网格状结构，呈磨玻璃样外观（图 3 - 36），其病理基础是受累增厚的肺泡内充满粘蛋白或其他渗液。④血管造影征，增强扫描前可见病变以肺叶，肺段分布，呈楔形的实变，病变尖端指向肺门；外围与胸膜相连；密度均匀一致，边缘平直，亦可稍外凸或内凸，无支气管充气征（图 3 - 37）；增强后可见均匀一致的低密度区内树枝状血管增强影。⑤两肺弥漫分布的斑片状与结节状影（图 3 - 38）。

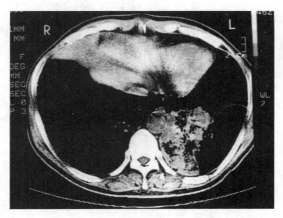

图 3 - 34　弥漫型细支气管肺泡癌

左下肺病变内显示蜂窝征

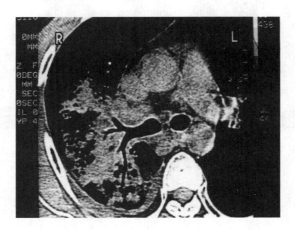

图 3 - 35　弥漫型细支气管肺泡癌

病变内显示支气管充气征与蜂窝征，前者呈枯树枝状

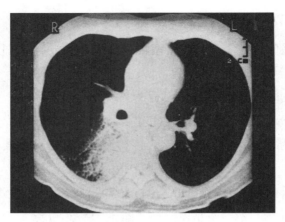

图 3-36　弥漫型细支气管肺泡癌

右下肺病变呈磨玻璃样外观

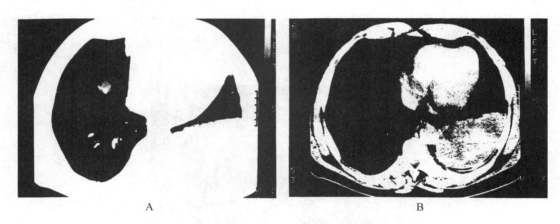

A　　　　　　　　　　　　　　B

图 3-37　弥漫型细支气管肺泡癌

A. 肺窗；B. 纵隔窗，示左下叶实变，呈软组织密度，前缘稍外凸，病变内未见支气管充气征

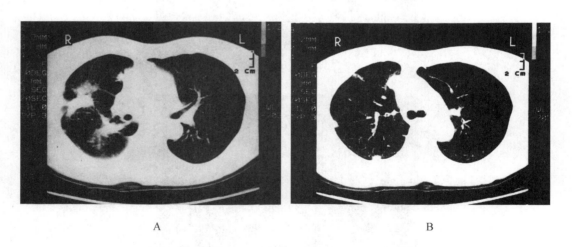

A　　　　　　　　　　　　　　B

图 3-38　弥漫型细支气管肺泡癌

A. 经过左上叶支气管层面示右肺野内多发斑片状影，形态不规则，有胸膜凹陷改变；B. 经过气管
隆突层面，于胸膜下与纵隔旁多个结节状影，手术病理证实为细支气管肺泡癌

（四）多发性原发性支气管肺癌（简称多原发性肺癌）

多发性原发性支气管肺癌是指肺内发生两个或两个以上的原发性肺癌。肺内同时发生的肿瘤，称同

时性；切除原发性肺癌后，出现第二个原发性肺癌，称异时性。此类肺癌的发生率根据国外文献报道多在 1% ~5%，国内文献报道在 0.5% ~1.6%，较国外报道明显偏低。多原发性肺癌的诊断标准：①满足异时性。组织学不同，若组织学相同，需间隔 2 年以上；需原位癌；第二个癌在不同肺叶，并且二者共同的淋巴引流部位无癌；诊断时无肺外转移。②满足同时性。肿瘤大体检查不同并分开；组织学不同；组织学相同，但在不同段、叶或肺，并属原位癌或二者共同的淋巴引流部分无癌；诊断时无肺外转移。

CT 检查时，对于两肺同时出现孤立性块影或肺内同时存在孤立性病变与支气管的狭窄阻塞，或首次原发癌切除两年以后，肺内又出现任何肿瘤；应考虑第二个原发癌的可能性。多原发性肺癌的 CT 表现大多呈孤立的结节状或块状软组织影，可有分叶和毛刺，支气管狭窄或阻塞性肺炎与肺不张等（图 3 - 39），而转移癌常呈多发的球形病变，边缘较光整，多无分叶和毛刺或肺不张征象。

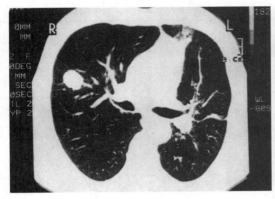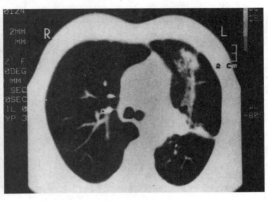

A   B

图 3 - 39　多原发肺癌

A. 右上肺前段有一直径 2.0 cm 之结节影，外后缘欠光整，有小棘状改变；左上叶舌段支气管示变窄壁增厚；B. 左上肺有自纵隔旁向侧胸壁走行之楔形致密影，其前方肺野（前段）有斑片状影，尖后段支气管断面未显示；病理证实右上肺前段病变为鳞癌，左上肺支气管开口部狭窄，为未分化癌

（五）肺癌的临床分期与 CT 的作用

对肺癌进行分期的目的在于提供一个判定肺癌病变发展程度的统一衡量标准，从而有助于估计预后，制定治疗方案和评价疗效，目前通常所采用的是 TNM 分类方法（表 3 - 1、表 3 - 2）。CT 在支气管肺癌临床分期中有很大作用，它是 TNM 放射学分类的最佳方法，与普通 X 线比较，在肺癌分类上 CT 有以下特点：

表 3 - 1　肺癌的 TNM 分类

（T）　原发肿瘤

T_0　无原发肿瘤征象

T_0　癌细胞阳性，而影像学和纤维支气管镜均未发现肿瘤

T_{is}　原位癌

T_1　肿瘤最大直径 <3.0 cm，被正常肺组织或脏层胸膜包围，未累及肺叶支气管近端

T_2　肿瘤最大直径 >3.0 cm，或肿瘤与大小无关，而侵及脏层胸膜，或伴有肺不张或阻塞性肺炎，肿瘤的近端扩展必须局限于叶支气管内或至少在隆突以远 2.0 cm 外

T_3　不管肿瘤大小，直接侵犯胸壁、横膈、纵隔胸膜或心包；或肿瘤侵犯主支气管，距气管隆突 <2.0 cm（除表浅性病变除外）

T$_4$　不管肿瘤大小，侵及大血管、气管或隆突部、食管、心脏或脊柱，或有恶性胸腔积液

（N）　所属淋巴结

N$_0$　无区域性淋巴结肿大

N$_1$　支气管周围或同侧肺门淋巴结浸润

N$_2$　同侧纵隔淋巴结或隆突下淋巴结浸润

N$_3$　对侧纵隔或锁骨上淋巴结浸润

（M）　远处转移

M$_0$　无远处转移

M$_1$　远处转移

表 3 - 2　肺癌的 TNM 分期

隐性癌　T$_X$N$_0$M$_0$

原位癌　T$_{is}$N$_0$M$_0$

Ⅰ期：T$_{1,2}$，N$_0$，M$_0$

Ⅱ期：T$_{1,2}$，N$_1$，M$_0$

Ⅲa 期　（预后差，胸内播散，技术上可切除）

　　　　T$_3$，N$_{0,1}$，M$_0$

　　　　T$_{1,3}$，N$_2$，M$_0$

Ⅲb 期　（胸内播散，不可切除）

　　　　T$_{1,3}$，N$_3$，M$_0$

　　　　T$_4$，N$_{0,2}$，M$_0$

Ⅳ期：（胸外扩散）

　　　任何 T，任何 N，M$_1$

1. CT 可显示肿瘤直接侵犯邻近器官：肿瘤直接侵入纵隔的 CT 表现为纵隔脂肪间隙消失（图 3 - 40），肿瘤与纵隔结构相连。纵隔广泛受侵时，CT 扫描分不清纵隔内解剖结构。

CT 可清楚显示肿瘤侵犯血管的范围与程度，对术前判断能否切除很有帮助。当肿瘤与主动脉接触，但两者间有脂肪线相隔时，一般能切除（图 3 - 41）；当肿瘤与主动脉或肺动脉粘连时，CT 表现为肿瘤与大血管界线消失，文献报告肿瘤包绕主动脉，上腔静脉在周径 1/2 以上时一般均不易切除。

邻近肿块处的心包增厚，粘连或心包积液表明肿瘤直接侵犯心包或心包转移。

2. CT 能显示纵隔淋巴结肿大：有无淋巴结转移是肺癌临床分期中很重要的因素。即使肿瘤很小，如有淋巴结转移，就要归入到Ⅱ期或Ⅲ期；有无肺门或纵隔淋巴结转移是比原发肺肿瘤大小更重要的观察肺癌远期预后的指标。一般以直径大于 10 ~ 15 mm 作为淋巴结转移的标准，CT 发现淋巴结增大的敏感性较高，达 70% 以上，但特异性较低、定性差，病因学诊断仍需组织学检查。CT 检查可指明肿大淋巴结的部位，以帮助选择最合适的组织学检查方法。如经颈或经支气管镜纵隔活检，胸骨旁纵隔探查术等。

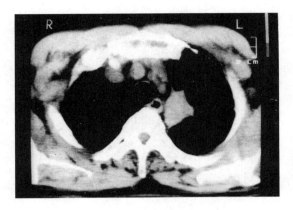

图 3 - 40 肺癌侵犯纵隔

左上肺尖后段有一不规则肿块影，密度均匀，病变侵犯纵隔内脂肪，其下
邻近层面可见与主动脉弓顶后部紧贴

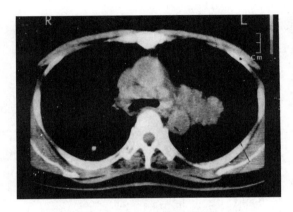

图 3 - 41 肺癌侵犯纵隔

左肺门有一不规则肿块影与降主动脉紧贴，但两者间有线状脂肪密度影相
隔，气管隆突前方有数个结节状软组织密度影，气管隆突前缘受压变平。
手术病理证实为右上肺鳞癌，纵隔淋巴结转移，肿块与降主动脉无粘连

原发性肺癌有一定的引流扩散途径，右肺癌一开始就有转移到同侧肺门淋巴结的趋向（10R）（图
3 -42），然后转移到右气管旁淋巴结（2R，4R）（图 3 -43），很少（约 3%）转移到对侧淋巴结，但
左侧肺癌在同侧淋巴结转移后常播散到对侧淋巴结。左上肺癌通常一开始转移到主肺动脉窗淋巴结，左
上叶和左下叶的肺癌首先播散到左气管支气管区域（10L）淋巴结。右肺中叶和两下肺癌常在早期播散
到隆突下淋巴结（图 3 -44）。下叶病变也可扩展到食管旁、肺韧带和膈上淋巴结，熟悉这种引流途径
有助于对纵隔、肺门淋巴结的性质做出评价；如右肺癌的患者很少可能只有主肺动脉窗淋巴结转移，此
区域的孤立淋巴结肿大很可能系其他原因如结核性肉芽肿所致。

3. CT 对肺癌侵犯胸膜的诊断价值：周围型肺癌直接侵犯胸膜及胸膜转移均可引起胸膜病变，CT 上
表现为肿瘤附近局限性胸膜增厚，胸膜肿块及胸腔积液等胸膜转移征象（图 3 -45），肿块附近胸膜增
厚为肿瘤直接浸润。

4. 可以确定远处脏器转移：肺癌容易转移到肾上腺、脑、肝等远处脏器（图 3 -46），尸检资料提
示肺癌有 35% ~38% 转移到肾上腺，以双侧转移多见。对于上述器官的 CT 扫描，对肺癌临床分期与确
定能否手术很有必要。有些医院主张将肺癌患者的 CT 扫描范围扩大至包括上腹部与肾上腺区。

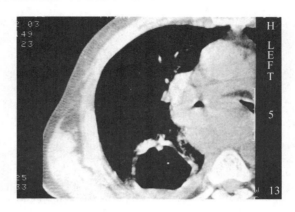

图3-42　右下肺癌，肺门与隆突下淋巴结转移

右下肺巨大空洞性病变，壁厚薄不均，有一小液面，右肺门增

大，可见结节影，隆突下有巨块状软组织密度影

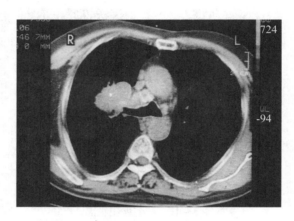

图3-43　右肺癌，右肺门与气管旁淋巴结转移

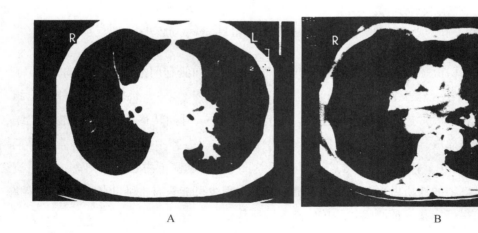

A   B

图3-44　左下肺癌，隆突下淋巴结转移

A. 肺实质像；B. 软组织像，左下叶背段结节状病变约1.5 cm×2 cm大小，左肺门增大，并不规则，

隆突下有4 cm×3 cm大小软组织密度肿块。病理证实为左下肺癌，左肺门及隆突下淋巴结转移

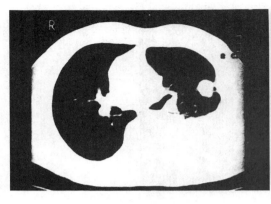

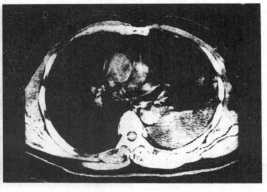

图 3 - 45　左上肺癌侵犯胸膜

A. 肺窗像；B. 纵隔窗像

左上肺外带胸膜下有一结节状病变，其外侧胸膜增厚并有凹陷，胸腔中等量积液，病理证实为肺
泡癌胸膜转移

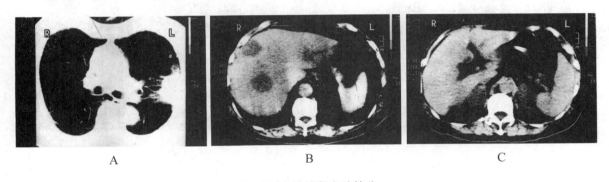

图 3 - 46　肺癌肾上腺转移

A. 左上肺中野外带有一肿块影，形态不规则略呈分叶，紧贴胸壁，病理证实为鳞癌；B. 肝左、右叶内有多
个大小不等圆形低密度影；C. 两侧肾上腺区有软组织密度肿块影，所见为肺癌肝与肾上腺转移

　　此外，CT 还可显示肿瘤直接侵犯胸壁软组织与附近骨结构以及骨转移的征象。肺癌可直接侵犯或转
移至胸骨、胸椎、肋骨，引起骨质破坏与软组织肿块（图 3 - 47、图 3 - 48），CT 上骨质破坏表现为形状不
规则、边缘不整齐，少数病灶可为成骨性转移，CT 显示为受累的骨密度增高（图 3 - 49A、B）。

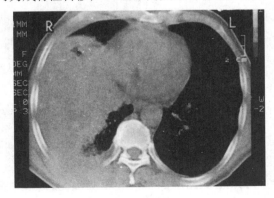

图 3 - 47　肺癌侵犯肋骨与心包

右下肺巨大软组织密度肿块影与心影相连，右侧心包影消失。后胸壁肋骨破坏消失并有
胸壁软组织肿块影，为肺癌（鳞癌）侵犯胸壁、肋骨及心包

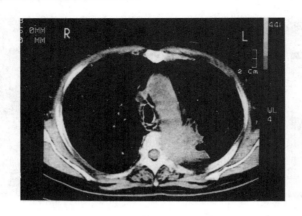

图 3 – 48　肺癌直接侵犯椎体

左上肺尖后段椎旁不规则软组织密度肿块影，靠近胸椎椎体左缘骨质受侵蚀破坏

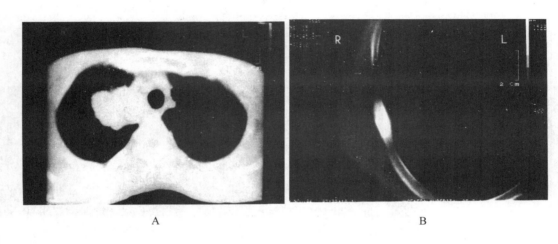

| A | B |

图 3 – 49　肺癌肋骨转移

A. 右上肺纵隔旁分叶状肿块与纵隔内气管旁圆形肿块影融合；B. 右第 6 肋外缘中后部骨质密度增高，骨皮质与骨松质境界不清。其外侧胸壁软组织梭形肿块，病理证实为右上肺鳞癌肋骨转移

二、鉴别诊断

1. 中央型肺癌　中央型肺癌有典型的 CT 表现，一般诊断不难，但有时它所引起的支气管阻塞性改变与支气管内膜结核所引起的表现在鉴别上存在一定困难。支气管内膜结核可引起肺叶不张，甚至一侧全肺不张，在 CT 上支气管腔显示逐渐变窄而呈闭塞，但不形成息肉样或杯口样肿块影；支气管内膜结核在狭窄的支气管周围很少形成明显的肿块影，通常没有明显的肺门或纵隔淋巴结肿大；如有淋巴结肿大一般较小，位于气管旁，通常可见钙化，在肺内常可见支气管播散病灶，支气管内膜结核多见于青年人。

中央型肺癌尚需与引起肺门肿块的其他疾病相鉴别。这些疾病包括转移性肿瘤、淋巴瘤、淋巴结结核、结节病以及化脓性炎症等，其中除淋巴结核外，肺门淋巴结肿大，大多见两侧，支气管腔无狭窄，无腔内肿块，有时有压迫移位，但内壁光滑，肿大淋巴结位于支气管壁外。

2. 周围型肺癌　肺内孤立型球形病变的病因很多，以肺癌与结核球多见，其他还有转移瘤、良性肿瘤，球形肺炎，支气管囊肿等，应注意鉴别。

（1）结核球：边缘多光滑，多无分叶毛刺，病灶内可见微细钙化，呈弥漫或均匀一致性分布，CT 值多高于 160 Hu，可有边缘性空洞呈裂隙状或新月形；结核周围大多有卫星病灶，局限性胸膜增厚多见。

（2）转移瘤：转移瘤有各种形态，一般病灶多发，大小不同，形态相似，由于转移瘤来自肺毛细血管后静脉，因而病变与支气管无关系。

（3）良性肿瘤：病变密度均匀，边缘光滑，分叶切迹不明显，多无细短毛刺与锯齿征以及胸膜皱缩，无空泡征与支气管充气征。错构瘤内可见钙化，其 CT 值可高于 160 Hu，也可见脂肪组织，CT 值在 0 至 -50 Hu 之间。

（4）支气管囊肿：含液支气管囊肿发生在肺内可呈孤立肿块性阴影；CT 表现为边缘光滑清楚的肿块，密度均匀，CT 值在 0~20 Hu，但当囊肿内蛋白成分丰富时，可达 30 Hu 以上，增强扫描，无增强改变。

（5）球形肺炎：多呈圆形或类圆形，边缘欠清楚，病变为炎性且密度均匀，多无钙化，有时周围可见细长毛刺，周围胸膜反应较显著，抗感染治疗短期复查逐渐缩小。

（6）肺动静脉瘘或动静脉畸形：CT 上为软组织密度肿块，呈圆形或椭圆形，可略有分叶状，边缘清晰，病灶和肺门之间有粗大血管影相连，增强动态扫描呈血管增强，有助于与非血管性疾病鉴别。

第三节　MRI

一、MRI 在肺癌的诊断中的优势

MRI 对肺癌的诊断价值不如 CT，但 MRI 在肺癌的诊断中有些独到之处。其主要优势是：

1. MRI 的 T_1WI、T_2WI 及增强扫描等提供更多的信息，有利于肿瘤的鉴别诊断。动态增强扫描可以提供肿瘤血供的动态信息。

2. MRI 可多方位成像，可清晰显示支气管，更好地显示支气管的阻塞情况。

3. 肿瘤与继发的阻塞性肺不张信号不同，可以较容易地区分肿瘤和肺不张，更明确地显示肿瘤的范围。

4. 对纵隔内淋巴结转移显示优于 CT，对肿瘤的胸膜转移、心包、纵隔侵犯等病变的显示优于 CT。

5. MRI 血流成像等技术使 MRI 对血管显示较好，能清晰显示肿瘤和周围血管的关系及肿瘤内部血管的情况。

6. 对大量胸腔积液所掩盖的肺癌病灶，以及肺上沟瘤有很高的诊断价值。

二、MRI 诊断要点

1. 中央型肺癌　肺门周围肿块，是中央型肺癌的最直接表现。①管腔内型：支气管内可见软组织肿块。②管壁型：受累支气管管壁不规则增厚，管腔狭窄甚至梗阻。③管壁外型：多发生在肺段支气管，引起肺的阻塞性变化较轻。和常规 X 线及 CT 检查比，MRI 可以区分肿块和肺不张，T_2WI 肿块信号较肺不张低，增强扫描肿块强化也较周围不张的肺弱。

2. 周围型肺癌　为发生于肺野外围段以下支气管的肿瘤，MRI 表现为实质性肿块可显示肺癌的常见形态学征象，如分叶与毛刺（图 3 - 50）、脐样征（图 3 - 51）、兔耳征。动态增强可为周围型肺癌与其他疾病鉴别提供有价值的信息（图 3 - 52）。当患者有大量胸腔积液时，由于胸积液在 T_1WI 为低信号改变，故可清楚显示中等信号的肿块征象，有利于诊断。

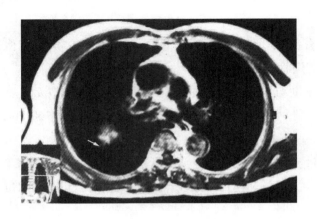

图 3 – 50　周围型肺癌

肿块可见明显的分叶与毛刺（↑）

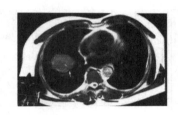

图 3 – 51　周围型肺癌，脐样征

肿块内侧脐样切迹，指向肺门，可见血管进入（↑）

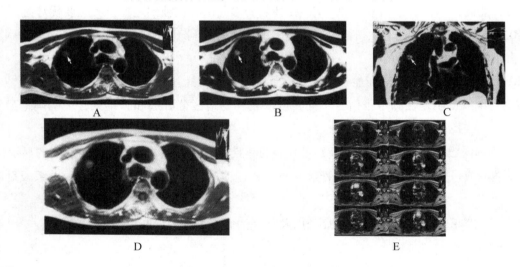

图 3 – 52　周围型肺癌

A. T_1WI 信号均匀，可见分叶与毛刺（↑）；B、C. T_2WI 肿块信号一般较结核球信号高（↑）；

D. 增强扫描，肿块强化均匀；E. 动态增强扫描，肿块逐渐强化

3. **细支气管肺泡癌**　结节型表现同周围型肺癌相似；肺炎型表现同肺炎相似，双侧肺野内多发片状异常信号区，可呈毛玻璃状或蜂窝状改变，可以见到支气管充气征，患者常有明显的换气障碍，病变进展迅速。弥漫型表现为两肺广泛分布的腺泡结节状阴影，结节可融合。

4. **Pancost 瘤**　位于肺上叶的顶部，MRI 可显示肿瘤侵犯胸壁、肋骨。临床上典型表现为臂丛神经痛和 Horner 三联征（患侧瞳孔缩小、上睑下垂和眼球内陷），称肺上沟瘤综合征。

5. **肺癌转移征象**　①直接蔓延：侵犯邻近脏层胸膜、心包和大血管，还可侵犯邻近胸壁。MRI 对

胸膜转移显示非常清楚，T_2WI 胸腔积液呈高信号，胸膜转移结节呈稍高信号，对比非常明显。病灶还可经肺静脉侵犯左心房（图 3 – 53）。②淋巴转移：纵隔淋巴结转移常见的部位包括气管旁、主肺动脉窗、肺门、隆突下及食道奇静脉隐窝，在肿块和肺门淋巴结之间有时可见癌性淋巴管炎，肺癌转移淋巴结坏死非常少见，增强扫描多呈均匀强化，是与纵隔淋巴结核的重要鉴别点。③血行转移：肺内多发圆形、边缘光滑结节，好发于肺的外周。

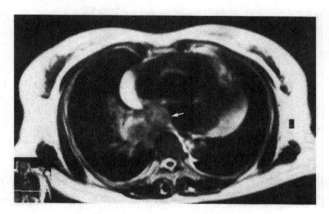

图 3 – 53　肺癌沿肺静脉侵犯左心房（↑）

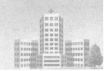

第四章　肺癌的免疫治疗

第一节　肺癌免疫治疗的相关研究

最新肿瘤流行病学调查显示，男性原发性支气管肺癌的发病率和死亡率居所有恶性肿瘤首位，女性肺癌死亡率也高居所有恶性肿瘤第二位。由于肺癌的恶性程度较高，并且60%的患者在确诊时已属中晚期，失去手术机会而预后极差，发展中国家肺癌患者的5年生存率仅8.9%，手术、化疗和放疗为主的综合治疗的疗效并不令人满意，寻找肺癌治疗的新策略成为研究的焦点。随着分子生物学和免疫学理论及科研技术的发展，免疫治疗再次引起了研究者浓厚的兴趣。2008年《新英格兰医学杂志》报道1例晚期黑色素瘤的免疫治疗取得成功，该患者为全身多处转移病例，经自身 $CD4^+$ T 细胞治疗后所有病灶消失，经随访26个月长期生存。2011年的诺贝尔医学奖也授予从事肿瘤免疫治疗相关的3位科学家，预示了免疫治疗在恶性肿瘤治疗领域的广阔前景。但时至今日，美国食品药品监督管理局和欧洲药物学会批准针对肺癌的疫苗或者免疫治疗技术还不多，提示肺癌的免疫治疗仍需要大量深入的研究。

一、肺癌免疫治疗有效性得到初步确认

长期以来免疫治疗对肺癌的作用存在争议，学者们认为肺癌是一种免疫原性较弱的恶性肿瘤。研究者对188例肺癌标本进行的 DNA 测序发现，26个常见的突变基因均与免疫无关，故而认为免疫治疗用于肺癌缺乏生物学基础难以取得理想的效果。但是这种观点随着免疫学的基础和临床研究而受到了挑战，并且由于免疫治疗具有高度特异性和维持患者长期生存的潜在优势，吸引了不少学者潜心于该领域的研究。

一项荟萃分析评估了免疫治疗对进展期非小细胞肺癌（NSCLC）的疗效，取得了令人鼓舞的结果。研究包括12项随机临床试验共计3 134例肺癌患者，其中有1 570例男性和1 564例女性患者，均经病理学证实为Ⅲa期、Ⅲb期和Ⅳ期的进展期肺癌患者。研究者将总生存期（OS）、无疾病进展生存期（PFS）、完全缓解、部分缓解和总有效率确定为有效终点指标。结果发现与对照组比较，免疫治疗组（单克隆抗体、细胞因子和疫苗）的未分层 OS、PFS、部分缓解率和总有效率明显改善（P 分别为0.000 7，0.000 4，0.002，0.003），但完全缓解率改善并不明显（P = 0.97）。亚组分析发现单克隆抗体可明显改善患者的 PFS、部分缓解率和总有效率，并且显示出改善 OS 的趋势。研究仅观察到1项明显的免疫治疗相关不良反应。未发现疫苗与对照组在不良反应方面的差异，而细胞因子疗法可诱发3种严重不良反应。从而认为免疫治疗对进展期 NSCLC 有明确疗效，如能解决过敏和不良反应问题，单克隆抗体有望成为肺癌的标准补充治疗，丰富肺癌综合治疗的内容。

二、肺癌的单克隆抗体治疗

1. 依普利单抗 (Ipilimumab)

Ipilimumab 是针对细胞毒 T 淋巴细胞相关抗原 4 (CTLA-4) 的一种单克隆抗体。正常情况下 T 细胞激活后可表达 CTL-4，后者与同样表达 T 细胞表面的 CD28 分子竞争性结合位于抗原呈递细胞 (APC) 表面的 B7 家族免疫分子，从而抑制 B7 家族分子与 CD28 的结合效率，进而影响 T 细胞的活化，最终降低细胞毒性 T 细胞的肿瘤杀伤效力。依普利单抗可通过阻断 CTLA-4 与其配体 B7 分子的结合，从而可以促进 T 淋巴细胞的活化与增殖，达到提高机体对肿瘤的细胞免疫和体液免疫反应的抗瘤作用。值得一提的是，该药是近 30 年来首个被证明能延长晚期黑色素瘤患者生存的免疫类药物。

最近报道的一项 II 期临床研究评价了该药联合化疗治疗肺癌的活性和安全性。研究将首次接受化疗的 204 例肺癌患者随机分为 3 组：紫杉醇加卡铂联合安慰剂对照组、紫杉醇加卡铂联合同步依普利单抗治疗组 (4 个疗程的化疗并同步使用依普利单抗，后续 2 个疗程的安慰剂联合化疗)、紫杉醇加卡铂联合序贯依普利单抗治疗组 (2 个疗程的安慰剂联合化疗，后续 4 个疗程的依普利单抗联合化疗)。依普利单抗采用每 3 周 1 次的静脉给药方式。合格的入选患者继续进行安慰剂和依普利单抗的维持治疗。对治疗反应的判断采用免疫治疗相关反应标准和改良的世界卫生组织实体瘤疗效标准。主要终点指标为免疫相关无疾病进展生存期 (irPFS)，其他终点指标为 PFS、最佳总有效率 (BORR)、免疫相关最佳总有效率 (irBORR) 和安全性评价。研究结果发现依普利单抗联合化疗可有效提高 irPFS 和 PFS，支持进一步开展后续研究全面评价其疗效。

2. 程序性死亡分子 1 抗体 (PD-1)

PD-1 属于抑制性共刺激分子，表达在活化的 T 细胞，其受体表达在肿瘤细胞以及肿瘤微环境的基质细胞，两者结合后可诱发 T 细胞功能的抑制而诱导免疫逃逸。PD-1 抗体阻断 PD-1 与其受体的结合，从而避免 T 细胞的免疫耐受。最近的一项研究评价了 PD-1 抗体对多种实体瘤的活性。该项 II 期临床研究共纳入包括晚期黑色素瘤、肺癌、肾癌在内的实体瘤共 296 例，给予的剂量区间为 0.1~10 mg/kg，每 2 周给药 1 次，每 8 周进行 1 次疗效评价，纳入病例可用药至 12 周以上，直到出现疾病进展或者完全缓解。结果发现 14% 的患者出现 3 级到 4 级不良反应，没有确定最大耐受剂量。其中共 236 例患者可进行客观疗效评价，NSCLC 的缓解率为 18%，并且疗效持久。此外，在用药前检测了肿瘤标本的 PD-1 表达状态检测，其中 17 例无表达的肺癌患者无效，充分证明了该药的高度选择性。

三、肿瘤疫苗

肿瘤细胞疫苗是以肿瘤细胞为免疫原的免疫治疗方法，一般由一个或多个肿瘤抗原成分和免疫佐剂组成。肿瘤抗原可为重组蛋白、多肽、肿瘤溶解物或者经过放射处理的肿瘤细胞。其优点是可产生较持久的免疫反应，适用于失去手术机会患者的姑息治疗或术后患者预防肿瘤复发转移治疗。

1. BLP25 脂质体疫苗 (L-BLP25)

L-BLP25 是一种人工合成的多肽疫苗，其含有的 20 个氨基酸多肽与表达于肺癌细胞的粘蛋白结合后可刺激机体产生强大的免疫反应。Butts 等报道了 L-BLP25 疫苗治疗晚期 NSCLC 患者 II 期随机多中心临床试验的更新生存分析结果。治疗组为皮下注射 L-BLP25 930 μg，每日 1 次，连续 8 周，继以每 6 周 1 次的维持量，同时采用最佳支持治疗；对照组为单纯最佳支持治疗。结果提示治疗组中位生存期较对照组长 4.2 个月 (P < 0.01)，中位生存期提高到 17.2 个月，3 年生存率为 31%，而对照组中位生

存期为 13.0 个月，3 年生存率仅为 17%。分层分析发现，治疗组的Ⅲb 期患者中位生存期比对照组长 17.3 个月（30.6 个月 vs 13.3 个月）。基于Ⅱ期临床研究令人鼓舞的结果，已经开始了该疫苗的Ⅲ期临床研究和专门针对亚洲肺癌患者的研究，预计共累计入组患者约 1 800 例。

2. 肿瘤转化生长因子 – β2（TGF – β2）

TGF – β2 是一种抑制因子，可抑制自然杀伤细胞（NK）、活化杀伤性 T 细胞和树突状细胞（DC）的活性，其表达水平越高则肺癌预后越差。TGF – β2 是一种转化生长因子 β2 反义基因修饰的同种异体肿瘤细胞疫苗。它由 4 种转染了 TGF – β2 反义基因的 NSCLC 细胞系构成。这种经基因修饰的肿瘤细胞系可以通过分泌 TGF – β2 的反义寡核苷酸从而达到增强疫苗免疫原性的目的。Nemunaitis 等报道了该药治疗 NSCLC 的Ⅱ期临床研究结果，证明该药具有可以耐受的毒性和明确的剂量依赖性生存受益。在 2012 年的美国癌症协会年会上，研究者报道该药治疗的 75 例晚期肺癌患者的中位生存期为 14.5 个月，5 年存活率为 20%。经过一线化疗后稳定的晚期肺癌患者中位生存期为 44.4 个月，5 年生存率达 50%。由于目前接受一线治疗的肺癌患者的中位生存期为 14.1 个月及 5 年生存率为 9.1%，这是目前为止最令人振奋的免疫治疗研究结果。

3. 黑色素瘤相关抗原 A3（MAGE – A3）

蛋白疫苗 MAGE – A3 在包括肺癌的多种肿瘤细胞表达而在正常细胞无表达，目前被认为是真正的肿瘤特异性抗原。采用 MAGE – A3 重组蛋白和免疫佐剂组成的蛋白疫苗已经被用于肺癌的治疗。近期的一项Ⅱ期临床研究共纳入 182 例（122 例Ⅰb 期和 60 例Ⅱ期）手术后 MAGE – A3 表达阳性患者，免疫治疗每 3 周 1 次，连续 5 次，后续每 3 月 1 次，共 8 次治疗。主要研究终点是无疾病间期（DFI），其他终点指标是安全性、无病生存期（DFS）、OS。中位随访时间为 28 个月，共发现 67 例复发病例和 45 例死亡病例。组间比较发现 MAGE – A3 组的 DFI、DFS 和 OS 有优于对照组的趋势，但无统计学差异，药物毒性可以耐受。为进一步判断该药作为肺癌术后预防复发的价值，目前已经开展Ⅲ期研究，研究将纳入 Ib 期、Ⅱ期和Ⅲa 期术后患者，预计将从全球招募共 2 270 例患者，因此会成为最大的肺癌辅助治疗临床研究项目。主要目的是判断免疫治疗预防肺癌术后复发的作用，其次要观察该疗法的疗效预测因素，该研究在我国也招募患者。

四、过继性免疫治疗

过继性细胞免疫治疗是指向肿瘤患者输注具有抗肿瘤活性的免疫细胞，通过直接杀伤肿瘤或激发机体免疫反应来杀伤肿瘤细胞，最终达到治疗肿瘤的目的。该方法所用细胞主要包括淋巴因子激活的杀伤细胞、肿瘤浸润性淋巴细胞、CD3 单克隆抗体激活的杀伤细胞、细胞因子诱导的杀伤细胞等。目前只有细胞因子诱导的杀伤细胞（CIK）在临床研究方面较为成熟，国内已经有多家医院开展此项疗法。CIK 是经体外细胞因子刺激后大量扩增的活化 T 细胞，具有体外大量扩增、抗瘤活性强、没有主要组织相容性抗原限制性等特点。

Li 等报道自体 CIK 细胞治疗肺癌的一项Ⅱ期配对临床研究，研究共纳入 87 对肺癌患者，其中包括 50 对Ⅰ期～Ⅲa 期的早期患者和 37 对Ⅲb 期～Ⅳ期的晚期患者，分为对照组（单纯化疗）和治疗组（化疗加 CIK 细胞疗法）。化疗采用吉西他滨或长春瑞滨或多西紫杉醇加铂类，治疗组为在每周期化疗的第 15、16 天采用自身 CIK 细胞疗法，每次静脉输入（13.07 ± 1.37）× 109 自身 CIK 细胞，每月 1 次治疗，2 周期后评价疗效，两组均实施 4 个周期的维持治疗直到疾病进展。结果发现 CIK 疗法联合化疗没有改善早期肺癌患者的 3 年无疾病进展生存期，但可改善 3 年总生存率（82% vs 66%，P = 0.049）

及中位 OS（73 个月 vs 53 个月，P = 0.006）。晚期肺癌患者中 CIK 疗法加化疗可明显延长 3 年 PFS（13 个月 vs 6 个月，P = 0.001）与 OS（24 个月 vs 10 个月，P < 0.001）。多元回归显示 CIK 细胞疗法的应用频率与 PFS（HR = 0.91，P = 0.012）和 OS 的延长密切相关（HR = 0.83，P = 0.001）。

徐永茂等报道一项随机对照临床实验研究，78 例中晚期 NSCLC 患者随机分成研究组 38 例（化疗 + 过继性免疫治疗）与对照组 40 例（化疗），研究组采用长春瑞滨联合顺铂方案联合 CIK 细胞和 DC 治疗，对照组采用长春瑞滨联合顺铂方案化疗，观察两组临床疗效、毒副作用、患者生存质量、免疫功能。结果研究组有效率明显高于对照组（65.7% vs 40.0%，P < 0.05），研究组中位 PFS 为 5.3 个月，中位 OS 为 11.9 个月；对照组中位 PFS 为 4.6 个月、中位 OS 为 10.4 个月，两组无明显差异（P = 0.12，P = 0.15）。研究组患者的生存质量及免疫功能明显高于对照组（P < 0.005），而两组毒副作用无明显差别。

五、其他免疫疗法

1. 乳铁蛋白

乳铁蛋白与肠上皮结合后被转运到淋巴组织，可募集并诱导循环系统中携带肿瘤抗原的幼稚树突状细胞早日成熟并活化，进而诱导强烈的抗肿瘤免疫反应。最近的一项 I 期临床研究纳入了 100 例一线化疗失败的晚期肺癌患者，治疗组口服 1.5 g 乳铁蛋白，每日 2 次，连续用药 12 周，休息 2 周为 1 周期，最大剂量为 3 个周期。对照组为安慰剂组，两组均结合常规支持疗法。主要研究终点为 OS，次要研究终点为 PFS 和疾病控制率以及安全性。意向性分析观察到该药干预后患者的 OS 延长，中位总生存期延长了 65%（从 3.7 个月到 6.1 个月；P = 0.04），PFS 和疾病控制率也有改善的趋势。3 级以上不良反应很低，且耐受性良好。

2. 肿瘤坏死因子（TNF）

TNF – α 是由激活的单核 – 巨噬细胞产生的一种可溶性多功能细胞因子，对多种肿瘤细胞有直接的细胞毒作用，并具有调节细胞免疫功能的作用。任莉等观察了重组改构人肿瘤坏死因子对晚期肺癌的作用，将 132 例中晚期 NSCLC 患者随机分入试验组与对照组，两组均采用顺铂、表柔比星联合环磷酰胺或紫杉醇联合顺铂或长春瑞滨联合顺铂方案化疗，21 天为 1 周期，连用 2 个周期。在试验组化疗的第 1 –7 天和第 11 – 17 天肌肉注射 rmh – TNF 500 万单位。结果发现试验组与对照组有效率分别为 34.6% 和 27.8%（P = 0.041），中位 OS 分别为 8.2 个月和 6.7 个月（P = 0.034），中位疾病进展时间分别为 6.4 个月和 5.9 个月（P = 0.138），1 年生存率分别为 51.8% 和 42.6%（P = 0.039），2 年生存率分别为 22.6% 和 20.8%（P = 0.734），3 年生存率分别为 15.2% 和 14.7%（P = 0.863）。研究认为 rmh – TNF 联合化疗药物治疗 NSCLC 的近期疗效优于单纯化疗，中位 OS 和 1 年生存率更高，但在改善生活质量、中位疾病进展时间、2 年和 3 年生存率方面未见明显优势。

第二节　肺癌免疫治疗面临的问题

虽然目前免疫治疗迅速成为肺癌临床研究的热点，但是由于以下原因，导致机体对免疫治疗产生耐受而疗效欠佳。因此，克服免疫耐受是提高肺癌免疫治疗效果的重要策略。

一、肺癌的免疫逃逸

肺癌细胞可通过多种途径逃避机体免疫监视，包括肿瘤抗原的丢失、HLA 分子的下调，和分泌多种免疫抑制因子等。

1. 肿瘤细胞特异抗原表达下降及变异造成肿瘤免疫原性减弱

由于肿瘤相关抗原往往在肺癌细胞和正常细胞同时表达，导致机体免疫系统不能对携带自身抗原的肿瘤细胞的有效识别而不能产生有效的免疫反应。在肺癌细胞的进化过程中，可出现 I 类人类白细胞抗原（HLA - I）的表达降低或者缺失，导致其不能被树突状细胞有效识别。研究发现主要组织相容性抗原（MHC - 1）表达产物 HLA - I 的下降程度与肿瘤恶性程度、转移风险及预后险恶呈正相关。MHC - I 表达的变化影响着肿瘤免疫治疗的疗效。对免疫治疗敏感的肿瘤患者来说，经过肿瘤免疫治疗之后肿瘤细胞 MHC - I 表达较治疗前有所增加；对肿瘤免疫治疗耐受的患者来说，肿瘤细胞的 MHC - I 表达依然很低。前述肿瘤细胞疫苗即是由各种肿瘤抗原成分和免疫佐剂组成，其目的即是增强肿瘤细胞的免疫原性。各种免疫佐剂可能在未来的肿瘤疫苗设计中具有重要地位，如能结合药物缓释和控释技术将进一步增强肿瘤抗原的释放效率，最终达到高效、持久激活免疫反应的目的。

2. 肺癌细胞促进宿主免疫系统对肿瘤产生免疫耐受

肺癌细胞可主动分泌免疫抑制因子如转化生长因子 TGF - β、前列腺素 E2、IL - 10 和 COX - 2、吲哚胺 - 2，3 - 双加氧酶（IDO）、Toll 样受体等免疫抑制因子，这些因子可促进 1 类和 2 类 T 淋巴辅助细胞的（Th1/Th2）的平衡向 Th2 漂移，影响 DC 细胞的抗原呈递和表达，下调 T 细胞粘附和共刺激分子的表达，降低效应 T 细胞的活化和功能，诱导免疫耐受的发生。一旦明确其主要信号通路，则予以阻断可逆转免疫逃逸的发生。例如 IDO 在肺癌微环境的高表达一方面导致 T 细胞停滞于 G1 期而生长停滞，另一方面促进色氨酸下游代谢产物（如犬尿素酸）水平升高，后者可直接溶解成熟 T 细胞或诱导其凋亡；而沉默肿瘤细胞 IDO 基因后可恢复 T 细胞特异性抗肿瘤免疫应答能力。目前针对 IDO 信号通路的拮抗剂 1 - MT 已经证实可逆转 IDO 诱导的免疫逃逸，为相关新药开发提供了证据。

二、免疫衰老所致的肺癌免疫治疗耐受

人体衰老的一项重要标志是免疫系统功能的不断下降，这大大提高了对感染性疾病和肿瘤的易感性。临床研究发现肺癌的发病率也随着年龄增长而提高。最新研究发现调节性 T 细胞（Treg）在诱导免疫衰老方面有重要作用，Treg 是 T 细胞的一个亚型，它可通过影响效应 T 细胞和树突状细胞的功能而控制机体 T 细胞的反应，而衰老 Treg 可抑制效应 CD4 细胞的功能，降低 Th1 细胞因子如 IL - 2 和 IFN 的表达，导致免疫衰老的发生。最近研究发现从老年小鼠的骨髓、血液和淋巴器官中提取到一种发育不成熟的髓源细胞，其表型和从进展性肿瘤中提取的髓源抑制细胞相似，这类细胞的特点是其表面同时表达 Gr1 和 CD11b 分子（Gr1 + CD11b + 细胞）。它可通过一氧化氮依赖通路抑制 T 细胞的成熟和活化，并且诱导高水平的炎性因子表达。但目前尚无临床研究资料支持。将来有望通过减少体内调节性 T 细胞，或者 Gr1 + CD11b + 细胞的量及影响其功能而达到阻断免疫衰老的作用，进而提高免疫治疗的效果。

第三节　肺癌免疫治疗的展望

　　肺癌免疫治疗进展很快，很多治疗项目已经临床开展，无论从主动免疫还是过继免疫角度，均有相关的研究进行，部分研究显示出良好的疗效，预示了免疫治疗在肺癌综合治疗中诱人的前景。

　　由于肺癌免疫治疗的机理尚待完全阐明，因此免疫治疗的剂量及疗程尚无统一标准、疗效尚待进一步证实，免疫治疗要成为肺癌的常规治疗方法尚需时日。现有的研究规模普遍比较小，多处于Ⅰ期～Ⅱ期的临床研究阶段，但可喜的是已有部分药物进入Ⅲ期临床试验阶段进一步证实免疫治疗疗效和安全性，最终有望提供更确切的证据支持免疫治疗成为肺癌综合治疗方案的组成部分。

　　由于免疫治疗和化学治疗的机理不同，其作用机理和特点也不同，但目前研究多数采用现行的化疗药物评价标准进行，不能客观反映免疫治疗的疗效。因此，需要在进一步明确免疫治疗原理的基础上，不断完善免疫治疗的疗效评价标准。目前有学者基于一些免疫治疗表现出的特点正在建立一种免疫治疗相关疗效评价标准，主要有以下特点：与基线数据相比肿瘤负荷减小，没有新病灶出现，疾病长期稳定和出现新病灶但对原病灶有抑瘤作用。

　　目前，恶性肿瘤的综合治疗理念已经深入人心。应该广泛开展免疫治疗在预防术后复发转移、与放化疗联合应用增加效果、在肺癌维持治疗中的作用，进一步明确其适应症和不良反应。为临床推广提供翔实的基础，从而丰富肺癌综合治疗的内容，最终提高其疗效。

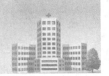

第五章　肺癌的放射治疗

第一节　治疗原则

如果初诊病变不能手术切除应考虑综合治疗，如先新辅助化疗或化放疗，再手术加或不加胸部放疗。

（一）术前放疗、化疗或化放疗

西南肿瘤协作组（SWOG）8805 试验研究提示，术前放化疗加手术的综合治疗模式结果令人鼓舞。

INT0139/肿瘤放射治疗协作组（RTOG）9309 试验研究证实，术前放（45 Gy）化疗再手术较根治性放（61 Gy）化疗 5 年无病生存率提高（22% vs11%），5 年总生存率也提高。pN_0 患者生存提高，提示术前放化疗清除纵隔病变对于预后的重要性。因治疗相关死亡率高，需行肺叶切除术的患者并不合适术前放化疗加手术的治疗模式。

术前放化疗，放疗给 60 Gy 是安全的且预后更好。

（二）术后放射治疗

对病理证实的 N_2 患者，提倡做术后放疗剂量为 50 Gy，若手术切缘阳性或淋巴结包膜外侵，剂量为 54～60 Gy。

术后放疗荟萃分析证实，术后放疗组因较高的放疗并发症使生存率较低，而高并发症的部分原因是有很多治疗采用的放疗技术欠佳，例如放疗剂量过高、分割剂量过大、使用侧野、使用脊髓挡块、^{60}Co 照射及不依据 CT 做物理计划。尽管未做术后放疗组 2 年生存率55%，术后放疗组下降为48%，但在亚组分析显示生存率的下降主要集中在 Ⅰ～Ⅱ期或 $N_{0～1}$ 的病例中，而Ⅲ期或 N_2 的亚组中则未提示术后放疗组生存率下降。

随后的研究证实，对病理 N_2 的患者行术后放疗可提高生存率。

对于技术上可行手术但医学原因不能手术的非小细胞肺癌患者，应行根治性放疗加或不加化疗，5 年生存率约为15%。

RTOG7301 剂量递增研究确立了标准治疗方案。该研究照射 60 Gy、50 Gy 和 40 Gy 三组病例，临床局部复发率分别为33%、39%和44%～49%，60 Gy 组局部复发率最低，故根治性放疗剂量应为 60 Gy

或更高。

体力状况评分较好、无明显体重下降及无化疗禁忌证的局部晚期不能手术非小细胞肺癌首选治疗方案是化放疗综合治疗。

配合放疗使用的化疗方案有顺铂/长春碱、顺铂/足叶乙苷、紫杉醇/卡铂、顺铂/健择和顺铂/培美曲塞（非鳞癌）。

多个研究证实，同步放化疗的总生存率优于序贯放化疗。RTOG9410 研究中两组均采用顺铂、长春碱和 60 Gy 方案，序贯放化疗组的中位生存期为 14.6 个月，而同步放化疗组则提高至 17 个月。

第二节　局部晚期肺癌调强放射治疗

一、靶区确定

治疗靶区的确定取决于原发肿瘤和转移淋巴结（影像学和病理阳性淋巴结）的大小和部位，如需行预防性淋巴结照射（ENI）靶区还应考虑淋巴引流区。以前放射治疗照射野通常都包及淋巴引流区，但在早期和局部晚期非小细胞肺癌治疗中，不做 ENI 结果显示淋巴引流区的复发率仅 5% ~ 10%，故行 ENI（锁骨上淋巴结）治疗争议很大。事实上因累及野照射可实现对大肿瘤增量放疗且毒性可接受，故总体趋势上 ENI 的使用越来越少。

术后放疗靶区通常包及纵隔及同侧肺门，对有淋巴结包膜外侵犯的区域或阳性切缘缩野加量。

二、靶区勾画

（一）原发病变靶区

肺内病变（GTVp）最好在 CT 肺窗上按肺内边界勾画，对于与纵隔相接的边界应在纵隔窗或胸/腹窗上勾画。目前已有根据 PET 勾画靶区方法被推荐，包括用最大标准摄取值（SUV）的 40%、SUV 值达 2.5 及肿瘤本底比值等作为勾画阈值。RTOG1106 采用 PET 根据肿瘤本底比值进行靶区勾画研究，以升主动脉中段 1 cm³ 体积平均 SUV 值的 1.5 倍作为标准，勾画肿瘤代谢体积。

肺上沟癌位于肺的顶部，应参照磁共振扫描勾画确定神经孔、臂丛、锁骨下动脉和椎体的侵犯范围。

Giraud 及其同事为了解临床靶区（CTV）侵犯范围，研究了已切除的非小细胞肺腺癌和鳞癌镜下侵袭范围，提出腺癌外放 0.8 cm、鳞癌外放 0.6 cm 即可涵盖 95% 的镜下侵袭范围。CTV 定义为 GTVp 加上 0.5 ~ 1 cm 边界的范围。我们对鳞癌用 0.6 cm 的边界，对腺癌用 0.8 cm 的边界。计划靶区（PTV）定义为 CTV 加因肿瘤运动和摆位误差外放 0.5 ~ 1.5 cm 的范围。如果无四维 CT 定位设备，可在自由呼吸 CT 上按肿瘤上下方各放 1 cm，轴位方向外放 0.5 cm，以形成肿瘤运动边界。

通常对摆位误差需在各边界外放 0.5 cm，但这还应取决于各中心指南的规定和患者固定情况。每日采用二维摄片或三维锥束 CT 影像引导的放射治疗（IGRT）能将摆位误差减小至 0.2 ~ 0.3 cm。

（二）淋巴结靶区

淋巴结靶区（GTVn）应在纵隔窗位或胸/腹窗位下勾画。

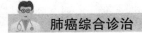

GTVn 应包含：

（1）任何短径大于 1 cm 的淋巴结。

（2）任何活检病理证实的淋巴结：

（3）任何代谢活性超过纵隔参照血体积（blood pool）本底值的淋巴结。

（4）任何不断增大的可见淋巴结。

（5）原发肿瘤近端高危淋巴引流区两个或多个成簇淋巴结。

CTV 是在 GTVn 周边外放 0.5 cm 的范围。

如果定位 CT 未能生成内靶区，考虑到摆位误差和个体靶区运动边界，PTV 应在 CTV 外至少放 0.5 cm生成。

（三）靶区和正常组织推荐剂量

靶区覆盖：处方剂量应包及至少 95% 的 PTV，如风险器官剂量限值小于处方剂量，则剂量不应超过风险器官限值。最大剂量不应超过处方剂量的 110%，热点应位于 PTV 内。

脊髓：对受照脊髓内任意相邻超过 ≥ 0.03 cm^3 的体积最大受量不超过 50.5 Gy，任意点剂量不超过 52 Gy。QUANTEC 建议与此标准类似，强调脊髓受量超过 60 Gy，放射性脊髓炎发生概率 >6%。

肺：仅做放化疗时，总肺体积（指双肺体积减 CTV）V_{20}不超过 37% 或平均肺剂量（MLD）不超过 20%，如计划行术前放化疗加手术治疗 V_{20} 最好应小于 30%。术前同步放化疗加手术治疗的患者如 V_{10} 超过 40%，肺部并发症概率则明显上升。QUANTEC 综述推荐，常规分割时 MLD < 20 Gy 时可使放射性肺炎发生率 <20%。

许多治疗计划因正常肺组织耐受量限制而受限。假如肺部剂量超出限值，可尝试将 CTV 体积减小、采用呼吸门控或影像引导放射治疗（IGRT）将 PTV 体积减小。

食管：限制食管受照长度，接受 60 Gy 食管长度不超过总长的 33%。平均食管剂量 < 34 Gy，RTOG0617 研究和 QUANTEC 综述均采用此平均剂量。

臂丛神经：最大剂量 <63 Gy。

心脏：受照心脏 V_{50} <50%。Gagliardi 等讨论了乳腺癌放疗后的心脏损伤，其报道的正常组织并发症发生率（NTCP）模式估算：如心脏 V_{25} <10%，则心脏 15 年时并发症概率 <1%。

三、IMRT 结果

当照射原发肿瘤和转移淋巴结时应考虑周边正常组织，如对肺泡、食管、心脏和脊髓的毒性。

肿瘤呼吸运动使大量肺组织可能受到 20 Gy 以下低剂量照射，这对肺到底有多少影响，因为这一问题的不确定性使肺癌调强放疗的应用滞后。最近的一些研究提到了这个问题。

一些研究显示，IMRT 与 3D CRT 相比改善了正常组织和肿瘤的剂量分布，减少了正常组织毒性，提高了治疗效果。

与 3D CRT 相比，IMRT 使受 10 Gy 和 20 Gy 以上照射的中位绝对肺组织体积分别减小了 7% 和 10%，相当于平均全肺剂量下降超过 2 Gy。

采用 IMRT 技术适形性明显改善，适形指数中位值和适形指数范围均下降，提示通过射线调强可使高剂量等剂量线更贴合肿瘤。

为说明 IMRT 技术对肺部照射的影响，用不同的 NTCP 模式预测放射性肺炎的风险。Kwa 模式显示放射性肺炎发生率下降3%，Hayman模式圈和Yorke模式下降6%，而Graham模式则下降12%。IMRT技术并未增加55 Gy以上的食管和心脏体积，因肺癌治疗中急性食管炎和慢性心脏损伤是剂量限制性因素，故能降低它们剂量就能使治疗获益。

从整个胸部来看，采用IMRT技术使V_{20}和高剂量组织体积减小。但是V_5增加，其原因可能是调强放疗照射野增多、治疗跳数增加使多叶光栅漏射线增加。

步进调强（step-and-shoot）技术治疗跳数比动态调强技术减少了一半，故可能有助于降低肺和正常组织极低剂量受照体积。

Komaki及其同事回顾性分析了151例局部晚期肺癌病例，全组采用同步化疗及调强放疗，结果显示治疗相关性重度肺炎发生率为8%，明显少于采用3D CRT技术的32%。

调强放疗患者重度肺炎发生率与肺V_5超过70%相关，如$V_5 < 70\%$，12个月重度肺炎发生率是2%，$V_5 > 70\%$的患者其发生率是21%。

后来Cox及其同事的回顾性研究显示，IMRT与3D CRT相比，尽管两组局部区域无复发生存率和无远处转移生存率近似，但IMRT组的治疗因其重度肺炎发生率明显降低而获益，其总生存率提高。在18个月时同一组患者进一步随访显示2级放射性肺纤维化为7%。

另一个关心的问题是肿瘤运动对调强放疗的影响。多叶光栅叶片运动和呼吸肿瘤运动相互作用会使剂量不均匀。这种不均匀因为调强放疗照射野多，每个野照射量小而被抵消。一些针对放疗计划的研究，即检测步进调强放疗给量时静态靶点和动态靶点之间的剂量区别，发现每次给量剂量差小于5%。

2006年美国国家癌症研究所先进技术联盟（NCIATC）指南准许在患者体位能适当固定、靶区运动和组织不均匀性均能校正情况下，调强放疗用于胸内肿瘤的治疗。

第三节　早期肺癌的立体定向放射治疗

一、治疗原则

Ⅰ期（$T_{1\sim2}$，N_0）非小细胞肺癌的标准治疗是外科切除，特别是肺叶切除术或肺切除术其5年生存率为65%～90%。一些早期患者不具备手术条件。有些病例可行范围更小的手术，包括楔形切除或肺段切除加或不加粒子植入近距离放疗，但通常局部区域复发率上升。

常规放疗疗效差，5年生存率为10%～30%，所有治疗失败患者中，照射野内局部复发占70%。

立体定向体部放射治疗（SBRT）是一项新兴技术，它用几个大剂量分割、采用数个共面或非共面的照射野、对固定好的患者给予很高的放疗剂量照射。该治疗每日由影像引导精确肿瘤定位，然后由一套三维坐标引导实施立体照射。这样能在处理肿瘤移动的情况下，PTV的边界就可以外放得很小。病变的位置影响这种消融治疗的安全性。中央型肿瘤定义为近端支气管树2 cm以内的范围，此范围内肿瘤采用立体定向放射治疗会导致肺部毒性发生率明显增高。

二、靶区体积确定

（一）原发病变体积

患者应固定于周围三个方向有刚性结构的立体定向治疗体架内，并采用适当技术如腹部压迫以限制体内呼吸运动。

用螺旋 CT 或 4D CT 扫描。4D CT 定位能了解肿瘤运动从而生成内靶区（ITV）减少了 PTV 的外放。不做预防性治疗包括不考虑亚临床侵犯，不做选择性淋巴结照射，故无预防边界。如螺旋 CT 定位在 GTV 前后左右各外放 0.5 cm，上下各外放 1 cm 形成 PTV；如 4D CT 定位则在 ITV 各方向外放 0.5 cm 形成 PTV。

（二）风险器官体积

因为立体定向放射治疗的毒性风险增加，故必须精确勾画正常结构。

脊髓：勾画椎管的骨性边界。

肺：勾画左肺和右肺，包含所有膨胀或不张的肺组织，但需去除 ITV 或 GTV。

食管：勾画黏膜、黏膜下、脂肪外膜下肌层。

臂丛神经：勾画出自 $C_5 \sim T_2$ 椎体的神经，用锁骨下和腋窝血管替代臂丛神经主要分支。

心脏：沿心包勾画。

近端支气管树：勾画黏膜、黏膜下、软骨环和气管。

皮肤：勾画体表外 0.5 cm 范围。

三、靶区和正常组织推荐剂量

外周和中央型病变采用不同的 SBRT 剂量方案，目前尚不清楚最佳方案，常用的剂量方案和相关的正常组织限量见表 5 - 1 和表 5 - 2。

表 5 - 1　不同部位 SBRT 剂量与分次量

总剂量	治疗次数	病变部位
34 Gy	1	外周，小（<2 cm），距离胸壁 >1 cm
56 Gy	3	外周，距离胸壁 >1 cm
50 Gy	4	外周，距离胸壁 <1 cm
50 ~60 Gy	5	中央型肿瘤
60 Gy	8	中央型肿瘤

表 5 - 2　SBRT 正常组织限量

器官	SBRT 治疗次数			
	1	3	4	5
脊髓	14 Gy	18 Gy	26 Gy	30 Gy
肺	$V_{20} < 10\%$	$V_{20} < 10\%$	$V_{20} < 10\%$	$V_{20} < 10\%$
食管	15.4 Gy	30 Gy	30 Gy	32.5 Gy
臂丛神经	17.5 Gy	21 Gy	27.2 Gy	30 Gy
心脏	22 Gy	30 Gy	34 Gy	35 Gy
近端支气管	20.2 Gy	30 Gy	34.8 Gy	32.5 Gy
皮肤	26 Gy	30 Gy	36 Gy	40 Gy

靶区剂量要求可以采用处方剂量包及 95% PTV 和不小于处方剂量 90% 线包及 99% PTV。

用 60% ~90% 等剂量线作为处方剂量线包及 PTV。

等剂量线 PTV 高度适形非常重要，最大剂量热点应位于肿瘤体积内部。高剂量溢出应限于 PTV，

PTV 外接受 >105% 处方剂量的所有组织体积不应超过 PTV 体积的 15%。而低剂量溢出在 PTV 外各方向向正常组织延伸过程中应迅速跌落。

四、SBRT 结果

研究显示，BED_{10} >100 Gy 有更好的局部控制率和总生存率。

RTOG0236 对 $T_{1~2}N_0$ 的外周型不能手术非小细胞肺癌采用 54 Gy/3 次/1.5~2 周 SBRT 治疗，3 年原发肿瘤控制率为 98%，3 年局部区域控制率为 87%，3 年远处转移率为 22%。

对中央型肺癌恰当而安全的剂量分割方案仍在研究中。Haasbeek 及其同事研究显示 60 Gy/8 次的剂量分割模式治疗中央型肺癌局部控制率高且可很好耐受。Chang 及其同事对中央型肺癌也进行了剂量递增研究，结果显示 50 Gy/4 次方案有效且耐受性好。RTOG0813 对中央型肺癌正在进行的剂量递增研究，起始剂量是 10 Gy/5 次，目前正增至 12 Gy/5 次。

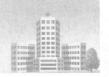

第六章 肺癌的介入治疗

第一节　光动力治疗

光动力治疗（photodynamic therapy，PDT）已成为介入呼吸病学处理支气管腔内肿瘤的重要方法之一，是静脉注射光敏剂后以特定波长的光在肿瘤部位激活的一种非手术局部治疗方法。需要光来激活肿瘤中的药物，使PDT只适合于气管镜能够到达的气道内的肺癌治疗。PDT的应用不断扩展，目前已经被美国FDA批准用于NSCLC腔内病灶、食管癌、Barrett食管、黄斑部退行性变、光化性角化病的治疗。

一、历史

目前的光动力治疗包括光敏药物及肿瘤原位激活药物的光源。PDT的历史包括其各方面的发展史。

（一）光治疗史

光治疗是指单独用光来治疗疾病。数百年来人们就知道阳光的治疗作用。Herodotus是公元前两世纪的一位著名的希腊医生，他首先描述了将身体暴露于阳光可以使身体健康。19世纪，Cauvin描述了用阳光可以治疗佝偻病。Niels Finsen，一位法罗群岛的医生，用人工光源治疗白癜风、天花，这一杰出成就将光治疗变成一种科学方法，并由此而获得诺贝尔奖。目前，光治疗的最好实例是新生儿黄疸的治疗。

（二）光化学治疗史

光化学或光动力治疗通过光与光敏剂结合而产生治疗作用，其用从补骨脂种子中提取的补骨脂素治疗白癜风，使其皮肤再着色，这一实践过程，在公元前1400年的阿阇婆吠陀（四册吠陀经之一，几乎全部由巫术和白魔法的咒语组成）中即有描述，这也可能是最早使用PDT的记录。在公元12世纪，埃及人从大阿米芹中提取补骨脂素治疗白癜风。直到20世纪初开始，PDT才有了进一步的发展。1900年，Herman von Tappeiner教授的学生Oscar Raab从事一项苯并吡啶（一种焦炭提取物）对草履虫影响的实验。他发现使用同种剂量的苯并吡啶在两种不同的情况下会产生明显不同的毒性效应。在一次实验中，闪电改变了光环境，他发现这次实验结果明显不同。环境光线的改变似乎与苯并吡啶对原生动物的毒性增加相关。他的进一步实验发现了苯并吡啶的荧光光学特征及体外毒性。同年，法国精神病学家Prime用口服伊红治疗癫痫时发现，患者皮肤暴露于阳光可出现光敏反应。在Raab的初步发现基础上，Herman教授继续进行了光敏剂实验，并与皮肤病学家Jesionek一起，报道了应用伊红并随后暴露于白光治疗皮肤肿瘤、狼疮及湿疣的疗效。Herman教授还描述了氧气依赖的光敏现象，并首先提出"光动力治疗"的概念。

（三）血卟啉历史

作为光敏剂，血卟啉（HP）是目前使用的光敏剂的前身，对于 PDT 来说至关重要。血卟啉于 1841 首先从血液中提取。1908 年已经了解了 HP 的荧光性和细胞毒性。HP 对人体作用的研究始于 1913 年，德国科学家 Friedrich Meyer－Betz 将 200 mg 的 HP 给自己注射，暴露于光线的部位出现了持续 2 个多月的疼痛性光敏反应。

1924 年，Policard 首先报道了内源性卟啉对肿瘤的亲和力，他发现了肿瘤组织在伍德灯（又称伍氏灯或过滤紫外线灯，它通过含氢化镍的滤片而获得 320～400 nm 的长波紫外线）下的自荧光性。此后，PDT 的研究目标是外源性 HP 对实验动物肿瘤的作用。HP 的肿瘤选择性滞留引起对其作为诊断工具的研究兴趣，但是由于需要很大的剂量 HP 以及相关的光敏毒性使其难以成为诊断工具。

血卟啉衍生物（HpD）是一种纯化的 HP 形式，对肿瘤有更高的亲和力，由 Schwartz 等于 1955 年提取。此后对 PDT 的研究重点由 HP 转移到 HpD。陆续的研究报道显示，对肿瘤患者给予外源性 HpD，发现其在支气管、食管、子宫等组织聚集。1967 年报道了首例用 HpD 进行 PDT，患者为复发性乳腺癌，多次给予 HpD 后，肿瘤部位暴露于氙光灯的过滤光。1976 年首次对膀胱癌患者进行了 PDT 的人体研究。Dougherty 于 1978 年首次进行了系统的 PDT 临床试验，接受治疗的患者有 25 例，包括皮肤及皮下恶性病灶 113 个（包括鳞癌、基底细胞癌、恶性黑色素瘤，以及乳腺、结肠、子宫内膜转移癌）。所有患者均给予 HpD，然后接受氙光灯的红色滤光照射 24～168h。98 个病灶完全消失，13 个病灶部分缩小，2 个病灶无反应，由此证明 PDT 的有效性。

在临床应用内镜前，PDT 仅限于皮肤表面的病灶。20 世纪 80 年代，通过内镜首先对支气管及食管腔内肿瘤进行了 PDT 治疗。PDT 对肿瘤治疗作用的报道仍在不断增加，经过多年的研究，发现 PDT 在多种肿瘤类型中均有治疗作用，包括妇科肿瘤、眼内及眼周肿瘤、脑肿瘤、头颈部肿瘤、直肠癌等。

二、光敏药物

用于 PDT 的光敏剂来源于血卟啉，从亚铁血红素中提取。与 HP 相比，血卟啉衍生物（HpD）具有更高的结构稳定性和肿瘤亲和力。1984 年，Dougherty 等进一步纯化了 HpD 并提取其活性成分二血卟啉醚（DHE）。DHE 又称为卟菲尔钠（商品名"Photofrin，光卟啉"，Axcan Pharma），是一种目前常用的 PDT 光敏剂，市场上可以买到。卟菲尔钠有明显的不良反应，目前正在研发其第二代产品，使其具有更好的组织选择性和更低的皮肤光敏性，并能够吸收更长波长的光，以增强组织穿透性。第二代正在评估并可能对肺部肿瘤有效的光敏剂包括：

1. 间－四羟基氯苯酚（mTHPC），是一种高活性的光敏剂，给药剂量低，由波长 648 nm 的光激活。

2. 盐酸氨基戊酮酸，口服后由组织代谢成为一种称为原卟啉的光敏剂，可迅速从体内清除，皮肤光敏作用为 24h。

3. 泰克萨菲瑞（一种镥化合物），是一种合成的水溶性复合物，由波长为 260～720 nm 的红光激活，穿透力更深。目前正试用于子宫、前列腺及复发性乳腺癌的治疗。

4. 本紫红素乙酯，二氢卟酚类光敏剂，在复发性乳腺癌皮肤转移的治疗研究中效果良好，且无光敏反应。

5. Photochlor，是一种二氢卟酚类光敏剂，吸收波长为 665 nm 的光，穿透性较好，目前正在对局限及晚期肺癌进行Ⅰ/Ⅱ期临床试验。

6. Mono – L – aspartyl chlorin e6（NPe6），研究者就其对肺早期浅表鳞癌及直径大于 1 cm 的中央气道病灶的作用进行了研究。给药 4h 后进行光激发，皮肤光敏反应小于 2 周。激发光的波长为 664 nm，穿透力较好，故对浸润很深的病灶亦有效。

三、光源

最初用于 PDT 的激活光源是通常使用的滤光灯。滤光灯便宜易用，但因大量产热、波谱过宽，很难计算所施光能的剂量。而激光却不同，其产生特定波长的单色光，可使用剂量计进行测量，并使光线易于在可弯曲光纤中传输。用于 PDT 的激光有许多种，氩激光由于可以通过光栅调整波长，可用于激活不同的光敏剂。磷酸氧钛钾激光属外科常用设备，并可用作 PDT 的治疗单元，但价格昂贵，体积较大。二极管激光使用半导体二极管技术，优点是结构紧凑，可使用标准电源，易于搬动携带。缺点是功率输出有限，且只能输出单一波长的光。一种新型的二极管系统（MA）在市场上可以买到，结构小巧，价格低廉，是临床上常用设备。

四、作用机制

静脉给药后，光敏剂浓集于肿瘤组织、皮肤、肝脏和脾脏。这种选择性聚集的确切原因尚不清楚，据推测，可能是由于肿瘤细胞的 pH 值下降或低密度蛋白受体增多。PDT 的确切机制也不十分清楚，肿瘤细胞的死亡，据推测也是多因素的。如当卟菲尔钠暴露于光并吸收光线后，可变成卟啉激活态，并产生单线态氧。超氧化物和羟基过氧化物可导致细胞凋亡和死亡。此外，PDT 可通过凝血恶烷 A_2 导致小血管血栓，并进一步引起肿瘤组织的缺血性坏死。PDT 还可以导致肿瘤特异性的细胞毒免疫反应，从而长期抑制肿瘤的生长。由于第二代光敏剂可以更特异地作用于肿瘤，可能有助于揭开 PDT 治疗的确切机制。

五、临床技术

（一）给药

PDT 使用的光卟啉就是市场上可以买到的卟菲尔钠。每瓶75 mg，用药之前应按包装说明进行稀释，且一旦稀释即应避光并立即给药。

推荐剂量为每千克体重 2 mg，缓慢静推 3～5 min，一次给药。应注意避免注射点的外溢，一旦发生外溢，局部应避免阳光照射。静脉给药后，应预防光过敏。

（二）光激活

注射药物后 40～50h 需进行光敏剂的激活。静脉给药血浆出现峰浓度后，在随后的 24h，药物会向血管外的组织器官分布，包括肝、脾、肾及肿瘤组织。药物通过胆汁排除，72h 后药物排除 28%，肝、脾、肾中的药物浓度逐渐下降。由于选择性滞留，肿瘤中的药物浓度会长时间维持在高水平，因此，光敏剂的激活时间推荐为注射药物后的 40～50h。如果必要，注射药物 20h 后即可实施光激活。

可弯曲支气管镜的操作可在清醒镇静或全身麻醉下进行。如果可能，应在避免大量出血的情况下尽量减少病灶部位的肿瘤负荷。带有圆柱形发光探头的光纤可以通过气管镜的操作孔道送入气道并激活药物。发光探头的长度可依需要治疗的肿瘤长度而定。如果肿瘤过长，或腔内病灶较多，在同一治疗过程中可使用同一光纤在不同叶段进行光激活操作。在临床试验中，试验剂量为 175～300 J/cm，在最低和最高值之间，有效性和安全性相似。FDA 推荐的支气管腔内肿瘤治疗剂量为 200 J/cm（400 mW/cm）。二极管激光可通过调节，使光纤顶端在 500s 内完成总功率的输出。对于非环形的支气管腔内病灶，可以用光纤顶端顶住病灶，这既可实现穿越肿瘤的光激活，又可避免正常支气管黏膜的光暴露。

（三）扩创术

PDT 治疗后肿瘤组织开始坏死，坏死范围在随后的 48h 逐渐扩大。2～3 天后，再行气管镜下扩创术治疗，清除肿瘤的坏死脱落物以防气道阻塞。如果残留的肿瘤组织继续生长仍可能阻塞气道，如果可行，可再次进行光照射而不需要另外注射药物。在初次注射药物后，据观察肿瘤内药物可以残留 120h 以上。

如果必要，PDT 也可以重复进行，目前 FDA 推荐可进行最多 3 个疗程的 PDT 治疗，每个疗程的间隔至少 30 天。如果 PDT 治疗是在放射治疗之后，治疗间隔至少 4 周，以确保放疗引起的急性炎症在 PDT 治疗前已消退。

六、PDT 适应证

（一）微侵袭的非小细胞肺癌（NSCLC）

病灶局限于气道壁的早期 NSCLC 患者，手术治疗可以获得长期生存。对合并其他疾病、肺功能差、已做过肺手术、或支气管腔内出现多发病灶而不适合外科手术的患者可进行 PDT 治疗，并可能治愈。

1982 年，Hayata 等首先在早期肺癌的治疗中应用了 PDT。从此，大量临床试验证明其有效性，并于 1998 年获得 FDA 批准可应用于无法手术的早期 NSCLC。在临床试验中，"早期"一词大体含意包括 I 期肺癌、微侵袭肺癌及原位癌等。

尽管完全反应率在 30%～100% 之间，但完全与部分反应率之和可达 99% 以上。直径小于 1 cm 的病灶，其表面及边缘均在视野范围，PDT 治疗后，可以达到 90% 以上的更佳反应率。据推测，PDT 治疗后平均 5 年生存率可达 61%，并不比 IA 期肺癌手术治疗 5 年生存率（70%～80%）低多少。

（二）完全或部分支气管阻塞的 NSCLC

腔内病灶引起气道阻塞是原发性肺癌或转移性肺肿瘤经常出现的情况。支气管镜医师可使用各种方法来缓解阻塞。PDT 是可选方法之一，可用于减轻因恶性气道阻塞而引起的症状。大量研究显示，PDT 对治疗阻塞性腔内肿瘤有效。

因为 PDT 治疗在给药 3～4 天扩创术后才有明显疗效，所以，这种治疗并不适合气道高度狭窄并引起呼吸窘迫患者。对于中央气道阻塞引起的呼吸衰竭患者，在稳定机械通气的情况下也可施行 PDT，并可能使气道再通，并最终拔管。

尽管 PDT 与其他介入治疗方法相比短期疗效无明显差异，但对有气道阻塞的晚期肺癌患者，症状的缓解时间却可以更长。

PDT 可以与其他介入治疗方法合用。当与外照射放疗联合使用时，与单用放疗相比，症状缓解的时间更长。与 Nd：YAG 激光联用，症状可以获得更快的缓解。PDT 还可以以序贯方式与近距放疗联合治疗支气管腔内巨大肿瘤。

（三）非肺源性的支气管腔内转移瘤

尽管 PDT 在美国仅批准了用于与 NSCLC 相关的早期或晚期支气管腔内的肿瘤治疗，但发现其对非肺源性的支气管腔内转移瘤同样有效。一项临床研究显示，13例非肺源性的支气管腔内转移瘤的患者，原发肿瘤分别为结肠癌、乳腺癌、子宫平滑肌肉瘤、膀胱癌、肾癌、胆囊癌，PDT治疗后，所有患者的症状均减轻。另一项临床研究显示，27例非肺源性的支气管腔内转移瘤患者出现咯血或呼吸困难症状，光动力治疗后85%的患者症状缓解。11例肾细胞癌致支气管腔内转移瘤的患者，光动力治疗均获成功，无操作相关的死亡，随访30天内，无须其他的介入治疗。所以，PDT当然可以成为有症状的非肺源性支气管腔内转移瘤的治疗选择之一。

七、副反应

据报道，72%的PDT治疗的阻塞性腔内肿瘤患者会出现副反应。过敏反应是PDT治疗后最常见的副反应。使用目前市场上购买的光卟啉的配方和剂量，皮肤过敏发生率为22%。静脉注射光敏剂后，可能会立即出现皮肤的阳光灼伤，并可以持续6周。患者教育是整体治疗的一部分，告知患者使用保护性的服装及护目镜非常重要。

PDT治疗的第1周内，约10%的患者会出现短暂的炎症反应。发热、支气管炎、胸痛、呼吸困难是常见的临床表现，但一般不严重。10%的患者会出现肺炎，可能需要抗生素治疗10天。呼吸困难常继发于坏死碎片所导致的阻塞，可通过扩创治疗缓解。3%的患者会出现危及生命的呼吸功能不全。

咯血见于16%的患者。与Nd：YAG相比，PDT治疗后出现致命性大咯血的倾向更大，但在治疗后的30天内未见明显差别。先前做过放疗的患者发生致命性大咯血的风险增大。先前未做过放疗的患者，大咯血的发生率小于1%。大咯血更易发生于肿瘤巨大、肿块位于中央气道、病灶内含有空洞、支气管外巨大病灶，以及病灶侵蚀大血管的患者。

当PDT用于治疗浅表的支气管腔内肿瘤时，11%的患者会出现支气管溃疡及随后的气道狭窄。3%的气道狭窄患者需要放置支架治疗。

八、禁忌证及注意事项

使用卟菲尔钠进行PDT的禁忌证是卟啉症、治疗前已存在的气管－食管瘘或支气管－食管瘘、肿瘤侵蚀大血管以及需要迅速建立人工气道的严重急性阻塞性呼吸窘迫。

肝、肾功能损伤患者药物清除力下降，需要更长时间的光过敏保护。

卟菲尔钠对孕妇属C类药物，而对乳母无相关临床资料。

对于气道内的早期NSCLC的治疗或缓解由恶性肿瘤引起的气道阻塞症状，PDT提供了一种有效的非手术选择。对于用气管镜进行介入治疗的医生来说，PDT可有效补充其他介入治疗手段，如果操作熟练，对患者的风险极小。应重视对患者的教育，以最大限度减少皮肤过敏的不良反应。肿瘤特异性更强、皮肤过敏性更小的新型光敏剂正在研发中，将进一步提高PDT的安全性和有效性。

第二节　消融治疗

肺叶切除＋淋巴结清扫一直是肺癌标准的治疗方法，为患者带来了最佳的长期无病生存获益。然而，仅1/3的患者适合接受手术治疗。肺段切除是有高危因素的患者进行的姑息手术，除非肿瘤小于2cm，否则其有很高的局部复发率。因为高龄和心血管合并症等原因无法手术的患者常规会接受放疗。传统的三维适形放疗的5年生存率仅有15%，其正被新的立体定向技术取代。这些新技术的局部控制率高达92%。在高危患者中放射毒性仍是重要的问题，射频消融（RFA）等经皮影像引导技术是更好的治疗方法。因为这些影像引导技术损伤很小，所以能明显降低并发症发生率和死亡率；保护正常肺组织；降低治疗费用。热消融能在影像引导下实时进行，可以在门诊患者中进行治疗。RAF及微波等其他热消融技术或者冷冻消融创伤很小，广泛用于体弱人群的治疗。本节将讨论这些方法，展示其临床实施的范例，回顾相关的文献。

通常，影像引导的热消融治疗适用于有高危因素而无法手术的早期肺癌患者。这些患者的病灶可以切除，但主要因为严重心肺疾病而无法手术。对于有局部肺转移而无肺门、纵隔淋巴结和肺外转移的单个小病灶，因肿瘤导致的症状以及治疗野内的胸内复发寻求姑息治疗的患者也适用于这种方法。现有的文献报道，大约50%的患者在疼痛中死亡。肺癌相关疼痛的三个主要原因是多发骨转移（34%），肺上沟瘤（31%）和胸壁侵犯（21%）。肺癌病程中的常见并发症有疼痛、呼吸困难、咳嗽、咯血、肌肉骨骼系统和中枢神经系统转移、上腔静脉阻塞和气管－食管瘘。这样姑息治疗就显得非常重要了，当然在实际工作中有时很难做得非常成功。经皮影像引导热消融治疗等新技术是可行的补救方法，起码可以缓解症状。另外热凝治疗降低细胞负荷，提高了外放疗和化疗的疗效。热消融即使对肺功能有限的患者也是安全的，对于切除困难的肺部恶性肿瘤，技术上也是可行的。热消融治疗的目的是在延长无病生存时间的同时维持较好的生活质量。患者足够耐受CT引导下的肺穿刺就可以接受肺癌消融治疗。因严重肺纤维化和严重肺气肿而预计生存时间小于1年的患者，更可能死于合并症而不是早期肺癌，所以不适合接受治疗。

患者在治疗前要评估临床情况（病史、体格检查、血液检验等）和需要关注的风险（如出血、中度限制或阻塞性肺病及心功能衰竭等严重心肺问题）以及治疗的获益。治疗的不良反应包括消融后综合征———一种如肿瘤坏死因子等细胞因子进入循环导致的系统性反应，表现为发热、乏力、纳差。其他并发症还有操作中轻到中度疼痛（通常使用止痛剂能控制）、轻度发热（通常有自限性，持续数周）、气胸、出血、咯血、支气管－胸膜瘘、ARDS、反应性胸腔积液（通常有自限性）、邻近解剖结构损伤、皮肤灼伤（继发于RFA接地板安放不当）。部分病例并发感染或脓肿，但报道发生率小于1%。

射频和微波光谱（$10^9 \sim 10^{11}$Hz）的能量有可能影响心脏的设备。所以需要和患者的心电生理医师协作，细心放置接地板的位置。操作中要准备体外起搏/除颤器以备紧急使用。

大部分操作在咪达唑仑和芬太尼镇静下进行。在小儿或无痛操作要求高等特定情况下，需要进行全身麻醉或使用丙泊酚进行监测麻醉。Van Sonnenberg等报道使用肋间和椎旁神经阻滞联合长效局部麻醉预防操作后不适和疼痛。也有报道冷冻消融对肋间神经有隐性镇痛作用。操作中患者要接受持续脉氧、心电监测，每5 min测量一次血压。

为减少潜在的并发症，患者治疗前夜开始禁食。治疗当天，有高血压和心脏病的患者继续使用其长期治疗药物。胰岛素依赖的糖尿病患者晨起剂量减半。操作前再进行一次简单的体格检查并留置静脉导管。

根据操作前的CT图像，使用电脑网格软件来确定穿刺入路区域。然后此区域进行无菌准备，以利多卡因局部麻醉至胸膜外的深部。

一、射频消融

射频消融时，与射频发生器相连的电极直接穿刺入目标组织内。接地板直接与皮肤导电良好的区域（常用大腿或对侧胸壁）连接。当以460～480kHz的频率接通电流时，电子随电流周期性来回运动，与组织内的分子不断碰撞，组织因电阻产生的能量损失而发热（摩擦生热）。组织加温的目标是 60～100 ℃。这个温度对目标组织是致死性的。因为正常肺实质组织是绝缘体，所以射频能量集中在目标组织内，治疗过程中产生的热量会积累在肺内肿块。大血管和气道可以散发周围邻近组织的热量，产生"散热器"效应，会使巨大病灶的射频消融成功率降低。

CT 被用于评估穿刺位置和计划射频电极的穿刺路径。要根据病灶深度和大小来选择电极的长度和尖端工作段的长度。有些射频电极内置热电偶用于测量组织的温度。有的电极带有内置灌注泵用于冷却电极的尖端（预防组织炭化影响能量传递），或直接将生理盐水灌注入组织以提高热能和电能的传导能力。根据肿瘤及周围组织绝缘性的不同和局部大血管和支气管的散热器效应，每个部位 RFA 治疗的时间为 2～20 min。RFA 可以使用单头电极、成簇电极（3 个紧靠的电极）或可展开的电极，这样热凝的范围可以达到 2～5 cm。

目标病灶完成治疗后，拔出 RF 电极，复查 CT 观察有无气胸，如有必要需要治疗。患者在恢复室观察 4～6h，然后再次复查胸片以确认没有气胸。

二、微波消融

微波消融（MWA）像 RFA 一样使用热能使组织凝固。9.2×10^8 Hz 的微波带动周围组织内的水分子震荡，从而摩擦生热。此过程导致凝固坏死和细胞死亡。微波辐射可以调整到与水分子的自然振动频率一致，以最大限度发挥其作用。温度用于评估其产生的热量，其决定于目标组织内水分子震荡的快慢。

已有多个中心将 MWA 成功用于肝脏恶性肿瘤的治疗。大于 3 cm 的肿瘤需要使用多个微波装置以产生足够大的热凝范围。临床常用两种微波频率（915 mHz 和 2 450 mHz）。低频率的微波可以更深地渗透入组织，需要的能量较小。高频微波能量吸收更佳，需要能量较高。915 mHz 不需要冷却天线杆；2 450 mHz 必需冷却，否则延天线杆的热量会导致穿刺通路的热损伤。为获得特定的组织坏死范围，需要采用单根或多根微波天线。MWA 不需要接地板。与 RFA 不同，组织炭化不会明显影响 MWA 电磁波的传播。

三、冷冻消融

经皮冷冻消融（CA）是将一定压力的气体，通过冷冻探头导管导入到压力较低的区域，使气体膨胀降温（Joule - Thompson 效应）来进行治疗的方法。氩气通过冷冻导管中的压缩孔后从高压区进入低压区，产生膨胀，可以形成超低温（约 -160 ℃）并产生一个冰球以显示消融的边界。在治疗的末尾使用氦气为导管加温并便于拔出导管。每次 CA 在每个冷冻导管的位置先予 10 min 冷冻，再行 8 min 融解，然后再给予 10 min 冷冻。快速消融方案使用 3 min 冷冻、3 min 融解、7 min 冷冻、7 min 融解，最后给予 5 min 冷冻以增强冷冻效果。这样治疗时间由 28 min 缩短至 25 min。

CA 治疗是基于冻-融-冻的技术，在此过程中因为渗透压力的变化使细胞膜破裂、细胞死亡。内皮细胞的损害导致血小板聚集和微血管血栓形成。

四、随访

治疗结束时和随访过程中都要行影像学检查以评估初始治疗是否有效，随访间期肿瘤生长情况并判断是否需要再次治疗，同时评估肿瘤异时性生长情况。然而，现在还没有明确的影像学检查方法或时间间隔，被证实可以在治疗后即刻和后续检查中，可以准确判断初始消融的成功与否。

在 RFA 后即刻，通过观察毛玻璃样晕轮的范围，CT 可用于确定和分析消融肿块周围肺组织的变化。这种影像学表现是对组织坏死边缘大略的估计，在此区域中的某些部位会有治疗范围外的组织坏死。此外还可见边缘皱褶、汽化和代表密度环形变化的"帽徽现象"。根据肿瘤类型的不同，肿瘤的直径在治疗中可能缩小或保持不变。1 个月后随访，病灶可以表现为实变或结节样，直径比消融治疗前增加。还可以有空洞形成和空泡样透亮度增高。成功治疗的肿瘤还可以表现为增强值下降。PET 也用于随访。FDG 活性下降甚至完全消失代表肿瘤坏死没有残留。如果有肿瘤残留或复发，较周围组织会有 FDG 摄取增加。治疗后 6 个月以内会有胸膜反应导致的 PET 假阳性。Akeboshi 等证实在发现肿瘤早期进展方面，PET 较增强 CT 敏感性更高。

在消融治疗后立刻复查增强 CT，可以观察到微波消融后肿瘤的热坏死现象。模糊的毛玻璃样密度增高影是最常见的表现。在治疗后 1 个月、3 个月、6 个月，因为热量对邻近肺组织的影响，消融区域会增大，随后直径会持续缩小并伴实变，还能发现空洞改变。如果消融的肿瘤邻近脏层胸膜，44% 的患者和 34% 的消融区域会出现胸膜增厚，或在 8% 的患者中和 5% 的消融区域出现胸膜收缩。

目前，热消融最适用于不适合手术的早期肺癌、位置适合的小转移病灶和以姑息为治疗目的的患者。如果没有接受这种治疗，大部分肺癌患者（86%）死于该疾病。所有分期的总体 5 年生存率仅有 14%。

因为研究团队的不同，随访周期、报告和评估标准的差异，文献中热消融的结果变化较大。报告结果比较困难。

Simon 等回顾 153 例患者，共 189 个不能手术的肺原发或转移癌病灶接受 RFA，中位随访时间 20.5 个月。I 期非小细胞肺癌的长期 Kaplan – Meier 曲线，1、2、3、4、5 年生存率分别为 78%、57%、36%、27%、27%，这证实了在不能耐受手术的患者中也有生存获益。结直肠肿瘤肺转移的相应生存率分别为 87%、78%、57%、57%、57%。但是这些患者中的大部分治疗前和（或）治疗后接受了化疗，所以 RFA 本身的效果难于评估。局部肿瘤的无进展比例在 1、2、3、4、5 年分别为 83%、64%、57%、47%、47%。肿瘤大小是预示肿瘤进展的可靠征象。

De Baere 等随访 60 例不多于 5 个病灶、每个病灶直径小于 4 cm 的患者。100 个靶病灶中，97 个接受了治疗，总体生存率为 71%，18 个月的无病生存率为 34%。在 18 个月时，原发肺癌患者总生存率为 76%，转移性肿瘤患者总生存率为 71%。该研究还报道气胸发生率为 54%，总治疗次数的 9% 需要放置胸管。

Kawamura 等对 20 例患者的 35 个肺转移瘤进行 CA 治疗。1 年生存率为 89.4%，同时有 7 例患者（20%）的 7 个肿瘤复发。Wang 等研究了胸部恶性肿瘤接受治疗的可行性和安全性，证实肿瘤的大小和位置可以高度预计肿瘤被冰球覆盖的程度，即使对肿瘤分期和类型进行校正后也是如此。一项短期随访显示了冷冻消融在姑息方面的获益，在全身情况方面表现为进食增多和体重增加。

大部分研究在肺内行热消融时采用 RFA。RFA 主要的缺点是其能导致神经和大血管机械性和热损伤，故不能用于纵隔和肺尖。气胸经常发生，但通常保守治疗或门诊行胸壁造口术置入带 Heimlich 阀的引流管。有时，持续的支气管 – 胸膜瘘需要进行纤维蛋白原胶封堵或支气管腔内封堵阀置入治疗。Jin 等报告 200 例接受 RFA 治疗的患者中出现 1 例急性休克，但倾向于和消融无关，因为其他研究从未有报道。Vaughn 等报道 1 例 70 岁男性肺癌患者接受 RFA，因为合并使用氯吡格雷出现大出血。因为消融治疗的凝固作用，有临床意义的出血并不常见。

MWA 的优势包括持续的肿瘤内高温、消融范围大、消融速度快、有多种装置可供选用、对囊性肿

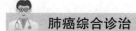

块有更高的温度以及更好的能量传输轮廓。并且其对液性组织有更好的亲和力和较小的"散热器"效应。因为 MWA 不像 RFA 依赖电流循环，多种设备可以同步开展。Brace 及其同事使用猪模型证实在肺部微波比 RF 更有效。

CA 优于 RFA 之处在于更大的肿瘤消融范围、能使用多根探头、治疗中疼痛较轻。CA 操作不需要使用接地板，避免了接地板相关的损伤。CA 的另一个优点是能在冰冻组织中保存胶原和其他结构细胞，并且能在冷冻循环中通过观察低密度影的范围，确定冰球对肿块软组织的覆盖情况。CA 的缺点包括导致出血、需要附加处理，如使用纤维蛋白原胶封堵穿刺道。

目前正在进行深入的研究以确定理想的肿瘤大小、细胞类型、肿瘤形态和位置，以及合理的影像学随访时间、方式以判断治疗是否成功。未来需要进一步明确不同热消融技术最佳的临床适应情况。另外，新进展和新技术需要聚焦于更大的消融范围、更短的操作时间和能够实时监测治疗效果。

第七章

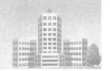

肺癌的微创治疗

第一节　肺癌的胸腔镜手术治疗原则

　　肺癌的外科治疗无论采用何种方式，都应遵循实体恶性肿瘤外科治疗的基本原则：①手术的安全性。②肿瘤学意义上的彻底性。③使患者总体获益。对非小细胞肺癌手术操作规范目前已达成的基本共识包括：①在肺癌手术时，除切除病灶外，必须清扫胸内相关引流淋巴结及其他区域肿大淋巴结，以达到根治目的和获得准确的病理分期。②坚持最大限度清除肿瘤，最大限度保留健康肺，以提高患者的生活质量。③遵循依次分别结扎，切断肺静脉、肺动脉、支气管的肺癌手术顺序。④遵循"无瘤操作"技术，术中尽量不用手或手术器械挤压肿瘤组织，解剖肺裂、肺根、纵隔胸膜以及切除淋巴结，尽量使用电凝和电切。切除淋巴结需完整地摘除以最大限度地减少"医源性"癌细胞播散和种植。⑤手术仔细操作，减少术中和围术期出血和输血，力争做到肺切除不输血，以减少输血引起的免疫问题及血源性传染病问题。使用电视胸腔镜（VATS）治疗肺癌亦应遵循上述原则。

　　原发性肺癌外科治疗方式主要为局部切除、肺段切除、肺叶切除、袖状肺叶切除及一侧全肺切除。在临床实践中，比较适合胸腔镜的手术方式包括无严重胸腔粘连及无明确肿大淋巴结的单纯肺楔形切除、解剖性肺叶切除，而全肺切除虽然在技术具备可行性，但在临床实际工作中因为围术期死亡率显著增加，故很少使用胸腔镜完成全肺切除手术。而肺叶切除以两下叶较为容易完成，其他类型术式有一定难度，需要术者具备一定的经验和技巧。当然，VATS也适合那些高龄、心肺功能较差、不能耐受开胸或仅计划做姑息性肺肿瘤切除的患者。

　　电视胸腔镜手术治疗肺癌的禁忌证包括：①有广泛而严重胸膜粘连者。②心肺功能很差，不能耐受单肺通气者。③双腔管麻醉插管困难或失败者。④术中遇到无法克服的困难者。例如，异常出血，血压及血氧饱和度波动较大，不易调整稳定，严重胸外伤并发大出血或复杂胸内器官损伤者，不开胸不能彻底切除病变或做其他妥善处理者等。

　　目前，对于电视胸腔镜治疗肺癌的适应证争议较大。有人认为，在具备条件的医学中心，如果胸腔镜能提供必要的显露，可完成基本操作，具备相当经验和技巧的医师均可结合肺癌患者具体情况考虑选用胸腔镜手术进行治疗。相信随着胸腔镜及其配套的手术器械的发展，手术操作技术的规范和不断完善，这一技术的临床应用将会越来越广泛，使过去和现在认为不可行的治疗成为可行，某些禁忌证可能转化为适应证。必须指出，至今胸腔镜手术仍存在着较大的局限性，尚不可能完全取代开胸手术。上述的适应证和禁忌证是相对而言的，应视患者及其病情区别对待，使这一胸部微创技术得到健康的发展。

第二节　肺癌的胸腔镜切除术

目前关于胸腔镜治疗非小细胞肺癌时是否需要另加切口，即仅采用胸腔镜治疗还是胸腔镜辅助小切口手术（VAMT），辅助切口的大小及是否需要尽可能地撑开肋间尚无定论。真正意义上的 VATS 应以胸腔镜技术为主，主要的操作都不应在直视下完成，如需要做一肋间切口和轻微地撑开肋间，也仅是辅助手段，只用于取出标本。VAMT 是胸腔镜辅助肋间切口，通过切口直视下进行手术操作，常规做一个 5~7 cm 或更大的肋间切口，分离和结扎血管等，操作通过切口与腔镜的组合共同完成。然而，一旦因病变复杂等原因手术中需要一更长的切口，并较大地撑开肋间，VAMT 就失去了其优势。肋间隙撑开后，使周围肋间隙变小，胸腔镜活动不便，视野变小，胸腔镜仅起照明作用，这种情况下采用微创肌肉非损伤性开胸术更具优势。

下面对胸腔镜治疗肺癌的各种术式分别作介绍。

一、肺楔形切除术

（一）手术适应证的选择

直径 <3 cm，位于肺外周 1/3，纤维支气管镜证实无支气管腔内病变的肺癌患者适合做肺楔形切除术。特别是：肺内转移癌切除和 I 期肺癌（$T_1N_0M_0$ 和 $T_2N_0M_0$）患者；年老、体弱、心肺储备功能差，不能耐受肺叶切除者。

（二）手术方法

1. 体位和麻醉

一般选侧卧位。双腔支气管插管，静脉吸入复合全身麻醉。

2. 手术切口

应在常规开胸切口线附近选择切口，以备在需要时扩大为常规开胸手术切口，做标准的肺叶切除和淋巴结清扫等根治性手术。第 1 个切口常做在腋中线第 6 或 7 肋间，术毕留做胸腔闭式引流管切口；第 2、3 个切口根据病变部位尽量选在开胸切口附近。

3. 手术操作要点

最常用的手术方法是用 Endo – GIA（腔内直线切割缝合器）从病灶的两侧或同侧进行切除。但是，当病灶较大，需要切除的肺组织太厚时，需要用多个 Endo – GIA 从病灶周围进行蚕食切割。当组织太厚，会导致 Endo – GIA 不能夹闭，U 形钉不能正确成型，不能进行满意地切割钉合，这同时也是造成肺撕裂、引起出血漏气的主要原因之一。

为了节省 Endo – GIA 的用量，节约开支，可以在肿瘤周围、肺浅表部位、无大血管和支气管的区域，将肺组织用电刀或激光刀切开，电灼止血，最后在肿块的基底部形成一个"蒂"，用 Endo – GIA 将"蒂"切断，或者用线将"蒂"结扎，缝扎后切断。

肺创面漏气严重时可以用 3 – 0 聚丙烯线（prolene）在长针持和长血管钳帮助下做连续缝合，特别注意将创面周围的脏层胸膜缝合，以加速创面愈合，缩短术后肺漏气的时间。有小支气管残端漏气时，应仔细缝合或用 Endo – GIA 闭合。小针眼漏气可用纤维蛋白胶涂抹封闭。

检查楔形切下的标本是否满意，切缘是否干净。

VATS 肺楔形切除时，一般是病灶越小，定位越困难；病灶越大，切除越困难。肺楔形切除的难易程度与病灶所在的位置有关，术者对难以切除的肺内病灶应有对策，这与术者的经验和技巧有关。对处理困难，VATS 处理不满意的出血、漏气，切除病灶不彻底等问题，应当机立断，扩大手术切口，彻底切除病灶，彻底止血和缝合肺创面。

二、解剖性肺叶切除术

（一）手术适应证

1. 直径 < 4 cm 周边型，Ⅰ期原发性肺癌。

2. 接近肺门或深在肺实质内，不能做楔形切除的肺转移癌。

3. 不能做局部切除的肺良性肿瘤，包括错构瘤、炎性假瘤、结核球、脂肪瘤等。

4. 支气管扩张症、肺隔离症、肺囊肿等病变。

5. 肺动 – 静脉瘘等先天性畸形。

（二）手术禁忌证

1. 直径大于 5 cm 原发性肺癌，大于 4 cm 的肺内肿块。VATS 移动病变不方便，容易造成肺实质和肿瘤组织的挤压及器械损伤，从效果考虑，不宜做 VATS。

2. 支气管腔内肿瘤或病变，并发肺不张，有可能做支气管成形术者。

3. 肺叶间裂在高分辨率 CT 上显示慢性炎性反应，淋巴结肿大伴有钙化以及肿瘤跨叶间裂生长，与叶间裂血管关系十分密切时。

4. 纵隔、肺门淋巴结肿大，融合呈冷冻状态，无法解剖分离肺门血管者。

5. 肿瘤侵犯胸壁，需要做大块切除及胸壁重建者。

（三）手术方法

1. 体位和麻醉

通常采用侧卧位，腋下用气垫或软枕垫高，头部和骨盆下降，使患者呈侧弯弓形，防止骨盆和肩部妨碍胸腔镜及手术器械的自由移动而影响手术操作。术者和器械护士站在患者的背后，第一助手站在患者前面与术者面对面而立。第二助手面对器械护士掌管胸腔镜。患者前后两侧各站两个人，电视监视器分置两边。为方便手术操作，术者与第一助手站位可以互换。

麻醉采用双腔支气管插管，全身麻醉。

2. 手术切口

取腋后线第 6 或第 7 肋间做 1.0 cm 的第一切口，切开皮肤、皮下组织，电烧切开肌肉，仔细止血，切口达一定深度后，用手指钝性分离胸膜，探查胸膜腔有无粘连。证实胸膜腔无粘连之后，令术侧停止通气，充分肺萎陷，放入胸腔镜，仔细观察胸内情况。如果胸膜腔内有轻或中度粘连，肺萎陷不满意，或其他原因需做小切口开胸辅助手术者，可以在标准开胸切口线的腋下做 5.0 cm 小开胸切口。在腋下做切口，无胸大肌和背阔肌等大块肌肉损伤，此处肋间隙较宽，胸壁软组织较薄，损伤小，入胸容易，同时手术后瘢痕也可被上肢遮挡，美容效果好。

第 5 肋间以上的腋下切口，应注意保护好背阔肌前缘的胸长神经，免受损伤，以免引起术后肩部疼痛和功能障碍。女性患者也可将 5.0 cm 小开胸切口做在乳腺下方，特别是平卧位患侧垫高体位时，更方便手术操作，乳腺下垂遮住手术瘢痕，美容效果好。通过此小切口，电烧分离粘连，只有分开粘连，术侧肺才能完全萎陷，才容易看清肺的全貌，清楚地了解病变部位、大小与性状、肺门大血管与病变之间的关系，肺门及纵隔淋巴结有无肿大，有无肿瘤细胞胸膜转移、胸内播散以及肺叶间裂发育情况。探查结果如果不适合做 VATS，可以延长小开胸切口为标准开胸切口，术后，在切口放入胸腔闭式引流管，不增加患者的损伤。

3. 手术操作要点

（1）肺叶间裂分离解剖：肺叶间裂的分离解剖有时比肺门的解剖更困难，不但位置深，而且常有肺裂发育不全，炎性粘连和淋巴结肿大附着在血管周围。肺叶血管分支可以有变异，年轻人可以看到动脉的搏动，老年人却不易判定血管分支的位置。因此，在肺叶切除术时，肺叶间裂内游离动脉就成为关键性步骤，常因慢性炎性反应使肺叶间裂紧密粘连，淋巴结肿大伴钙化，肿瘤跨叶间裂生长，在叶间裂分离时出血不能控制而被迫中转开胸。

首先用两把无创环钳将上、下叶肺组织轻轻提起向相反方向牵拉，胸腔镜移近叶间裂，看清间隙之后，再解剖叶间裂粘连。如果叶间裂完整，两肺叶之间只是粘连束带或膜状疏松粘连，可以用电刀切开或用干纱布球推开疏松粘连，电凝止血。发育不全和粘连紧密的叶间裂应当用 Endo – GIA 处理。例如，左侧肺斜裂发育不全，解剖分离先从左肺动脉进入叶间裂的部位开始。向前上方牵拉左肺上叶后段，向后下方牵拉左肺下叶背段，打开肺门后面的纵隔胸膜，找到左肺动脉干，剪开动脉外膜，顺动脉外膜下的疏松间隙用干纱布球钝性分离。先处理动脉鞘上的不全叶间裂，如果组织不厚，可以用"L"形电刀挑起，离开动脉壁之后烧断。逐渐分开肺叶间裂，显露左肺动脉的各分支。如果组织太厚，血管太多，也可以用 Endo – GIA 或 Linear Cutter（直线切割缝合器）切开。又例如，右侧叶间裂不全时，可以先将右肺下叶背段向前牵拉，剪开后面的纵隔胸膜，紧贴右肺上叶支气管的下面、中间干支气管和右肺动脉中间干的外侧，穿过分离钳，引过牵引吊带，抬起叶间裂的融合部分，用 Endo – GIA 切断，以便显露右肺动脉分支。组织太厚时，在放入 Endo – GIA 前先用大弯钳压缩太厚的肺组织，然后再放入 Endo – GIA，以免不适当的闭合，"U"形钉不能正确成型，致使肺复张之后出血、漏气。不影响分离解剖血管和支气管的叶间裂也可留在最后处理。

（2）肺血管的解剖分离方法：肺血管的解剖分离方法与常规开胸手术相同，也是先剪开血管外膜，沿血管外膜内疏松结缔组织间隙，钳夹"花生米"大小的小干纱布球向肺方向稍用力，推开疏松结缔组织粘连，将血管分离一周，用直角钳抬起血管，绕过牵引线。使用器械闭合血管时要求血管解剖分离得更充分，有足够的长度和空间能插入较粗厚的血管闭合器械。较粗的血管支用血管夹不安全，应当用 Endo – GIA 处理。使用 Endo – GIA 处理血管时要注意，Endo – GIA 是长而硬的器械，由于肋骨和肋间隙的限制，使 Endo – GIA 不能自由移动，放入 Endo – GIA 时需要选择适当角度的皮肤切口将 Endo – GIA 放入胸腔，在胸腔镜的指引下，放入需要闭合的血管下面，动作要轻、准确、血管游离太短时不要强力通过，也不能用力牵拉，特别是老年人肺动脉脆且弹性差，易损伤破裂出血，插入 Endo – GIA 之后，击发之前，要移近胸腔镜，检查闭合是否涵盖整个血管，严防血管钉合不全，击发后引起血管出血。Endo – GIA 使用正确时，应在激发之后，血管两端立即落下并断开，有时仅留很少血管外膜相连，可用剪刀剪断。为防止机械故障出血，有人主张在血管的近心端先留置结扎线，也有人主张将 Endo – GIA 的切割刀片去掉，击发后检查 4～6 排 U 形钉的成形情况，血管钉合满意后再剪断血管。全肺切除时，左、右肺动脉主干和较粗短的上、下肺静脉主干处理，用 Endo – GIA 血管钉闭后剪断也是安全可靠的。

（3）支气管的处理方法：通常支气管最后切断，但为了方便操作也可以提前处理。支气管的处理方法可以分很多种，用支气管残端闭合器处理支气管方便可靠。

支气管周围常有粘连和肿大淋巴结附着，通过钝性和电烧分离，支气管周围的淋巴结可随肺叶标本一并切除。解剖分离过程中的小出血点，可以通过电凝止血。支气管完全显露之后上支气管残端闭合器，拧紧闭合器，使闭合器尽量靠近支气管分叉处，支气管残端不能过长，以防支气管内分泌物潴留。麻醉医师膨肺，证实健康保留肺叶支气管未受影响，可切除病叶。支气管残端用碘伏消毒后，冲水、膨肺，压力达到30 cmH$_2$O，确认支气管残端不漏气，用带有血供的健康组织包盖。如果用 Endo – GIA 处理支气管残端，应选用支气管专用钉夹（一般为绿色）。青少年肺叶支气管细且弹性好，用3.5 mm Endo – GIA 钉夹可以完成肺叶支气管钉合切断。但对支气管硬化的老年人，支气管壁异常增厚者和全肺切除时的主支气管必须用4.8 mm 的 Endo – GIA。下叶切除时，如果背段支气管开口很高，与中叶支气管开口相对时，应将下叶基底段支气管和下叶背段支气管分开钉闭。支气管钉闭后如仍有漏气，可以用4 – 0 聚丙烯线做连续缝合，直到不漏气为止。对异常脆弱的支气管残端，针孔漏气不止者，用4 – 0 聚丙烯线做连续缝合。

（4）肺门和纵隔淋巴结肿大的处理：肺门和纵隔淋巴结肿大，VATS 处理较困难。尽管 VATS 也能够解剖分离肺门和纵隔内肿大的淋巴结，但目前仍有学者认为有淋巴结清扫不干净之嫌。Ⅰ期的肺恶性肿瘤患者理论上无淋巴结转移问题，但是在既往有肺结核、肺结节病、肺硅沉着病和长期慢性肺感染的患者中，在纵隔、肺门和肺叶间裂的血管、支气管旁常有肿大的淋巴结，这些肿大的淋巴结不一定是肿瘤细胞转移引起的肿大，很多是炎性淋巴结肿大，因此，不能遇到淋巴结肿大就放弃 VATS 肺叶切除手术，应当切除这些肿大的淋巴结送冷冻病理切片。另外，术前 CT 扫描未发现淋巴结肿大，但在肺叶切除、解剖分离血管和支气管的过程中遇到肿大的淋巴结也应切除送冷冻切片，病理检查结果如果是淋巴结阴性（N$_0$），VATS 肺叶切除仍可继续进行。如果证实淋巴结内有转移（N$_1$ 或 N$_2$）除不适合开胸做淋巴结清扫的高危患者外，应停止 VATS，中转开胸，完成肺叶切除和淋巴结清扫。所谓高危患者，是指患者有心、肺、肝、肾等器官功能障碍或有严重的糖尿病等，即便是常规开胸手术也只能是切除瘤体，明确诊断，术后再给予放、化疗。

VATS 切除淋巴结之前，应首先看清淋巴结与肺血管之间的关系。如果肿大的淋巴结与肺血管紧密粘连，分离切除淋巴结的过程中随时可造成血管意外损伤、出血，术者应有相应的准备。不能控制的出血，应中转开胸。在分离淋巴结时，术者应双手操作，左手持血管分离钳、绝缘鸭嘴钳或无损伤血管钳，右手持小干纱布球钝性分离推开粘连。用血管分离钳从下面挑起淋巴结，用血管钳夹持淋巴结周围粘连，分成很多小束，再用电刀烧断淋巴结周围的粘连。右手持钳牵开淋巴结周围的组织，暴露术野、方便操作。

移除左纵隔和左侧气管旁淋巴结时，要特别注意保护左迷走神经和左喉返神经，以防术后患者声音嘶哑。切除右侧气管旁淋巴结时，如果有困难可切断奇静脉弓，或将奇静脉弓解剖分离开之后，用牵引带向下拉开，增加对淋巴结的显露。隆嵴下淋巴结常融合成团块状，切除困难，需要耐心和细心。手术台向前摇，使患者稍呈俯侧卧位，肺向前方牵拉，从后边分离隆嵴下淋巴结更方便。从隆突下方将左、右主支气管和下面的心包显露之后，隆嵴下淋巴结也随之显露。与重要神经血管粘连不能完整切除的淋巴结，可用勺形胸膜活检钳活检，送冷冻切片病理检查。在淋巴结活检时非常重要的一点是根据肺肿瘤位置，了解淋巴管走行、肿瘤细胞转移及跳跃式转移的方式和途径。右上叶肿瘤应在第3组和右第2、4组淋巴结活检取样；右中叶在第7、9组和右第2、4组；右下叶在第7、8、9、10组；左上叶在第5、6组；左下叶在第7、8、9、10组活检取样。注意左下叶肿瘤还容易向右上纵隔第2、4组淋巴结转移。

（5）下叶切除术：VATS 肺下叶切除较容易，左肺下叶切除与右肺下叶切除相似，先电灼分离切断下肺韧带，对小出血点电凝止血。下肺韧带一直向上分离达下肺静脉的下缘。用无创环钳夹持肺下叶向上牵拉，助手帮助暴露下肺静脉，钝性、锐性分离下肺静脉。可以先处理下肺静脉，但为了减少肺创面渗血，也可以待肺动脉分离之后再处理。

处理肺下叶动脉必须先打开斜裂。在右侧必须解剖分离到右肺中叶动脉水平，才能看清右肺下叶背段动脉分支；在左侧，必须打开斜裂，沿左肺动脉于显露出左上叶舌段动脉后才容易处理左下叶背段和基底干动脉。可以先处理下叶动脉分支再处理下叶静脉，也可以先处理下叶静脉再处理动脉分支。血管处理之后向前牵拉肺下叶，暴露下叶支气管，分离解剖支气管周围的粘连，然后钉闭支气管并切除肺下叶。

（6）中叶切除：右肺中叶切除比较简单，可以先解剖分离右肺中叶静脉和动脉，然后用 Endo - GIA 切开右肺中、下叶之间的斜裂，也可先切开水平叶间裂。右中叶动脉经常有 2 支，要完全解剖出来，然后将中叶静脉、动脉和支气管逐一处理。

（7）右上叶切除：VATS 上叶切除比下叶切除困难。血管和支气管处理顺序可以根据患者的具体情况决定。有人建议肺叶间裂完整的患者中，先解剖分离右上叶后升支（后段）动脉并切断，然后处理右上叶支气管。切断右上叶支气管之后，将右肺上叶向前下方牵拉，解剖分离右肺上叶动脉的尖前支并结扎切断。最后完成右上肺静脉及水平裂的离断。这种手术方法是先扎动脉、后扎静脉，肺动脉压低，术野出血少。

也有人建议先处理右上肺静脉，小开胸切口在腋前线第 4 肋间，正对着右肺门，助手用五爪拉钩或无创环钳夹住右肺上叶向后下方牵拉，胸腔镜视野中显示上腔静脉和右肺上叶的主要血管。先解剖分离上肺静脉，将去往右肺上叶和中叶的肺静脉分支分离出来，注意肺静脉后面的右肺中间干动脉不要损伤，可以先绕过粗线将肺静脉提起。然后再放入 Endo - GIA 切断。先切断肺静脉可以为解剖分离肺动脉分支提供方便，也可以减少手术操作造成的肿瘤细胞播散。肺静脉切断后，肺动脉压升高，手术创面出血增加。另外，禁忌切断肺静脉后探查发现肺叶不能切除，动脉无法处理，这将造成术后咯血、肺叶梗死。所以术者要权衡利弊，是先处理右上叶肺静脉还是先切断右肺上叶尖前支动脉，完全根据具体情况决定。

如叶间裂完整，可以将右上叶支气管放在右上叶后段后升支动脉之后处理，很细小的后升支动脉可以用血管夹夹闭后剪断。异常粗大的后升支动脉不能用血管夹夹闭，应当用丝线结扎后剪断或用 Endo - GIA 处理，以防脱落后出血。如果叶间裂不全，右上叶后升支动脉解剖分离非常困难，最好先用 Endo - GIA 切断右上叶支气管，最后用 Endo - GIA 或 Linear Cutter（直线切割缝合器）将叶间裂及后段回升支动脉一起切断钉合，完成右肺上叶切除。

（8）左肺上叶切除：对叶间裂完整的患者，可以先解剖切断上叶舌支动脉，然后继续向上分离，处理前段和尖后段动脉支。分离左上叶支气管并钉闭切断，最后用 Endo - GIA 切断左上肺静脉。

对叶间裂不完整、左上叶动脉解剖分离困难的患者，应先解剖分离左上肺静脉。术者就站在患者的前方，经腋前线第 4 肋间小开胸切口，先打开纵隔胸膜，助手将左肺上叶向后牵拉，术者双手持钳，解剖分离左肺上叶静脉分支。左肺上叶静脉的前面和两侧面被分开之后，用直角钳轻柔地分开左肺上叶静脉的后面，要记住，上叶支气管和左肺动脉主干就在左肺上叶静脉的后面紧紧相贴。分开后用粗丝线环绕左上叶肺静脉，并用 Endo - GIA 切断。当左肺上叶静脉被切断之后，左肺上、下叶支气管就显露出来了。分离左肺上叶支气管时要特别小心，避免损伤上面、下面和后面的左肺动脉干。要紧贴支气管壁分离，用钳子小心轻柔地扩开左上叶支气管周围的粘连，引导穿过一根牵引线作为吊带，一旦吊带绕过支气管，就可以钉闭并切断支气管。左肺上叶支气管切断之后只有左肺上叶动脉分支和叶间裂粘连。左肺上叶细小的动脉分支可以用血管夹夹闭后剪断，但较粗大的分支，例如尖后段分支应结扎、缝扎后剪断或用 Endo – GIA 切断。

（9）左、右全肺切除：全肺切除比肺叶切除相对容易，因为动脉和静脉异常变异少，没有肺叶间裂解剖分离和叶间裂中血管处理上的困难，第一肺门的解剖也相对简单。但是 VATS 全肺切除的适应证少，常见的适应证是：①上、下叶肺实质内肿瘤。②一个小肿瘤位于上、下叶支气管分叉处并且不能用支气管成形术切除，只有全肺切除才能达到根治目的。③肺实质内肿瘤直径 >4 cm，术前在高分辨率 CT 上显示，跨叶间裂生长，上、下叶均被侵犯。④局限于同一侧的肺实质内肿瘤转移。但是预期的 VATS 肺叶切除遇到难以克服的困难时，不是 VATS 全肺切除的适应证，应中转开胸。

VATS 全肺切除与上叶切除站位相似，术者站在患者前面，小开胸切口做在腋前线第 4～5 肋间。小切口正对着肺门，有紧急情况时，术者可以通过开胸小切口放入常规开胸手术器械，控制肺门血管出血。解剖分离先从下肺韧带开始，切断下肺韧带，打开肺门周的纵隔胸膜，解剖游离上肺静脉，当上肺静脉切断之后，动脉就显露出来。左侧肺动脉总干较长，在解剖分离时，为了看清动脉上、下各方向的结构，术者可以中途改变位置。右侧肺动脉总干短，将右上叶尖前支和中间干动脉分别处理更方便。一旦动脉解剖分离完成之后，立即用粗丝线绕过肺动脉并吊起肺动脉，这样不但方便进一步解剖分离，而且缩小了血管口径，便于放入 Endo – GIA。如果用粗丝线结扎、缝扎动脉，在老年血管硬化的患者中，应把结扎线的力量掌握在适当水平，既不能结扎不紧，又不能用力过大，防止结扎线割断血管。下肺静脉的处理并无特殊。左、右主支气管的处理应注意，应选用钉长 4.8 mm 的闭合器及 Endo – GIA，钉闭主支气管应尽量靠近隆嵴，残端不可留的过长。胸膜腔冲水膨肺不漏气后，支气管残端可以用附近的胸膜片（右侧可用奇静脉弓）包盖。

三、淋巴结清扫

（一）肺叶切除与淋巴结清除的顺序安排

淋巴结清除可以在肺叶切除之前，也可以在肺叶切除之后。如果肺癌伴有肺门和纵隔淋巴结肿大，不能确定是炎性淋巴结肿大还是肺癌转移引起的淋巴结肿大时，在肺叶切除之前应做系统的淋巴结解剖分离，术中送冷冻切片病理检查，N_1 或 N_2 阳性患者，如果患者一般情况好，能够耐受开胸肺叶切除和淋巴结清扫手术，应中转开胸；如果患者一般情况差，不能耐受开胸肺叶切除和淋巴结清扫的高危患者，应当用 VATS 切除病灶，在有淋巴结转移的部位，用银夹做标记，术后根据银夹标记做放射治疗，并辅以化疗。凡 VATS 探查没有发现明显淋巴结肿大和 VATS 容易完成肺叶切除的患者，应先做肺叶切除。在切除肺叶过程中，解剖分离血管和支气管时遇到肿大淋巴结则切除，不专门探查寻找切除淋巴结。例如做右肺上叶切除术时，分离纵隔第 2、3 组淋巴结暴露肺动脉，右上叶尖前支肺动脉切断之后即可解剖清扫上叶支气管和气管支气管（第 4 组）淋巴结。待肺叶切除之后，手术野变得更敞亮，操作更方便时，再彻底清扫纵隔和肺门的所有淋巴结。

（二）淋巴结摘除操作要点

清除淋巴结时首先要认清淋巴结所在的解剖位置，与周围重要神经、血管和重要脏器间的关系，并妥善保护好这些重要结构。

首先将胸腔镜移近要切除的淋巴结，术者双手操作，先用"L"形电刀或剪刀切开胸膜，左手用血管钳夹住淋巴结外面的脂肪、胸膜或纤维结缔组织，将淋巴结轻轻提起，右手用止血钳在淋巴结下面最疏松部位轻轻分离，透过淋巴结的下面，用止血钳将淋巴结抬起。淋巴结与周围的粘连可以先用钛夹夹闭后剪断，也可以用绝缘蚊式止血钳将淋巴结周围的粘连分束钳夹后电凝烧断，或用"L"形电刀直接烧断，取出肿大的淋巴结。有人喜欢用纱布球推擦淋巴结，将一些小的毛细血管擦断，虽然小毛细血管擦断之后有少量出血，但经干纱布压迫之后多数能停止出血。对不能自凝的小血管出血点，可以用止血钳夹住，将止血钳提起之后电凝止血。

（三）特殊部位的淋巴结清扫

1. 清扫右上纵隔淋巴结

首先切开肺门至胸顶的纵隔胸膜，保护好右侧膈神经，清除右肺门前方的脂肪组织，暴露右上肺静脉，自下向上清除，并解剖游离奇静脉弓，如果脂肪组织中的淋巴结小而软，容易清除，奇静脉弓可以套带后牵开；如果淋巴结融合成团，肿块巨大，侵犯周围组织或有严重粘连，也可以结扎后切断奇静脉，彻底显露上腔静脉后面和气管右侧，升主动脉的右侧壁也可得到部分暴露。钛夹夹闭后切断纵隔脂肪组织中汇入上腔静脉的小静脉属支，将无名静脉和上腔静脉向前内侧牵开，用剪刀、小纱布球和"L"形电刀清除右上纵隔的淋巴结。

2. 清除左上纵隔淋巴结与清除右上纵隔淋巴结基本相同，所不同的是在解剖右上纵隔时，几乎不会遇到因为淋巴结转移而不得不损伤喉返神经的情况。但在解剖左上纵隔时，必须从暴露左头臂静脉（无名静脉）和主肺动脉窗开始，时时注意保护左膈神经、迷走神经和喉返神经。暴露左头臂静脉后，朝肺门方向清除所有脂肪及脂肪中的淋巴结。半奇静脉影响操作时，可结扎后切断。胸导管位于左颈总动脉和左锁骨下动脉之间，在主动脉弓上方，它由后纵隔向前纵隔走行，注意预防胸导管及其分支的损伤。左上纵隔淋巴结清除的重点是主动脉下区淋巴结（第5组）和主动脉旁区淋巴结（第6组），这两组淋巴结发生肿瘤转移的机会较多。

3. 隆突下淋巴结清扫

清除隆突下淋巴结比较困难，因为显露欠佳，淋巴结常融合成团，并且周围血管丰富，需要耐心和细心。首先将手术台向前摇动，使患者体位呈俯侧卧位。将肺向前上方牵拉，从后方分离解剖气管隆嵴下方更方便。当右侧开胸时，先从后纵隔切断迷走神经肺支，打开纵隔胸膜，显露心包，沿心包从下向上并向左分离。从气管分叉至右主支气管后壁的支气管动脉分支用钛夹夹闭后切断。解剖分离显露左主支气管软骨环的内侧缘，在解剖分离过程中可以发现，有时隆突下淋巴结（第7组）与左、右主支气管淋巴结（第10组）以及右上叶支气管淋巴结（第12组）互相连接。经左侧清扫隆嵴下淋巴结更困难，因主动脉弓和降主动脉的遮挡，术野暴露困难，左喉返神经和食管需要细心保护。经左侧清除隆突下淋巴结可以从解剖游离左下肺韧带淋巴结（第9组）开始，打开后纵隔胸膜，保护好左迷走神经，从下向上解剖左主支气管，游离其周围的淋巴结，直达气管分叉处，在此处将迷走神经肺支切断，向右侧分离显露右主支气管内侧壁。从左、右两侧主支气管向上分离，在隆嵴处用钛夹夹闭并剪断左支气管动脉分支，清除隆嵴下脂肪及淋巴结。

（四）如何处理不能清除的转移淋巴结

有一些肿大的淋巴结即使是开胸手术也难清除，淋巴结能否被清除与淋巴结所在的位置及外侵程度密切相关。当转移淋巴结侵犯周围器官结构的实质时，想清除这些严重外侵的淋巴结而又不伤及受侵器官是不可能的。遇到这种情况时出路只有三条：①扩大手术切除范围。②变根治性切除为姑息性切除。③中转开胸，改做血管和/或支气管袖式切除术以及其他类型的手术。以左肺上叶癌为例，如果左肺门出现肿大的转移淋巴结，左肺上叶动脉分支被肿大的淋巴结包绕侵犯，无法解剖分离，但肺动脉总干和上、下肺静脉可以解剖分离。患者能耐受全肺切除，可将左肺上叶切除改为左全肺切除，彻底切除病灶和转移淋巴结。如果患者不适合做左全肺切除，也不适合中转开胸，可以将转移淋巴结用银夹标记，术后放疗。病灶靠近肺门，不能做楔形切除者，可以先处理能够解剖分离的血管，对不能处理的血管，根据距离宽窄选用 TL60 或 THT$_3$0 将左上叶支气管和血管一并钉闭，姑息切除左肺上叶。适合做血管和/或支气管袖式切除者，应中转开胸手术。中转开胸还可以将受侵血管的上、下两端肺动脉主干暂时阻断，齐根切断左肺上叶动脉分支后，用 3 - 0 或 4 - 0 无损伤线缝闭血管裂口。

（五）手术注意事项

清除和活检淋巴结时要注意完整切除整个淋巴结，如果有可能，应连同淋巴结周围的脂肪组织一起清除，做到干净彻底。淋巴结包膜薄，组织脆，不能用钳子直接夹持肿大的淋巴结，这样容易损伤或夹碎淋巴结。碎裂的转移淋巴结会造成肿瘤细胞扩散和种植，污染手术野，因此，应当用止血钳夹住含有淋巴结的脂肪组织和纤维结缔组织，将淋巴结与周围的血管、支气管、神经和食管等脏器分离开。遇到淋巴结肿大、融合、外侵和紧密粘连时，损伤淋巴结，使其碎裂的情况很难避免，手术结束时，应当用无菌蒸馏水反复冲洗浸泡创面和胸膜腔，预防肿瘤细胞种植。

在做淋巴结清扫时要注意与周围的解剖关系。淋巴结多在血管和支气管周围分布，纵隔内更是淋巴结转移的常见部位，因此在做淋巴结清扫时，必须首先看清周围的解剖关系，注意保护好膈神经、迷走神经、喉返神经、胸导管及其分支。避免和减少神经损伤和乳糜胸的发生。重要的神经、血管必须牺牲时，术前或术中应征得患者或家属的同意，减少医疗纠纷的发生。在分离解剖淋巴结时不慎损伤或撕破了大血管壁，引起大出血时，不要惊慌，术者应立即用内镜无创血管钳夹持血管破口，或用环钳夹干纱球用力压住出血部位，立即扩大手术切口，改善照明和手术野显露，根据血管损伤的部位和性质决定做血管结扎切断或用 3 - 0 或 4 - 0 无损伤线做连续缝合，修补破口。

肺癌的淋巴结转移有一定规律。例如右肺上叶肺癌，容易向右侧第 2、3、4 组淋巴结转移，而食管周围淋巴结（第 8 组）和肺下韧带淋巴结（第 9 组）转移较少见。右肺中叶应清除第 7、9 组和右第 2、4 组淋巴结。右肺下叶肿瘤容易向右第 7、8、9、10 组淋巴结转移。左肺上叶要特别注意第 5、6 组。左肺下叶和右肺下叶一样，仍是第 7、8、9、10 组淋巴结。因此，熟悉肺癌淋巴结分区，淋巴结转移途径、顺序和方向对淋巴结清除是十分重要的。1967 年日本 Naruke 报道了肺癌区域淋巴结命名，1980 年被日本肺癌学会和国际抗癌联盟采纳，沿用至今。淋巴扫描研究提示了每个肺叶的淋巴引流模式及淋巴结转移方向。淋巴结清除的原则是干净、彻底，尽快完成整体解剖。对淋巴结跳跃式转移方式和淋巴反流也必须引起足够重视，肺门淋巴结阴性者，纵隔淋巴结也可以出现阳性转移。淋巴管近端阻塞，淋巴液还可以通过吻合支绕过阻塞部位而出现反流和不符合一般规律的转移。因此，在淋巴结清扫治疗肺癌的过程中，需不断总结提高和全面考虑问题。

第三节　胸腔镜肺叶切除术的难点解析

一、术前评估

对于心肺功能良好的早期（ⅠA 和ⅡB）原发性肺癌患者，肺叶切除是标准的手术方式。本节主要着重于手术的操作技巧，而不是患者生理及肿瘤学方面的准备。一般来说，所有术前一般情况良好、心功能能储备好、拟行肺叶切除手术的患者都可以耐受 VATS。外科医师术前复习胸部 CT，以确定肿瘤可以经所选的操作切口取出，且距离肺门及无须切除的结构有足够的安全解剖空间。

对有些病例，VATS 也可用于探查，以明确那些局限进展期疾病（如ⅢB 或 T4 期），使患者避免不必要的开胸手术。为明确诊断所行的肺楔形切除活检及为明确分期的淋巴结切除都可以行 VATS。广泛的胸膜纤维化或肺组织无法萎陷都有可能使 VATS 无法进行。

二、手术考虑要点

患者取侧卧位，使肋间张开。有几种有效的方法可供选择，实行选择性单肺通气，但必须确定所选的方法可以在术中行支气管镜检查，以发现插管是否到位，或由于解剖肺门使插管位置有所改变时，及时纠正以保证有效的单肺通气。

VATS 肺叶切除术的严重并发症是致命性的血管损伤。邻近肺组织及其他器官的不可逆损伤也是 VATS 肺叶切除术相关的并发症。使用有角度或可弯曲的镜头更好地暴露血管，选择合适的切口可以减少这些并发症发生。

手术切口处器械的过度旋转、扭曲可能造成肋间血管神经的损伤，引起术后疼痛。一般这类患者不需硬膜外麻醉，但是胸膜表面麻醉（如快速推注或持续点滴 0.25% 布比卡因）可以减少胸管引起的不适感。

手术中必须检查漏气，特别注意支气管残端有无漏气。因为术后没有跨肋间缝合关闭肋间切口，气体容易溢出形成皮下气肿，因此如果考虑术后漏气比较多，操作孔可以用来置另一根胸管，否则可以缝合关闭操作孔。

三、手术操作的核心思想

以下所说的核心思想代表首选方法，其原理是基于一个 6 cm 的切口及另外两个约 1 cm 的切口。另外，头部可旋转的闭合器也减少了从肺门后进路的需要。通常最好有一个放置镜头的孔道可以多角度地从后面或前面观察肺门，一个与斜裂走形一致的操作孔道（约位于第 6 肋间），这个切口要尽量靠前，这样闭合器可以处于与肺门结构垂直的位置，进入切口选择便于直视下处理切除部位的解剖操作。30°胸腔镜（或者可弯曲的镜头）可以提供比开胸手术更广阔的手术视野。

首先，在第 7 或第 8 肋间腋中线处做放置镜头的切口，通常经这一切口进行胸腔探查明确有无 VATS 手术的禁忌证。其他的切口（直视及操作口）根据探查结果和上面提及的原则定位。深部触诊及在预测的部位插入针头有助于明确最佳手术入路。

内镜用直线切割缝合器可用于分离所有肺组织，包括支气管。应该避免用血管钳夹脆弱的肺动脉分支，因为这种钳夹力不规则，可能损伤血管，或是以后的操作把血管夹撕脱而造成不必要的出血。标准的操作还包括用强韧的尼龙网袋将标本取出胸腔，以避免肿瘤细胞在切口的种植。

尽管能用内镜器械用于手术操作，也可以用我们更熟悉的传统手术器械，因为我们更熟悉这些器械的钳夹力量及手感。大的直角钳在分离组织的时候特别有用。弯头的 Badcock 钳可以到达不同的方向，而且在操作时不会影响直视的视野。

使用内镜闭合器闭合血管时，因为闭合器的铁砧是直的，不像有弯度的器械可以完全绕过血管。通常用一橡皮管绕过血管做导引，使闭合器的砧完全通过肺血管，以保证切割完全；切割不完全很危险，可能会导致大出血，因此必须注意。

有学者认为移动镜头会浪费时间，并会干扰手术操作，也有学者更喜欢改变镜头位置来暴露术野，特别是在处理尖前部的结构时，镜头最好从前面进入。

四、手术步骤

目前世界上已有部分医疗中心成功并安全地施行了 VATS 肺叶切除手术。术中危及生命的并发症并不常见，总的住院死亡率（0.5% ~3.6%）和中转开胸术率（2% ~3%）都比较低。对于复杂的、高危的患者来说，VATS 手术结果要比开胸手术更好一些。术后疼痛的减轻、住院时间的缩短、功能的改善并没有以牺牲肿瘤手术效果为代价。事实上，有数据表明早期肺癌患者行 VATS 手术的长期生存率不比常规手术差。VATS 手术很少影响免疫系统，这能很好地治疗进展期恶性肿瘤切除术后引起的微小残留病灶。表 7 - 1、7 - 2 所提到的方法为外科医师行 VATS 手术提供了简要的途径。

表 7 - 1 胸腔镜肺叶切除术简要步骤

步骤		器械
右上肺叶切除术	分离胸膜	LB, RA
	解剖分解右上肺静脉分支	2.0 mm ELC, RA
	分解尖段肺动脉分支	2.5 mm ELC
	在斜裂处找到肺动脉主干	LB, SF, SS, PD
	处理部分不全的水平裂——从周围向肺门处（将肺拉伸展）	3.5 mm ELC, RA
	在肺门处找到到中叶及下叶的肺动脉	PD
	用大的钝头直角钳从肺门到斜裂分离解剖出肺动脉上缘边界	RA, RR
	在上一步操作的水平上以直线切割缝合器完全分离水平裂，完全暴露肺动脉	3.5 mm ELC, RA
	分离上叶肺动脉的残余分支，包括后升支	2.5 mm ELC, RA
	处理斜裂的后半部分叶裂	3.5 mm ELC, RA
	解剖并分离右上叶支气管	TR, PD, 4.8 mm ELC
	将标本装袋	5 ×8 时 LS, TR
	分离肺下韧带	LB
	肋间神经阻滞	LN
	放置胸管，确定肺膨胀，检验漏气，封闭可能肺残面	
	将活动度大的中叶与下叶缝合防止扭转	3.5 mm ELC
右肺中叶切除术	分离胸膜	LB, RA
	分离上肺静脉的中叶支	2.0 mm ELC, RA
	在斜裂处找到并分离中叶肺动脉	LB, SF, SS, PD
	处理水平裂——从周围向肺门处（将肺向周围拉伸展）	3.5 mm ELC, RA

步骤	器械
如果在斜裂处未找到肺动脉,在肺门处分别找到中叶及下叶的肺动脉	PD
用大的钝头直角钳在肺动脉上缘分离血管,从肺门到斜裂肺动脉处	RA,RR
在上一步操作水平上以直线切割缝合器分离水平裂,暴露肺动脉全长	3.5 mm ELC,RA
分离到中叶的肺动脉分支	2.5 mm ELC,RA
处理中叶与下叶之间的斜裂	3.5 mm ELC,RA
解剖分离右肺中叶支气管	TR,PD,4.8 mm ELC
将标本装袋	5×8 时 LS,TR
分离肺下韧带	LB
肋间神经阻滞	LN
放置胸管,确定肺膨胀,检验漏气,封闭可能的肺残面	
左上肺叶切除术 分离胸膜	LB,RA
分离上肺静脉	2.0 mm ELC,RA
分离尖段肺动脉分支	2.5 mm ELC,RA
在斜裂处找到肺动脉主干	LB,SF,SS,PD
处理后面的斜裂	3.5 mm ELC,RA
分离上叶肺动脉的残余分支,包括舌叶的分支	2.5 mm ELC,RA
处理前面的叶裂	3.5 mm ELC,RA
分离解剖左上叶支气管	TR,PD,4.8 mm ELC
将标本装袋	5×8 时 LS,TR
分离肺下韧带	LB
肋间神经阻滞	LN
放置胸管,确定肺膨胀,检验漏气,封闭可能的肺残面	

注:ELC,内镜用直线切割器;LB,长的电凝头;LN,腹腔镜所用的针头;LS,腹腔镜所用的将标本取出的囊袋(厚尼龙);PD,分离器;RA,直角钳;SF,标准的钳状骨针;SS,标准的剪刀;TR,三角形的牵引器。

表7-2　胸腔镜肺叶切除术难点解析

	困难	解决措施
镜头与切口的选择	镜头	取腋中线第八肋间切口
	前面的操作孔	由胸腔镜引导定位,针头或手指测定
		尝试在第六肋间取切口,越靠前、与斜裂位于同一层面越好
		前面的切口要尽量靠前以改善闭合器进入时角度的问题
	直视切口	由胸腔镜引导、针头或手指测定引导下取4~8 cm(经典为5 cm)的切口
	上叶	取第四肋间腋前线切口,有助于上肺静脉和动脉分支的暴露和解剖
	下叶	取5~6肋间腋中线切口,直接与叶裂处的肺动脉相对,如果伤口较长要避免损伤胸长神经
分离部位的观察	镜头的运作	选择另一个孔道或直视切口来放置镜头
		使用30°镜或是可屈曲的胸腔镜
		在开始电视胸腔镜肺叶切除手术前彻底培训握镜头的助手

续　表

困难		解决措施
	患者体位	尝试反屈式位使膈肌下降；试着倾斜手术床使肺组织离开术野
		使患者轻微后仰或使手术台向后倾斜以更好地看清前面
	牵引	试着在膈肌较强韧的膜部位缝牵引线，经镜头的孔道拉出
		经操作孔道用 5 mm 的牵引器将横膈挡开或者再取一 5 mm 切口
		用一橡皮导管绕过肺门再经直视切口收回来
		用 5 mm 的环形肝脏拉钩经前面的操作孔道将肺实质环住（这在提起整个肺明确下面无其他血管相连时是很有用）
		尝试用有角度的工具如弯的 Badcock 钳
		试着用各种扇形拉钩
	肺的操作	吸引或钝性压迫使肺萎陷
		分解粘连
		将肺门拉向直视切口来分离
		试着分几次分离叶裂
		减少潮气量（纵隔下垂可改善操作空间）
		考虑使用封闭式套管，注入 CO_2 来帮助肺萎陷
		在行右上叶切除术时，不要过早地处理水平裂，防止右中叶的摆动影响手术
	直视切口	使用儿科的拉钩来拉开伤口的软组织而不撑开肋骨
		改变手术台的位置来改善观察角度
		延长切口（最长到 8 cm）
		使用横向的自动拉钩
	保持镜头清洁的困难	使用不同的孔道
		经直视切口喷生理盐水来清洗镜头
		在套管切口部位以纱布来擦渗出的血液
		使用有角度的镜头
		孔道内用纱布敷料清洁
暴露的困难	通常遇到的问题	第一步先分离肺门处胸膜
		从静脉开始，然后动脉，然后支气管
		使用"花生米"上缝线以防丢失
		操作困难时使用其他的孔道来暴露
		试着分离部分或全部的叶裂
		在靠后的位置加一个切口（对清扫第 7 组淋巴结是有用的）
		尽量使用有弯度的器械
		首先完成后面的解剖以防止处理前面时肺翻转
		在镜头旁协同使用另一个器械来帮助暴露和分离
	肺下韧带	用 30° 镜向下看
		可以用电凝从操作孔开始从直视切口结束
		经中间的孔道将其拉出横膈
		避免烧灼到心包
	斜裂	在直视下分离
		用拉钩从操作孔将肺门拉向直视切口

困难		解决措施
	肺门前上部分	用30°镜或经中间的切口用0°镜
		行上叶切除术时先分离肺静脉来暴露肺动脉
		行右上叶切除术时要保留中叶的静脉
	后面的肺门	用30°镜从中间看
	处理被包绕的血管	用分离器增加可处理的血管长度
		用标准的或长的直角钳
		尝试将直角钳由中间前面的切口进入
		分离叶裂使操作空间增大
		经不同的孔道来观察分离
闭合器钳夹组织的困难	一般的问题	用全角度有关节的闭合器——在结构后方轻轻转动便于通过结构
		在铁砧上套一8～14F橡皮导管，首先以直角钳将导管穿过，然后用导管引导闭合器铁砧穿过
		注意在穿导管时不要用暴力以免红色橡皮导管与铁砧脱开
		将周围的其他组织分离开
		确定没有将其他不需要和没有看到的组织夹住
		使用合适型号的闭合器
	上肺静脉	闭合器经放置镜头的孔道进入
	下肺静脉	闭合器经中间的孔道进入
	尖段肺动脉	闭合器经放置镜头的孔道或中间的孔道进入
	斜裂处的肺动脉	闭合器经中间的孔道进入
		注意不要损伤上段肺动脉到下叶的分支
		确定没有漏掉的肺动脉分支
	支气管	闭合器经放置镜头的孔道（上叶切除）或中间的孔道（下叶切除）进入
		用橡皮导管环形绑住支气管远端，经直视切口拉开以暴露解剖近端支气管
		尝试在直视下用常规使用的开放性支气管闭合器（TA－30，4.8 mm）。用长柄的15号刀片在胸腔镜引导下切断支气管；同样可以使用橡皮导管来引导闭合器的钳夹
		在闭合器激发前余肺部分通气
分离的困难	分解粘连	首先以钝头的钳子在放置镜头的孔道分解形成一个"口袋"
		一旦"口袋"形成，放入胸腔镜分解疏松的粘连；在分离粘连后的胸壁上取操作孔
		经操作孔置入电凝棒及其他分离器械
		使用有角度的器械
		将两个孔道联合起来交替操作，这样使分离变得更方便
出血的处理	中量出血	用凝血材料压迫止血数分钟，用周围组织压迫止血，先分离其他组织
		尝试使用生物封闭剂
		对易碎的组织尝试使用 Harmonic 刀
		如果有任何问题，延长直视切口直接处理
	严重出血	如果出血是发生在闭合器拿走后，再用一个闭合器钳夹
		用"花生米"压迫止血
		如果出血量大要中转开胸，要边开胸边用海绵钳或纱布压迫止血

续　表

困难		解决措施
		尝试合适的血管夹（标准的或腔镜下使用的）
		用 4-0 的 Prolene 线缝，线节以夹子固定
		避免使用钳子
获取样本的困难	将肺叶装入标本袋时的困难	在袋子上缝线，使标本袋成三角形张开，然后取出镜头等；三角形的一个角可以经直视切口用器械抓住，或者 5 mm 的三角形肝脏拉钩可以帮助打开标本袋
		首先通过器械的交替动作将标本的小的一头放入标本袋，始终保持有一把器械抓住标本，转动手中器械，把标本放入
		标本袋中装满生理盐水使其张开
		确定装入袋子的是正确的肺叶
		将袋子的边缘缝到合适的取出装置的环上
		调整袋子的方向确定其他组织不会影响操作
		切除标本大则用大的标本袋
	将标本袋经切口取出时的困难	首先吸出标本袋里的水，确定在吸出水及空气时标本袋是打开的
		拿走直视切口的所有拉钩
		调整标本袋使其开口长轴与肋骨平行
		再次调整标本袋里的标本，使肺叶较薄的一部分先出来
漏气及残面处理的问题	一般问题	拉标本袋的一边缝，然后再拉另一边（或者两边轮流），可能要用几分钟把整个标本取出
		对抗牵引固定胸壁
		少数情况下要延长皮肤或肋间的切口
		在水下使残余肺组织膨胀
		使用闭合器、缝补或肺封闭剂来封闭漏气
		维持 20 cmH$_2$O 的通气压检查支气管残端有无漏气
		使用流水来发现漏气检查
		用足够粗的胸管来引流漏气，负压吸引不要太大
		考虑在中间切口处再放一根胸管
		胸管可能要经一比较长的隧道发现
		使用厚的支气管闭合器（4.2~4.8 mm），仔细检查闭合器避免两次击发
	大的残面	分解下肺韧带
		考虑顶部覆盖
		如果残腔很大可以考虑气腹
	皮下气肿	可以考虑缝合直视切口处的组织，减少胸腔游离气体进入皮下（因为肋间切口不像标准开胸手术那样关闭）
	术后疼痛的处理	行经胸膜或后面的肋间神经阻滞
		放胸管处局部麻醉
		避免肋间撑开及术中操作器械的过度转动
		使用酮洛酸氨丁三醇（toradol）或其他非激素类的镇痛药而不是使用麻醉药

随着时间的积累，外科医师慢慢会有各自的操作方式，但对于初学者来说，这张表及难点解析仍是一个有用的参考。

第四节 肺癌的胸腔镜手术治疗效果评价

欧美主要肿瘤治疗中心完成的一系列临床研究结果显示，胸腔镜手术治疗非小细胞肺癌的疗效与常规开胸手术相似。McKenna 等 1998 年发表的一项收治了 298 例 Ⅰ～Ⅲ期（78% 为 Ⅰ 期）非小细胞肺癌的多中心回顾性分析结果显示，所有患者的 4 年总存活率达 70%，与开胸肺叶切除手术的疗效相近。2000 年发表的一项由日本学者完成的临床试验结果显示，204 例 Ⅰ 期非小细胞肺癌接受胸腔镜手术治疗后的 5 年总存活率高达 97%，且术后患者的肺功能保留较好。2006 年 Mc Kenna 等总结了美国洛杉矶 Cedars Sinai 医院在 12 年内完成的 1 100 例胸腔镜手术（包括肺叶切除、全肺切除与肺段切除）发现：胸腔镜手术的死亡率为 0.8%，且无因术中出血而死亡的病例，该组患者中仅 10 例出现术中出血，95.9% 无须输血，84.7% 患者无任何术后并发症，术后平均住院日少于 5 天，其中 20% 患者于术后 1～2 天出院。研究结果表明，胸腔镜手术下的肺叶切除术在减少术后并发症，缩短住院时间等方面具有优势，没有证据表明胸腔镜手术出血更多或更难控制。因此，对经验丰富的医师而言，应用胸腔镜手术行肺叶切除的风险较低。

虽然目前已完成并发表的大量临床研究结果已证实了胸腔镜手术切除非小细胞肺癌的可行性、安全性及其疗效，但必须指出的是，目前有关胸腔镜手术的大部分临床研究为回顾性总结，尚缺少严格的前瞻性随机对照研究，故临床上开展非小细胞肺癌胸腔镜手术切除时不可盲目跟从。此外，目前尚无足够的前瞻性研究结果证明 VATS 肺叶切除术较标准的开胸手术更优越。尽管 VATS 肺叶切除术的手术切口短，术后镇痛药的需要量减少，但 VATS 对纵隔淋巴结的完全廓清尚具困难，对肺癌患者而言，住院时间、术后并发症和生存期并没有因为应用 VATS 而改善。

第五节 肺癌胸腔镜放射性粒子植入术

^{125}I 粒子发射一种低能 γ 射线，其能量随距离衰减特别明显，因此可给予靶组织较放疗更高的剂量，而周围正常组织损伤小，是一种理想的局部综合治疗手段。放射性粒子组织间近距离治疗肿瘤具有精度高、创伤小和疗效肯定等优势，临床应用显示了广阔的前景。

近距离放射治疗是把放射性核素源按一定的治疗布源规则置于肿瘤表面或肿瘤内的放射治疗，其基本特征是放射源可以最大限度地贴近肿瘤组织，使肿瘤组织得到有效的杀伤剂量，而周围正常组织受量最低。近距离放射治疗自 1898 年居里夫人发现镭元素后被应用到临床，至今刚逾百年，但其发展相当迅速。1903 年 Strebel 曾将一根导管插入肿瘤中，然后将镭元素送入，进行治疗，此举应为最原始的手工后装组织间照射治疗。1905 年居里夫人与 Damlos、Dominici 发明把镭元素用铂金封成管状线源治疗皮肤癌和宫颈癌，此举应是最早的敷贴治疗和近距离腔内治疗。1914 年由 Forssell 奠基，后由 Heyman 和 Kottmeier 继承和发展的斯德哥尔摩法，此法以含镭 43 mg 至 74 mg 不同长度的宫腔管和含镭 50 mg 至 75 mg 的不同宽度的阴道容器，进行腔内分次治疗，每次治疗 20～24 小时，被称为"大剂量、短时间的分次治疗"。1919 年 Regelld 和 Lacassagme 等创造和发展的巴黎法，此法以宫腔管含镭 33.3 mg，穹隆部阴道容器 2 个，各含镭 13.3 mg，连续治疗可达 120 小时，被称为"低剂量、长时间连续治疗"。1932 年 Paterson 和 Parker 建立了曼彻斯特法，把当时的伦琴剂量概念引入近距离照射中来，创立了 Pterson－Parker 剂量计算法，制定镭针插植规则。在宫颈腔内镭疗中，又提出了 A 点和 B 点作剂量参考点的剂量学概念，并一直沿用至今。但以伦琴表示的剂量概念，现已被吸收剂量 Gray（Gy，戈瑞）所代替。1953 年 Hensehke 在介绍放射性粒子植入治疗时，描写了"后装技术"，使用了"Afterloading"这一词，后被广为接受，并沿用至 20 世纪 60 年代出现了远距离控制的后装治疗机，其治疗方式可因布源方法、核素源剂量率大小、与外照射配合的先后等不同而异。近距离放疗根据布源方法可分为以下几种方式：①表面贴敷照射；②腔内照射治疗；③间质照射治疗，又称组织间照射，^{125}I 粒子植入即为组织间照射；④术中近距离照射；⑤内用放射性核素应用等。由于早期放射性粒子治疗肿瘤使用的多是高能核素，如 ^{60}钴、^{226}镭等，这些核素释放 γ 射线防护颇难处理，对患者和医务人员造成严重损伤，同时由于缺乏治疗计划系统和相关的引导定位设施，使治疗精度大打折扣，临床应用进展缓慢。近 20 年来，由于新型低能核素，如 ^{125}I、^{103}钯相继研制成功以及计算机三维放疗计划系统的出现和超声、CT 引导系统的发展，使粒子治疗焕发了青春。

^{125}I 粒子放射源为 1965 年引入，外形为圆柱形，钛合金封装体，长度为 4.8 mm，直径为 0.8 mm。^{125}I 粒子平均能量 27.4keV，组织穿透能力 1.7 cm，粒子种植间隔无特殊标准，半衰期 59.4 天，开始剂量 7c Gy/h，RBE 1.4，衰变模型 e - 电子俘获，空气比释动能转换 1.270 U/mCi，剂量率常数 0.88c Gy/h·u，初始剂量率 7.7c Gy/h。^{125}I 放射性密封源由高密度钛合金内置全杆标记的钯丝经激光焊接而成，主要发射 35.5keV 的 γ 射线和 27.4、31.4keV 的 X 射线。对铅的半价层是 0.025 mm，对细胞组织的半价层为 20 mm。

一、放射性粒子治疗的理论基础

　　γ 射线具有破坏肿瘤细胞核 DNA 的作用，使肿瘤细胞失去繁殖能力而凋亡。肿瘤的生长过程中，只有一小部分细胞在持续繁殖（活跃期细胞）。繁殖周期分为四个时相，DNA 合成前期（G_1 期）、DNA 合成期（S 期）、DNA 合成后期（G_2 期）及有丝分裂期（M 期）。繁殖周期中，在 DNA 合成后期及有丝分裂期阶段，只需少量的 γ 射线（3c Gy）即能破坏肿瘤细胞核的 DNA，使肿瘤细胞失去繁殖能力，而其他阶段的肿瘤细胞对 γ 射线敏感度较差，静止期的肿瘤细胞对 γ 射线相对不敏感。外放疗分次短时照射只能对肿瘤繁殖周期中部分时相的细胞起治疗作用，照射结束后，其他时相的肿瘤细胞仍能很快恢复繁殖能力；肿瘤细胞受任何刺激，都能激发静止期细胞转为活跃期细胞，而且细胞的倍增时间明显缩短，因此在两次照射的间隙内肿瘤细胞仍能迅速生长，直接影响外放疗的治疗效果。肿瘤组织间植入放射粒子所产生的 γ 射线能量虽然不大，但能持续地杀死肿瘤干细胞，同时在放射性粒子持续照射过程中，当肿瘤细胞被杀死后，缺氧细胞可以变成氧合细胞，敏感性增加。经过软件计算的剂量和足够的半衰期，能使肿瘤细胞全部失去繁殖能力，当细胞死亡超过细胞分裂时，增殖不再发生，从而达到较彻底的治疗效果。^{125}I 放射粒子的有效半径为 1.7 cm，通过调整组合的放射粒子之间距离，重叠的 γ 射线能量可以有效覆盖肿瘤全部，以及与肿瘤边缘正常组织内的亚临床区域。随着离放射源的距离延长，γ 射线能量迅速衰减，对周围的正常组织影响也明显减少，因而不会发生外放疗通常引起的全身并发症。

二、^{125}I 粒子应用的安全性

　　根据马旺扣等对 ^{125}I 种子源治疗前、后周围辐射剂量监测表明：^{125}I 的 γ 射线能量低、穿透力较弱，对于植入术操作的医务人员和接受治疗的患者及家属安全性均很高，植入术后不会给周围环境和人员带来放射性污染，故不需要采取特殊的防护措施。尽管如此，作为放射性工作者，仍应严格按放射防护工作的要求进行操作，防止粒子脱落的放射性事件发生。①严格检查、严格操作，防止粒子破损和泄漏，

植入术中动作应轻缓，不能过度压迫粒子，否则可能损坏粒子壁或密封端而导致^{125}I泄漏到环境和体液中。如已被损坏，应立即封入容器中做放射性污物处理，并检查污染区域。尽量避免将粒子植入到大血管、肠壁等部位。②所有植入程序应预先计划，以便最大限度减少工作人员辐射剂量；规范操作，提高操作技术水平以缩短辐射时间；与患者必须接近的话，尽量保持在1m以外；操作时穿戴薄铅衣、铅眼镜；工作人员应佩戴个人剂量监测仪。向患者介绍有关^{125}I粒子植入的特点和植入后应该注意的放射性预防措施，同时应告知患者术后可能会发生粒子脱落事件，如有发生应仔细检查并及时找到粒子，用工具捡起，放入容器中保管好并立即报告医务人员。

三、^{125}I粒子植入术的防护措施

（一）术前防护

1. 放射源的运输保管

^{125}I种子放射源属于I类低比活度放射性物质，运输时，源应装入铅罐，用A型包装后，包装表面剂量率小于国家允许的辐射水平（<5μv/h），包装箱表面标有A型标志，可与非放射性物质一起运输、携带或邮寄。保管时应装入铅罐内锁入保险箱由专人保管。

2. 术前准备

在空气介质中，近距离操作^{125}I种子放射源，辐射量较大，操作者应在有机玻璃防护屏后操作，或穿0.25mm铅当量橡胶防护衣及戴防护眼镜。取放种子源时，要使用长度在10cm以上的镊子或颗粒源简易机械手。

（二）术中防护

根据马旺扣等对手术室监测结果，手术主刀医生为最强辐射位。在乳腺癌植入较浅的情况下，植入4.4×10^{8}Bq，主刀医生位剂量率为（20.45±6.55）μSv/h，虽低于国家标准所规定的放射工作人员限值25μSv/h，但遵照防护最优化原则，医师仍应穿带有围脖的0.18~0.25mm铅当量含铅防护衣，主刀和第一助手应戴防护眼镜。监测显示0.18~0.25mm铅当量橡胶防护衣，可屏蔽90%~99%的^{125}I种子放射源辐射剂量。

（三）术后防护

1. 术后护理

术后一般护理（如观察病情），不需特殊防护，只有在近距离护理时，需在患者施源部覆盖0.18~0.25mm铅当量橡胶布或工作人员穿铅橡胶衣。

2. 出院

临床监测显示，无屏蔽情况下距患者体表1m剂量率均在国家标准规定的公众限值25μSv/h以下，故出院患者无须特殊防护，与家属之间采用1m距离防护即可。6个月后无须防护。术后定期检查，种子源有无移位、脱落。

3. 早期死亡

根据中华人民共和国国家标准GB16360-1996《临床核医学放射卫生防护标准》规定，无须特殊防护而处理含放射性核素尸体的^{125}I的上限值为死后防腐40MBq，掩埋400MBq，火化4000MBq，故植入^{125}I的放射性在3.7×10^{9}Bq以下时，早期死亡火化的尸体无须特殊防护。

四、放射性粒子治疗的基本条件

1. 放射性粒子

放射粒子是指用钛合金外壳将低能量放射性同位素密封制成短杆状固体放射源，目前有[125]碘放射粒子（直径0.8 mm，长度4.5 mm）、[103]钯放射粒子及[198]金放射粒子等。钛合金外壳隔绝了能参与人体代谢的放射元素与人体内环境的接触，避免了放射源的丢失以及对环境的核污染，因而能精确控制放射源的治疗剂量。

2. 治疗计划系统（TPS）

治疗用放射粒子必须要严格的测量，TPS软件实施放射粒子的剂量计算，制订精确的临床治疗计划。TPS软件系统的功能主要是：①不同肿瘤需要的放射治疗剂量不同，需计算不同放射等剂量曲线。②计算放射粒子位置与敏感组织的安全距离。③计算微创治疗中亚临床病灶范围剂量分布。④配合手术应用的相关计算（姑息切除及部分切除等布源计算）。

3. 放射粒子植入器

放射粒子非常细小，手术中散放在操作台上，增加医护人员的照射，也容易丢失。金属制成的放射粒子植入器在手术前将放射粒子管理起来，集中消毒，且具有防辐射的功能。手术中应简化操作，减少医护人员辐射剂量。

4. 其他条件

放射性活度测量仪，CT及B超定位设备，铅手套、铅裙、铅颈套、铅眼镜等防护设备，粒子仓、粒子植入针等植入设备。

五、放射性粒子治疗的方法

1. 与手术配合应用

手术中能整块切除肿瘤时，可以在淋巴回流途径上植入放射粒子，甚至在更远的淋巴通道上植入放射粒子，替代甚至扩大了肿瘤区域的淋巴结清扫，减少手术创伤，缩短术后康复周期，实施手术内放疗同步进行的综合治疗；手术中仅能切除肿瘤的情况，在肿瘤边缘的亚病灶区域和淋巴回流途径上植入放射粒子；手术中部分切除或不能切除肿瘤的情况，在残留肿瘤内、亚病灶区域和淋巴回流途径上植入放射粒子。

2. 与胸腔镜配合应用

在实施胸腔镜的检查和治疗中，穿刺针经仪器的活检孔道穿刺到肿瘤内植入放射粒子；或胸腔镜定位，穿刺针经皮穿刺到肿瘤内植入放射粒子；或胸腔镜配合小切口开胸植入放射性粒子。

六、[125]I粒子治疗胸部肿瘤的临床应用

目前[125]I近距离治疗种子源在国外主要用于前列腺癌的治疗，在美国放射性粒子组织间种植治疗早期前列腺癌已成为标准治疗手段。除了前列腺癌外，对其他部位不同类型的肿瘤治疗研究也取得了一定的成就。但对胸部肿瘤的治疗仅有少数报道。Lee报道33例肺癌患者术中不适合肺叶或全肺切除，仅进行了局部切除，将[125]I种子源植入到切缘，防止肿瘤局部复发。随访20～98（81）个月，结果5年生存率为47%，T_1N_0为67%、T_2N_2为39%，其中5年肿瘤相关生存率T_1N_0为77%和T_2N_0为53%，10例患者出现复发，2例在局部，6例局部区域复发（5例纵隔，1例胸壁），Lee认为局限切除肺癌后在

切除边缘植入^{125}I可降低局部复发和延长生存期。Chen等用^{125}I术中植入近距离治疗23例手术高风险的Ⅰ期非小细胞肺癌患者，这些患者由于心肺并发症、风险大而行胸腔镜手术治疗Ⅰ期非小细胞肺癌，术中切除肿瘤，然后于肿瘤床植入^{125}I，总剂量100～120 Gy，靶区平均48 cm^2（40～72 cm^2），粒子总活度17.2～28.2 mCi（22）。随访11个月，术后CT检查，粒子没有脱落，未发现局部复发，3例出现远处转移，1例出现同侧复发，3例死亡。进行手术前、后肺功能试验对比：术前FEV 1.3～3.01（2.3），术后1.1～3.9L（2.2）；术前FEV$_1$ 0.71～2.2L（1.2），术后0.8～2.9L（1.5）。

术中植入^{125}I治疗具有手术高风险的Ⅰ期非小细胞肺癌是有效的，且肺功能方面有很好的耐受性，也没有增加术后并发症，长期随访需确定局部控制率和生存期。Lewis等报道了近距离治疗肺和纵隔恶性肿瘤的作用，他们总结了过去7年103例的治疗经验，认为近距离放疗对于手术中不能切除的肺和纵隔肿瘤在没有其他治疗办法时，是一个有用的办法。Mittal等1993年报道了采用CT介导的^{125}I植入法，对3例胸壁肿瘤（2例是无法切除的肺癌侵犯胸壁，1例是复发的乳腺癌侵犯胸壁）患者进行治疗。植入后患者明显感到局部疼痛减轻，3个月时CT图像显示胸壁肿瘤体积明显减小；在植入过程中，疼痛较轻，出血较少，也未见其他明显的并发症。胡建林等报道在模拟定位机或CT定位下，通过穿刺针将^{125}I粒子植入肺癌病灶内治疗，共20例患者，18例观察2个月以上，CR为27.8%（5/18），PR为66.7%（12/18），NC为5.6%（1/18），近期有效率（CR＋PR）高达94.4%（17/18），20%（4/20）的人并发气胸，25%（5/20）的人咳少量血痰，5%（1/20）的人胸膜腔内明显出血，5%（1/20）的人粒子脱入胸膜腔。D'Amato等对14例有明显心、肺功能不良的Ⅰ期（$T_1N_0M_0$）周围型肺癌患者进行了电视胸腔镜肿瘤楔形切除，同时在切缘放置有Vicryl缝线固定的^{125}I粒子，结果显示没有出现典型的放射性肺炎，随访2～12（7）个月没有发现局部复发，他们认为放射性粒子植入对于肺癌楔形切除后的辅助治疗来说是一个安全、有效的方法。近几年，放射性粒子结合支架治疗食管癌、气管肿瘤多有报道，有学者报道8例国产支架捆绑粒子治疗食管癌，巧妙地结合了放疗和介入的优势，具有操作简便、损伤小、并发症少、效果满意的特点。Raben等回顾了在治疗非小细胞癌及其他胸部肿瘤方面的指证、技术和结果，研究认为，近距离放疗将不断提供极具魅力的、可供选择的、更完善的治疗途径，提高患者的局部控制率和生存率。

组织间植入放射粒子治疗恶性肿瘤方法的出现，为手术治疗提供了能减少手术创伤的肿瘤整体杀灭的方法，弥补了化疗和常规外放疗的不足，而且以简单的穿刺技术，明显减少传统手术治疗中因不能切除肿瘤而带来的遗憾。微创的方式能为难以治疗的恶性肿瘤或部分晚期的肿瘤患者提供了生存的机会，提高了患者的生活质量。

随着影像技术的发展（CT、MRI、术中B超等）和近距离治疗技术的完善，使靶区的确定更加准确，通过计算机控制的剂量优化措施，使靶区的剂量分布更加满意，近距离放疗的应用将更加广泛。但是目前仍存在一些问题亟待解决：①^{125}I粒子近距离放疗在国际或国内各研究机构间尚无一个方法学和计量学分次方面的规范或标准。②不同增殖速率的肿瘤如何选择不同放射性核素，以获得最大的杀伤效应。③近距离放疗的晚期损伤尚不明确。④^{125}I粒子植入后周围正常组织如气管、支气管、上腔静脉、主动脉、食管、胃等对^{125}I粒子耐受的强度、距离及时间等尚无明确标准，需要进一步更深入的研究。

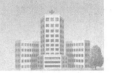

第八章 肺癌扩大切除术

第一节　概述

肺癌是癌症所致死亡的主要原因，美国每年死于肺癌的人数达 16 万人，全球为 130 万人。对高危人群进行筛查可发现更多早期局限的小肺癌，从而进行治疗。但目前筛查还没有普及，不符合筛查标准的人群仍有罹患肺癌的可能。尽管付出诸多努力，仍有许多肺癌患者发现时即表现为局部进展期。大多数进展期肺癌患者，尤其是伴有广泛纵隔淋巴结转移和远处转移者，不适合手术治疗。部分局部进展期肺癌患者仍可获得完全切除，而无法切除的局部进展期肺癌患者远期生存罕见。识别出可手术切除的局部进展期肺癌患者，使他们获得最大治愈可能，是所有肺癌专科医生关注的重点。

本章论述肺癌的扩大切除，即肿瘤和肺的解剖性切除，以及必要时对邻近结构的一并切除和重建。总的来说，临床指南有利于临床制订治疗方案，但即使指南有明确规定，仍需考虑患者的意愿、行为状态和医生的操作技能。病例选择极具挑战性，体现在临床决策过程中，对每一例生存期有可能延长的患者都应权衡手术治疗的风险与获益，同时避免不能带来生存获益的手术切除。本章重点讨论基于 AJCC 分期标准的部分 T_3 和 T_4 局部进展期 NSCLC（表 8-1）的评估和治疗策略。

表 8-1　AJCC 局部进展期 NSCLC 分期

	T_3	T_4
累及：	胸壁	纵隔
	膈肌	心脏
	膈神经	大血管
	纵隔胸膜	气管
	心包壁层	喉返神经
	主支气管，距隆突不足 2 cm	食管
	阻塞性全肺不张	椎体
	肿瘤所在肺叶结节	隆突
		同侧不同肺叶结节

第二节　扩大切除的一般原则

一项基于胸外科医师协会数据库病例资料的回顾性研究表明，标准肺叶切除手术的死亡率约为 2%，并发症发生率约为 32%。根据定义，局部进展期肺癌分期偏晚，易发生淋巴结转移和（或）血行转移，无论累及胸壁、大血管、大气道还是其他结构，虽可行扩大切除，但与标准肺叶切除相比，手术更复杂，围术期风险增大，术后更易发生远处转移和局部复发。因此，对局部进展期肺癌患者术前应进行全面、有效的评估。

一般来说，所有拟行扩大切除的患者都应行胸部 CT 增强扫描和 PET 以评估肿瘤和周围结构的关系，以及淋巴结和远处转移情况。所有短轴 >1 cm 的纵隔淋巴结或 PET 显示标准化摄取值增加怀疑转移的患者，都必须经病理组织学证实。临床分期为 T_4 的肿瘤，如术前发现 N_2 或 N_3 阳性，通常不适合行扩大切除手术，因这部分患者的手术治疗效果极差。即使影像学检查阴性，纵隔淋巴结活检仍至关重要，一旦证实转移，可避免开胸手术，尽快开始化疗和放疗。纵隔镜多年来一直是纵隔淋巴结分期的金标准，有时候还可用于肿瘤直接侵犯气管和纵隔情况的术前评估。支气管内镜超声（EBUS）和食管内镜超声（EUS）与纵隔镜相比，灵敏度、特异度类似，而侵袭性更小，正越来越多地代替纵隔镜检查。径向支气管内镜超声评估气管受侵的灵敏度优于 CT。

PET 发现颅内转移的灵敏度低，因此拟行扩大切除的患者术前应常规行脑部磁共振检查（MRI）。胸部 MRI 并非常规，但在了解肿瘤侵犯周围结构、肿瘤与脊柱和大血管关系时可选择性应用。

无纵隔淋巴结转移的局部进展期肺癌，一旦出现远处转移，除极少数情况外，通常不考虑手术治疗。对侧肺孤立结节不一定是转移，有可能为同时性原发性肺癌，如果符合 Martini 和 Melamed 所提出的标准，可分期手术切除或手术联合立体定向放射治疗。同样，无纵隔淋巴结转移的孤立性脑转移患者，如果脑转移可完全切除或伽马刀放疗控制，仍可考虑扩大切除，但这种情况比较罕见，需经胸部肿瘤多学科综合治疗组讨论，仔细权衡切除肺部病变的期望获益和潜在并发症的风险。

选择手术治疗的患者需经肿瘤学和生理学专家的仔细评估，传统标准是第 1 秒用力呼气容积（FEV_1）和肺一氧化碳弥散功能（DLCO）大于预计值的 40%，但不达标并非是所有患者手术切除的禁忌证，尤其在需切除局部进展期肿瘤所致的阻塞性肺病变的情况下。计算术后预测肺功能的方法对外科医生来说并不陌生，因此不在本章讨论的范畴，但术前定量肺通气或灌注扫描对于患者能否耐受手术的评估至关重要，因为局部进展期肺癌通常会影响拟切除肺组织的通气或血流情况。肺叶切除时 V/Q 扫描并非必要，但更晚期肿瘤尤其需全肺切除时 V/Q 扫描常常有助于外科医生评估手术的可行性。

明确患者适合根治性切除后，需要遵循若干手术原则。除肿瘤所致的阻塞性肺组织外，分别处理肺门动脉、静脉和支气管的解剖性切除以及显微镜下切缘阴性，是手术的目标和要求。此外，即使术前影像学和纵隔活检证实为阴性，纵隔淋巴结清扫仍然是标准肺癌手术的有机组成部分，尤其当肿瘤需行扩大切除时。Osarogiagbon 和同事发表的一项美国肺癌手术治疗病例的回顾性研究表明，累及胸壁、隆突或其他结构的扩大性切除手术占比 5%，但令人失望的是竟有 54%（n＝316/582）的患者手术时未进行纵隔淋巴结清扫。纵隔淋巴结清扫可明确分期，有利于判断预后并依据循证医学证据给予合理的辅助治疗。即使术前充分的影像学和纵隔淋巴结活检明确为阴性，仍有部分患者手术时意外发现为镜下 N_2，尤其是 T_3N_2 和 T_4N_2 的患者。当考虑到手术治疗预后差及扩大切除的风险时，通常会放弃手术。

第三节　不同受累部分的切除

一、胸壁侵犯

对胸外科医生而言，原发肿瘤直接侵犯胸壁的局部进展期肺癌最多见，适于手术切除。Coleman 于 1947 年最先报道了 7 例侵犯胸壁肺癌患者的手术治疗，其中 5 例行胸壁和肺联合切除。如今，肺和胸壁的整块切除已成为直接侵犯胸壁的 T_3N_0 和 T_3N_1 肿瘤患者的标准治疗方法。胸壁受累的定义为 T_3 期肿瘤，指肿瘤侵犯壁层胸膜或更深层次胸壁，约占所有肺切除患者的 5%。

部分肿瘤侵犯胸壁患者的 CT 扫描可见明显的骨质破坏征象，但许多患者的影像学表现并不明显，尤其在肿瘤紧贴脏层胸膜表面时。明显的骨质破坏表明胸壁受累，胸壁受侵最敏感的 CT 征象是胸膜外脂肪间隙消失，灵敏度为 85%，而肋骨受侵的灵敏度仅为 16%。侵犯胸壁的肿瘤为周围型，引起咳嗽、血痰和阻塞性肺炎罕见，最常见的症状为局限性胸痛。疼痛沿肋间神经支配区域或臂丛神经分布区域放射提示胸壁受侵犯。壁层胸膜和胸壁密布感觉神经纤维，不论 CT 征象如何，局限性胸痛对有无胸壁侵犯的判断更可靠。胸壁受侵患者行 PET 检查有助于判断远处转移情况，但对发现局部侵犯不敏感。MRI 可明确局部侵犯情况，在评估肺上沟瘤侵犯臂丛神经和锁骨下血管时最有价值，低位胸壁受侵患者的术前评估并不常规应用。大部分侵犯胸壁患者应行经皮活检，而非支气管镜检查，有些怀疑胸壁受侵的患者活检时 CT 意外发现气胸致肿瘤和胸壁分离。超声检查时可通过动态观察胸膜和肺随呼吸运动情况判断有无胸壁受侵，经验丰富的医生检查的灵敏度和特异度分别为 89% 和 95%，而 CT 检查的灵敏度和特异度分别为 42% 和 100%。低位胸壁受侵患者还可实时观察膈肌随呼吸运动情况，对判断胸壁受侵更有价值，而肺尖并不随呼吸运动。评估胸膜顶处胸壁受侵时超声的应用价值有限。术前超声检查评估胸壁受侵并非常规，具体切除策略在最终术中才能明确。

根据指南和拟行肺切除范围可前瞻性地计算出术后 FEV_1 或 DLCO 的预计值，如处于临界状态应引起重视，因为这种计算方法并没有考虑到胸壁切除对肺功能的影响。单根肋骨切除对呼吸生理影响不大，如切除数根肋骨而没有进行重建，会出现胸壁反常呼吸运动，类似创伤所致连枷胸。肺功能处于临界状态的患者，胸壁切除后呼吸衰竭风险明显增加，更多患者需要机械通气。网状物和骨水泥重建恢复胸壁硬度可最大限度地减轻反常呼吸运动，临床医生应充分意识到，大块胸壁联合肺切除与单纯肺切除相比，患者术后呼吸功能紊乱更明显。Martin-Ucar 等的研究表明，低体质指数、年龄 >75 岁、术前 $FEV_1 < 70\%$ 预计值会导致肺部并发症所致的手术死亡率增加。少数肺动能真正处于临界状态的患者可能无法耐受同时胸壁切除，术前除了 CT 外，还应行 MRI 或超声检查以评估患者是否真正适合手术。

有时候良性粘连可使肺紧贴胸壁而没有肿瘤侵犯，而可疑胸壁受侵患者，外科医生需决定行全层胸壁切除还是胸膜外切除。如果患者无胸痛，肿瘤没有紧密固定于胸壁，结合影像学无明确侵犯胸壁征象或胸膜外脂肪间隙仍存在，首先开始胸膜外切除是合理的。一旦冰冻切片检查证实有更深层次的侵犯再转行胸壁全层切除，从而避免不必要的扩大切除。如果肿瘤确实侵犯胸壁，或镜下有更深层次的侵犯，胸膜腔解剖会导致肿瘤破溃，术后局部复发风险增加。冰冻切片检查可确保完全切除。

肺癌胸壁侵犯手术治疗的目标是切缘阴性的整块切除，解剖性肺叶切除是标准，可通过传统开胸手术或胸腔镜完成肺门解剖和淋巴结清扫，后者切除胸壁时附加更加局限的开胸切口即可。胸膜种植罕见，一旦发生则无法完全切除，胸腔镜探查可及时发现，从而避免无益的开胸手术。远离肿瘤部位进入胸膜腔，镜下观察确定胸壁切缘，不再通过触摸决定，还可明确有无胸膜转移。开胸手术时，术前仔细研究影像学检查资料，规划手术切口，远离肿瘤进入胸膜腔，避免肿瘤破溃；进入胸腔后，触摸探查肿瘤和胸壁受侵情况，决定切除范围。虽然有学者主张肉眼下 1 cm 的切缘即足够，但通常需切除胸壁侵犯部位上、下各一正常肋间隙，前后距离 3~4 cm。肺癌侵犯胸壁切除的挑战之一是，固定于胸壁的团块状肿瘤影响肺门的暴露。有些患者可先行胸壁切除，再将肿瘤连同胸壁楔形切除，可极大地改善肺门的暴露，有利于剩余肺叶的解剖性切除和纵隔淋巴结清扫。

单根肋骨切除通常不需要重建，如切除多根肋骨会导致胸壁缺损范围超过 5 cm，某些部位的缺损重建可使患者获益；一些学者不常规重建胸壁缺损，报道显示并发症发生率并不高。位于肺尖和后胸壁的缺损，因有肩胛骨和椎旁肌覆盖，即使切除不止一根肋骨通常也无须重建。前、侧和下胸壁缺损重建可避免畸形和大范围反常呼吸运动；肩胛下角或其稍上方的后胸壁缺损或需要重建，以避免肩胛下角嵌入，有时可切除肩胛下角来预防。一些医生习惯用聚四氟乙烯网（PTFE）重建胸壁缺损，硬度好，不渗透液体，但有组织不易长入与周围嵌合差的缺点。最常用的是聚丙烯网，比前者价廉，易于组织长入，抗感染能力强；愈合后网孔内长人的组织可增加重建的硬度；两层网片之间亦可灌注骨水泥塑形（"三明治"法），增加重建物的硬度（图 8-1）。

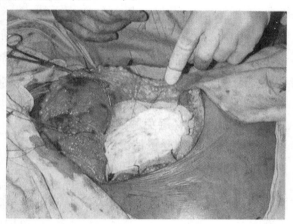

图 8-1　用聚丙烯网和骨水泥重建胸壁

Weyant 等报道了 262 例胸壁切除患者的呼吸衰竭发生率仅为 3.1%，归因于他们选择性应用网片重建胸壁，无论是否合并应用骨水泥；尽管患者的异质性明显，包含了不同类型的肿瘤，但重建可改善其呼吸生理并降低术后肺部并发症的发生率。骨水泥尽管重塑了前侧胸壁缺损后的轮廓，增加了网片的硬度，减轻了反常呼吸运动的程度，但并不完美。呼吸和转动体位时，坚硬的重建物和肋骨直接接触会导致疼痛。通常应用骨水泥时，其周边不和肋骨边缘邻接或重叠。采用硅胶管内注入骨水泥并塑形成拟重建部位肋骨的形状，变硬后与肋骨两断端缝合固定，再联合应用聚丙烯网重建胸壁的方法更符合解剖特点。不含细胞的胶原蛋白补片是较新的重建材料，已用于胸壁肿瘤联合切除胸壁和椎骨后的重建，与其他材料相比，可能更有利于抗感染，但费用更高，不易获得，张力亦随时间减弱，但用于重建胸壁与传统的聚丙烯网相比并不占优势。在网片和皮肤之间填充肌层可增进愈合并降低切口和网片感染的发生率。背阔肌、前锯肌和胸大肌血运丰富，均可旋转覆盖重建物，即使皮肤和皮下组织裂开，网片也不至外露。最好在开始手术前计划好要保留的胸壁肌层组织，随后开胸时进行游离和保护。网膜瓣和腹直肌瓣也可采用，需要合理规划手术切口。胸管的放置看起来简单，但置管部位应远离重建物以避免污染。最后，术中冰冻切缘检查仅限于软组织，骨组织需脱钙数天后才能进行病理检查。

侵犯胸壁的 T_3 肿瘤手术治疗结果见表 8 - 2。有的研究包括了仅壁层胸膜受累行胸膜外切除的病例，而另外一些研究仅纳入了胸壁全层切除的病例，有的研究根据淋巴结转移情况进行了细分，有的研究将 N_1 和 N_2 混杂在一起，因此无法直接比较。手术死亡率为 0 ~ 8%，5 年生存率为 22% ~ 61%；无淋巴结转移患者的预后最佳，5 年生存率为 78%；N_2 患者的 5 年生存率仅为 0 ~ 20%，提示术前纵隔分期的重要性。

表 8 - 2 侵犯胸壁的肺癌手术治疗效果

作者	年份	病例数	死亡率（%）	总生存率（%）	N_0 5 年生存率（%）	N_1 5 年生存率（%）	N_2 5 年生存率（%）
Chapelier	2000	100	20	18	22	9	0
Facciolo	2001	104	0	61.4	67	100	17
Magdeleniat	2001	201	7	21	25	21	20
Elia	2001	110	0	35	47	0	
Burkhart	2002	94	6.3	38.7	44	26*	26*
Riquet	2002	125	7	22.5	30.7	0	11.5
Rovario	2003	146	0.7	NS	78.5	7.2*	7.2*
Matsuoka	2004	97	NS	34.2	44.2	40.0	6.2
Doddoli	2005	309	8	30.7	40	23.8	8.4
Volotini	2006	68	4	37	42	17*	17*
Lin	2006	42	NS	28.4	39	17.1	
Lee	2012	107	5	26.3	37.4	21.1	4.6

注：NS，未统计；*，淋巴结阳性患者的生存率，N_1 和 N_2 无区分。

二、肺上沟瘤切除

影像医生 Henry Pancoast 首先注意到引起明显疼痛的胸顶部肿瘤，并以肺上沟瘤来描述，认为其可能起源于最后鳃裂残存的胚胎上皮，没有归类于侵袭性肺癌。侵及邻近结构的肺尖部肿瘤历史上称为 Pancoast 肿瘤或肺上沟瘤，但一直到最近仍有争论，考虑到"肺上沟"这一概念并没有解剖学和影像学的相关性，因此，胸顶部肿瘤的命名更为准确。尽管命名的观点不同，大部分文献仍采用肺上沟瘤的术语，本章仍继续沿用这一命名。Shaw、Paulson 和 Kee1961 年首先采用放疗后手术切除治疗肺上沟瘤，几十年来，这种扩大的后外侧开胸切口一直是治疗这种特殊类型肿瘤最常用的手术径路，如今在许多中心仍广泛采用。

尽管大多数学者认为这种局部进展期的侵袭性肿瘤应采用手术和放化疗，但存在不同治疗手段的组合和顺序。西南肿瘤协作组的 Ⅱ 期前瞻性临床研究（SWOG9416），$cT_3 - 4N_0 - 1$ 的肺上沟瘤术前采用同时性放化疗（依托泊苷 + 顺铂，45 Gy 放疗），围术期死亡率为 1.8%，5 年生存率为 44%。欧洲的一项研究包括了 31 例肺上沟瘤患者，部分为 N_2 和 N_3（$cT_3 - 4N_0 - 3$），3 周期化疗后同步放化疗达 45 Gy，再分期后行手术切除，完全切除率为 94%，5 年生存率为 46%。Toronto 多学科治疗组采用与 SWOG9416 相同的诱导放化疗方案，手术死亡率为 5%，5 年生存率为 59%。日本一项 Ⅱ 期临床研究同样采用基于铂类的同步诱导放化疗，放疗剂量为 45Gv，手术死亡率为 3.5%，5 年生存率为 56%，与 SWOG9416 相似。团块状的肺上沟瘤，如影像学怀疑肿瘤无法切除，术前放化疗具有理论上的优势：期望肿瘤治疗后缩小，增加完全切除率；为临床医生提供更多针对肿瘤个体化治疗方案疗效的信息；有些患者尽管给予了放化疗，病变仍进展并出现远处转移，提示这些患者可能存在未能发现的亚临床转移病灶，如果先手术，术后病变会快速进展，术前放化疗可避免无益的开胸手术以及相应的疼痛和并发症。尽管诱导治疗存在诸多优势，仍有一些中心对肺上沟瘤首先采用手术治疗，以避免放疗后所增加的挑战和并发症，因为放疗通常会导致组织间隙闭锁，组织放疗后的改变和肿瘤亦无法鉴别，从而增加手术难度。此外，放疗后再手术，镜下或肉眼残存肿瘤难以再通过放疗有效控制。先手术再放疗的支持者认为，术后放疗可给予更大的放疗剂量；肺上沟瘤患者常有持续性疼痛，先手术可快速持久缓解症状；最后，越来越多的证据支持 NSCLC 的辅助治疗，而非新辅助治疗。M. D. 安德森癌症中心最近的一项前瞻性 II 期临床研究中，肺上沟瘤患者首先采用手术治疗，之后给予放疗，剂量为 60～64.8 Gy，同时给予 2 个周期依托泊苷联合顺铂化疗，放疗结束后再给予 3 个周期的化疗，2 年、5 年和 10 年局部控制率为 84%、76% 和 76%，相应总生存率分别为 72%、50% 和 45%，与术前放疗的 45 Gy 相比，这种综合治疗方案的放疗剂量明显增加。

肿瘤累及锁骨下动脉或静脉在一些中心常规一并切除，这曾一度被认为是完全切除的禁忌证。Dartevelle 等描述的沿颈前胸锁乳突肌越过锁骨后再向前胸壁延伸的手术径路可提供胸顶部的良好暴露，同时可控制大血管的近远端。Grunenwald 等将上述切口予以改良，称为"活板门"切口，切断胸骨柄，保留胸锁关节和锁骨，旋转掀开整个锁骨及其附着肌肉。骨肌瓣的旋转可提供良好的暴露，切断的胸骨柄易于通过钢丝固定，这种颈胸切口的优势还在于可同时切除斜角肌淋巴结送检。在一些中心大多数肺上沟瘤均通过颈胸切口切除肿瘤和解剖肺门结构；有的中心除颈胸切口外，另外附加开胸切口或者联合胸腔镜进行肺门解剖，提供了更多的选择。dePerrot 等提议将胸廓入口划分成不同的区域，肿瘤累及前方区域时，保留锁骨的前颈胸切口容易暴露，中心区域受累时切断锁骨暴露最好，而脊柱和神经根受累时从后方暴露更佳。尽管观点不同，选择手术径路时还应考虑到手术医生的技能和对不同径路的熟悉程度。动脉和静脉切除重建在手术经验丰富的中心已成为常规，必要时可结扎处理锁骨下静脉，由于肩胛带有丰富的静脉侧支回流，患者应该可以耐受。考虑到有发生上肢水肿的风险，因此大多数医生会选择重建静脉。

三、椎体受累

单纯胸壁侵犯为 T_3，而椎体受累为 T_4（图 8 - 2），可表现为仅横突受累，或整个椎体几乎完全被肿瘤组织取代，有些病例可见肿瘤侵入椎管，即将压迫脊髓。椎体受累并非完全切除手术的禁忌证，但确实需仔细规划以达到安全切除。此类手术需在经验丰富的中心实施，并与脊柱外科医生合作。在有些中心，肿瘤侵犯椎体可通过部分或全部椎体切除、重建修复稳定脊柱而治愈（图 8 - 3）。椎体切除通常以治愈为目的，一篇椎体切除的文献报道，为控制疼痛或仅限于解除脊髓压迫的姑息性手术占所有椎体切除手术的 10%（4/39）。Bolton 等报道的 M. D. 安德森癌症中心纳入的 39 例累及椎体肺上沟瘤患者的回顾性研究中，手术切除后给予辅助放化疗，完全切除率为 56%（22/39），中位生存时间为 18 个月，5 年生存率为 27%，完全取决于淋巴结有无转移；淋巴结阴性患者的 5 年生存率为 41%，肺门或纵隔淋巴结转移者无长期存活。

胸壁、脊柱联合肺切除后除心律失常、肺炎、肺不张或漏气等常见并发症外，还有一些与胸壁和椎体切除重建有关的特异性并发症。一旦发生感染，PTFE 因组织不易长入往往需要移除。可能需要移除聚丙烯网，如部分和组织嵌合，可给予冲洗或采用负压感染伤口治疗装置，以促进肉芽组织长入网片并愈合。坚硬的骨水泥如与肋骨或胸骨直接接触会发出咔嚓声或爆裂音导致疼痛，有时需二次手术，最好的预防措施是避免坚硬的重建物和骨性结构直接接触。胸导管最终汇入左侧颈内静脉和锁骨下静脉交角，解剖左侧胸顶结构时应小心避免损伤；术野有淋巴液积聚时应警惕，术中发现任何淋巴液渗漏部位应予缝扎。术后少量淋巴液渗漏提示胸导管小分支损伤，可予保守治疗，如尽量避免经口进食，应用肠外营养和奥曲肽；如渗漏量大，保守治疗无效往往提示主干损伤，通常需再次手术结扎胸导管，胸腔镜下经右胸径路为佳。

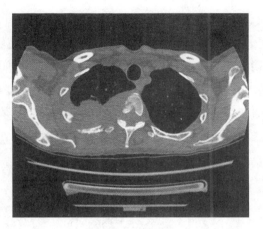

图 8-2 CT 扫描显示肋骨和椎体均受累

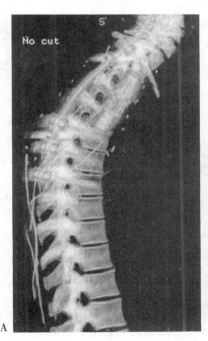

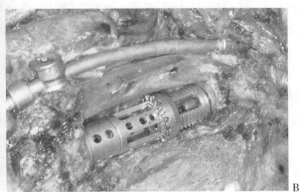

图 8-3 肿瘤侵犯脊柱行扩大切除后重建恢复稳定性

A. 术后影像学；B. 术中照片

切除后胸壁肿瘤有时需离断肋横突关节和肋椎关节，仔细识别神经根和肋间血管并予以结扎，但有时会发生脑脊液漏，原因在于解剖神经根近端时可能会损伤包裹神经根的硬脊膜外鞘。如果术后胸管引流液量大，患者出现严重的体位性头痛，直立位时加重，应高度怀疑脑脊液漏。一旦发生，脑脊液的正压和胸膜腔负压使脑脊液漏的治疗极具挑战性，可放置腰椎脑脊液引流管或硬脊膜外腔注射自体静脉血，有时需再次手术。已有个案及另外 17 例相关病例文献报道肺上沟瘤开胸术后发生脑脊液漏导致颅内积气，引发神经功能紊乱。症状较轻者可自行吸收，严重神经功能障碍者需再次手术治疗。如椎体切除时发现硬脊膜撕裂，最好即刻修补并采用带蒂软组织瓣覆盖，如肋间肌瓣或前锯肌瓣。

四、膈肌受累

肺肿瘤直接侵犯膈肌并不常见，文献报道也少。恶性胸膜间皮瘤则常常侵犯膈肌，尽管 CT 或 MR 等影像学检查并不总能显示膈肌受侵的征象。肺癌侵犯膈肌多是术中发现，术前评估时并未引起怀疑。Weksler 等的单中心回顾性研究中，所有行肺癌手术的患者中，膈肌侵犯者仅占 0.2%（8/4668），说明这种情况比较罕见。膈肌部分切除后，小的缺损可选用不可吸收性材料如涤纶片，以不可吸收缝线行水平褥式缝合修补。缺损较大时，需采用网片修补，由于需要接触腹腔脏器，光滑且硬度佳的 PTFE 优于粗糙的聚丙烯网。文献报道膈肌受侵患者连同肺癌整块切除后的长期生存率为 20% ~ 30%，比其他 T_3 期肿瘤患者差，原因很可能是膈肌的淋巴引流特性：不但直接引流至纵隔淋巴结，而且还可引流至内乳链和膈下腹主动脉旁淋巴结。最后，呼吸生理紊乱的程度取决于膈肌切除部位和神经损伤程度，临界肺功能患者应予考虑。

五、膈神经受累

肺肿瘤贴近纵隔且伴有同侧膈肌抬高提示膈神经受累。定量通气或灌注扫描显示受累侧肺功能较健侧减退。此外，吸气试验透视下可见受累侧膈肌出现矛盾运动。符合肿瘤学和生理学原则的肿瘤连同膈神经的整块切除可根治，没有必要保留无功能的膈神经。

术前膈肌位置正常，术中可意外发现膈神经受累。如果肿瘤没有直接侵犯膈肌，可仔细解剖保留膈神经，但血运受影响可导致短期甚至长期神经麻痹；如肿瘤直接侵犯膈肌，除肺功能临界状态者外，大部分患者可安全切除膈神经。Tokunaga 等报道了 13 例肺、纵隔肿瘤累及膈神经患者，6 例同时行膈神经切除和同侧膈肌折叠。13 例患者中，2 例（15%）术后机械通气时间超过 7 天；6 例同时行肺肿瘤和膈神经切除患者中，2 例（33%）患者的机械通气时间超过 7 天。

六、喉返神经受累

右侧喉返神经起源于迷走神经后下行，勾绕右锁骨下动脉后位于气管食管沟，上行支配喉；左侧喉返神经于主动脉弓前方起源于左侧迷走神经后下行，勾绕主动脉弓下缘后同样上行于气管食管沟。患者出现声音嘶哑提示不仅喉返神经受累，而且锁骨下动脉、主动脉、食管或气管等往往受肿瘤直接侵犯。单纯神经受累不排除手术，但肿瘤如果直接侵犯邻近大血管、脏器或出现淋巴结或远处转移，则往往不能手术切除。术前检查喉返神经功能正常，有时术中发现肿瘤紧贴神经，如果二者间存在解剖层面，可保留神经。右侧喉返神经切断术后发生误吸风险高，患者需禁食，给予肠内或完全胃肠外营养。进食前需评估误吸风险，通常需要先行双重对比钡餐 X 线造影检查。如果患者存在误吸，可考虑患侧声带注射聚四氟乙烯或脂肪促进声带居中。术后早期声带注射可改善患者的发音质量、减少误吸、促进咳嗽清除呼吸道分泌物。术后 2 ~ 3 个月受累声带不再向侧方移位，耳鼻喉科医生再施行手术治疗，以达到确切和最理想化的患侧声带居中。

七、心包受累

肿瘤直接侵犯心包为 T_3 期，适合手术；但影像学发现的心包积液往往为恶性，如确诊则分期为 M_{1a}，不适合手术。不幸的是，肿瘤侵犯心包累及心外膜时影像学难以准确判断。肿瘤直接侵犯心包的手术治疗文献报道不多，需要遵循切缘阴性等原则，通常需要一并切除膈神经。心包部分切除后留有缺损，有可能发生心脏疝，尤其是右肺全切除术后。一旦发生，会导致心脏扭转，腔静脉回流受阻，发生快速循环衰竭，造成患者死亡。大多数外科医生选择光滑的 PTFE 或软一些的可吸收材料，如聚乙醇酸或丙交酯双聚合物网修补心包缺损。采用 PTFE 修补时，心包多处开窗引流可避免心包内液体积聚导致心脏压塞。肺门处的团块状肿瘤打开心包后更容易切除，可在心包内解剖肺动静脉。关闭心包缺损操作简单，对于致命性心脏疝发生的预防至关重要。在左侧，即使全肺切除，心包缺损重建也并非必须，但需扩大缺损以避免部分心脏疝的发生。在右侧，如果术后保留足够多的肺组织，心包缺损通常不需要修补；中下叶切除后的心包缺损则需要修补，右全肺切除后心包缺损必须修补。

八、心脏大血管受累

肿瘤侵犯上腔静脉、主动脉或锁骨下动脉一度被认为无法治愈，但现在认为，肿瘤侵犯大血管的患者通常因为团块状淋巴结转移或远处转移而不适合手术治疗。在专科医学中心，经过严格挑选的部分 T_4N_0 或 T_4N_1 患者，在无远处转移和肺功能储备足够的情况下，仍可获得切缘阴性的完全性切除（图 8-4）而长期生存，并发症发生率亦可接受。

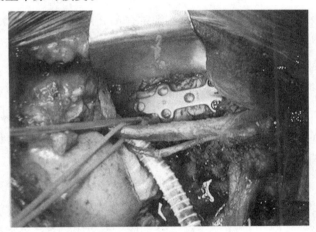

图 8-4　肺上沟瘤联合脊柱（可见固定装置）和锁骨下血管切除（聚四氟乙烯人工血管置换）

肿瘤直接长入上腔静脉者也可能完全切除，但制订合理的手术方案至关重要。在上腔静脉阻断过程中，需要在下肢建立大口径的静脉通路，以保证输液和用药。根据肿瘤的部位和大小，可选择胸骨劈开，或部分胸骨劈开的前外侧开胸切口，即半蛤壳状切口，相比传统的开胸切口可更好地暴露上纵隔和肺门。切缘阴性的血管壁局部切除可直接修补，大的缺损需采用补片修补，如合成材料和心包、大隐静脉、奇静脉等自体组织。完全节段切除后采用涤纶、聚四氟乙烯或牛心包重建血管可行，效果好，但阻断上腔静脉会导致前负荷快速减少和低血压。通常膈神经需要一并切除。动脉低血压和快速静脉充血会导致脑水肿，静脉应用激素、肝素和血管收缩药物等保护性措施可降低这种风险，需要切除上腔静脉的患者建立膈下静脉通路至关重要。切除上腔静脉的系列报道中，手术死亡率为 7.7% ~14%，5 年生存率为 24% ~31%。对需要同时行隆突切除和上腔静脉重建的复杂病例务必将气道污染的可能性降至最小，以免发生移植血管感染这一灾难性的并发症。肿瘤侵犯上腔静脉可出现上腔静脉综合征，表现为面部和上肢充血肿胀，但无上腔静脉综合征并不意味着没有上腔静脉侵犯，如肿瘤进展缓慢，可形成侧支循环从而不出现面部肿胀。上腔静脉综合征患者没有纵隔淋巴结和远处转移、适合手术切除的情况比较少见。无法切除、症状明显的上腔静脉综合征患者，需行姑息性血管成形或放置支架以缓解静脉充血，或施行上腔静脉旁路手术。

过去认为 NSCLC 侵犯主动脉是手术禁忌证，但严格挑选的部分患者切除后可获得长期生存。患者如出现肩胛间区背痛，影像学上表现为肿瘤和主动脉间脂肪层次消失，增强扫描显示血管壁凹形变平坦或腔内不规则者提示主动脉侵犯。CT 和 MRI 显示主动脉侵犯不敏感，血管内超声检查灵敏度高，但不普及。最终有无主动脉侵犯需经验丰富的外科医生术中探查明确，大多数情况下，肿瘤只是邻近主动脉但没有侵犯。遇到肿瘤和降主动脉间的局限粘连，可沿血管壁仔细解剖分离，通常血管外膜下会有清晰的解剖层次。如肿瘤侵犯层次更深达血管中膜，则需全层切除和人工血管置换，单纯阻断主动脉会迅速增加左心室后负荷并导致下半身缺血，被动性动脉分流或搭建心房和降主动脉之间的旁路可避免阻断引起的血流动力学紊乱，并保证下本身的灌注。Misthos 等报道了 13 例侵犯主动脉 T_4 期肺癌患者的手术治疗，T_4N_0 亚组患者的 5 年生存率为 30.7%，无并发症发生。Ohta 等报道了 16 例侵犯主动脉 T_4 期患者的手术治疗，手术死亡率为 12.5%，并发症发生率为 31%。尽管围术期并发症发生率和死亡率高，但 pT_4N_0（$n=10$）患者的 5 年生存率高达 70%；另外 6 例患者的分期为 $pT_4N_{2\sim3}$，仅 1 例患者长期生存（5 年生存率为 17%）。另有个案报道 1 例左下肺肿瘤侵犯降主动脉的 T_4N_1 患者，术前放置血管支架，随后开胸行左全肺切除，最终达到完全切除，患者存活，随访 23 个月仍无病生存，从而避免了阻断主动脉所引起的血流动力学紊乱和旁路手术相关的并发症。

心肺转流术（CBP）可用于某些肿瘤的切除。最近的一篇综述纳入了 20 篇相关文献，讨论了心肺转流术在 NSCLC 切除中的应用，计划和非计划应用 CBP 患者的 5 年生存率存在统计学差异（54% vs 11%），总的 5 年生存率为 37%，90 天围术期死亡率为 1%，手术治疗的近期和远期生存情况完全可接受，对于严格挑选有潜在治愈可能的 NSCLC 患者，CBP 的手术策略有较大的价值。尽管 CBP 有利于复杂肿瘤的切除，但存在全身肝素化、体外循环所致炎症反应的相关风险和挑战，尤其是全肺切除后患者难以耐受的肺水肿。de Perrot 等报道了 7 例采用 CBP 切除的患者，2 例行隆突切除者均发生肺部并发症导致恢复缓慢，但确实得以生存。另一篇文献报道了 19 例胸部进展期恶性肿瘤的 CBP 治疗，主要是肉瘤，1 例患者为原发性肺癌侵犯降主动脉，获得完全切除，随访 25 个月仍存活。CBP 可应用于肺癌侵犯心脏、肺静脉或主肺动脉的手术治疗，或大气道切除重建时维持氧合，表面上看对患者有较大的侵袭性，但有些患者确实可获得长期生存。挑选合适的患者，CBP 治疗有可能使这些患者得以治愈。

肿瘤沿肺静脉浸润侵犯左心房局部的 T_4 期肺癌适合手术治疗。Stella 等报道了 31 例侵犯心包内肺静脉或左心房肺癌患者的手术治疗，辅以术中超声心动图，完全切除率为 94%（29/31），无须 CBP；3 例死亡患者均为心包内右全肺切除；尽管切缘阴性、N_2 患者仅占 26%（8/31），3 年生存率仅为 30%。另一篇类似文献是 Wu 等报道的 46 例左心房切除的肺癌患者，无手术死亡患者，3 年生存率为 38%，5 年生存率为 22%。

九、同时性原发肺癌的外科观点

临床上不同肺叶或不同侧肺同时出现两个局限性肿瘤可通过手术治愈，但诊断和治疗决策具有挑战性，这类患者应由胸外科医生进行评估。虽然技术上的挑战远低于侵犯脏器的 T_4 期肿瘤，治疗策略的挑战性却具有其独特性。术前分期至关重要，需要遵循前述 CT、PET 纵隔分期和 EBUS、EUS、纵隔镜活检的原则，以准确评估。不同组织学类型提示为双原发肿瘤，组织学类型相同有可能为孤立性转移或同时性原发肿瘤，分子检测有助于鉴别。但无论是双原发，还是孤立性转移，只要没有纵隔淋巴结和远处转移，这两种情况均可获得临床治愈。最近 AJCC 分期系统关于孤立性结节分期的定义调整如下：原发肿瘤所在肺叶内的卫星结节由 T_4 降为 T_3，适用于符合分期原则的肺叶切除；同侧不同肺叶内卫星结节为 T_4，对侧肺内结节为 M_{1a}，这两种情况均有可能通过手术治愈。

同侧不同肺叶内的病变，较大或更近肺门者行肺叶切除，较小或更外周者行亚肺叶切除。非同侧肺的双原发肿瘤，大多数外科医生选择分期切除，而不是一期切除双侧病变，主要考虑到双侧开胸手术所致的严重疼痛和呼吸功能减退。胸骨正中劈开切口可进入两侧胸膜腔，常规应用于双侧肺转移瘤的楔形切除，但解剖肺门行解剖性肺切除和系统纵隔淋巴结清扫受限，大多数胸外科医生基于这些考虑不选择胸骨正中切口治疗双侧肺癌。双侧 NSCLC 根据肿瘤部位和大小进行手术治疗时，如采用亚肺叶切除，肺段切除因更符合肿瘤学原则，优于非解剖性楔形切除。手术切除联合其他局部非切除消融技术也可以考虑，如立体定向放射治疗或经皮射频消融。考虑到双侧原发肿瘤并不多见，较大或靠近肺门的肿瘤行解剖性切除，较小或更外周者分期行消融可能是更好的选择。

一项 116 例同时性原发肺癌患者的回顾性研究表明，同侧不同肺叶（T_4）或对侧肺癌患者（M_{1a}）的平均生存时间为 65 个月，优于 AJCC 分期中其他 T_4 或 M_{1a} 患者。纳入 6 项独立研究的同时性双原发肺癌患者的手术治疗资料的系统评估分析了影响生存的预后因素，男性、高龄和淋巴结阳性者预后差；肿瘤位于双侧者死亡风险下降 31%　［HR = 0.69；95% CI（0.50，0.94）］，中位生存时间 52 个月。以上资料提示，尽管这些患者通常分期为 ⅢB 或 ⅣA 期，但完全切除后可获长期生存，优于其他 ⅢB 或 ⅣA 期患者，应常规评估手术治疗的可行性。

十、总结

肺癌侵犯邻近器官为局部进展期，影响生存的关键因素并非肿瘤局部侵犯的程度，而是淋巴和血行转移情况，仅局部侵犯的肿瘤可获得有效的完全切除即是证明。全面的术前分期排除纵隔淋巴结或远处转移后，肿瘤连同邻近结构的整块切除是最有可能使患者长期生存的治疗措施。手术技术和围术期管理水平的提高，与其他专科医生的协作以及多学科综合治疗措施，扩大了局部进展期肺癌的手术适应证，使更多患者获得完全切除，生存期得以延长。

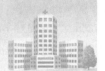

第九章　小细胞肺癌

小细胞肺癌是肺癌的一种主要类型，大约占所有肺癌病例的 20%，具有神经内分泌肿瘤特性。其发生与吸烟密切相关，超过 95% 的小细胞肺癌归因于吸烟。由于吸烟率的下降以及控烟运动的开展，近年来小细胞肺癌的发病率有所下降，而女性所占比例上升，现男女比例接近 1 : 1。在发达国家，小细胞肺癌发病率呈现下降的趋势，而我国的发病率仍处于较高的水平。与非小细胞肺癌相比，小细胞肺癌的恶性程度高，倍增时间短，较早出现转移而且范围广泛，因此大部分患者在诊断时已经是中晚期。小细胞肺癌对化疗、放疗非常敏感，初始治疗缓解率高，但容易复发。在目前的治疗水平下，局限期患者中位生存期约为 23 个月，广泛期患者中位生存期为 7~12 个月。

第一节　小细胞肺癌的诊断和分期

一、诊断

小细胞肺癌（SCLC）是一种长在肺内局部的肿瘤，又是可全身器官转移的全身性疾病，因而除了解局部情况外，还需作全身检查，尤其是骨、脑、肝、肾上腺等部位。小细胞肺癌诊断的内容包括：临床诊断、病理诊断、病变定位、分期检查、判断疗效和随访病情变化等。这些内容已在临床上展开很久，并取得较广泛的共识。临床上取得病理诊断后，还需作临床分期，对小细胞肺癌的治疗有非常重要的意义。目前小细胞肺癌的诊断中，明确临床分期的检查方法包括：胸部 CT、脑部 MRI（或脑部 CT）、腹部 CT（或腹部 B 超）及放射性核素骨扫描等，正电子发射计算机断层扫描（PET）也可用于临床分期。因不同的临床分期其治疗的方法也是不同的，临床上经常可发现未做临床分期检查，而致误诊、误治，给患者造成了不必要的痛苦，降低了生活质量，并缩短了生存期。小细胞肺癌属高度恶性肿瘤，病情进展迅猛，肿瘤倍增时间通常仅为 79 天。小细胞肺癌诊断成立时，可发现 5% 左右的无症状的隐性脑转移灶；经骨 ECT 扫描检查阳性的患者中可以无症状，其症状出现时间往往间隔 6 个月至 1 年以上，肾上腺转移也大部分无症状。因而无症状的患者也必须进行全身分期检查，以了解有无远处转移。此外，判断疗效和随访病情变化时也必须先诊断后采取治疗措施。因而小细胞肺癌的诊治过程是不断地诊断、不断地修改治疗方法的过程。

近 20 年来，医疗技术水平不断提高，医疗设备的更新、升级换代以及新设备的临床运用，使小细胞肺癌的诊断水平有了很大的提高。但各种诊断方法都有其优点和局限性，因而如何正确选用诊断方法，避免不必要的资源浪费，是临床医师应该注意的。如对病变位于亚段支气管以上的中央型肺癌，我们应该首先采用查痰找脱落癌细胞，并做支气管镜检查（TBB），几乎可以 90%～100% 取得病理确诊，并能了解病灶的部位、形态、大小和侵犯的范围等。如对病变位于亚段支气管以下的周围型肺癌，一般查痰找脱落癌细胞阳性率不高，TBB 也不能窥见病灶，可采用在 X 线或 CT 定位下的经支气管镜肺活检（TBLB）或经胸壁针刺肺活检，取得病理依据，还需用影像学诊断对病灶的形态与周围组织的关系做进一步细致的检查，并进行临床分期，判断有否远道转移等来制定今后的治疗措施。但诊断和治疗一样在小细胞肺癌中同样存在相当大的差异性，还需依赖丰富的临床经验，掌握各种检查结果，有机地综合分析，即多学科综合诊断，得出较正确和全面的诊断结果，指导治疗。

（一）临床表现

临床医生应该认真询问病史和仔细检查体征，这是诊断的最初、最基本的资料。如高危人群者出现痰血，尤其是 2 周以上的痰血，应该高度警惕，需作进一步检查，密切随访，不能轻易排除肺癌；如患者出现无咽痛的声嘶，五官科检查为一侧声带麻痹，需立即给予胸部 X 线及 CT 等检查，很可能是肺癌引起主动脉弓下淋巴结转移肿大，侵犯喉返神经所致。体格检查时要特别注意是否有锁骨上淋巴结肿大、皮下转移小结节、上腔静脉综合征等体征。肺癌患者早期可无症状和体征，因不适或发现异常体征而就诊时，其中有 65% 为较晚的 III～IV 期肺癌患者。此外，还需了解患者的健康状况、生活质量和评估对治疗的耐受力，这些都是初始诊断时需要了解的。小细胞肺癌临床表现的特点包括：发病年龄相对较轻，中位年龄为 60 岁左右，和吸烟、职业致病关系较为密切。由于癌肿多位于较大支气管腔，咳嗽、痰血及肺部感染较为多见，病情发展快，常以远道转移为首发症状，20% 左右在发现时已有脑、骨髓转移，90% 以上已有纵隔淋巴结胸内及远道转移。小细胞肺癌的瘤细胞具有产生和分泌异位激素或其他生理性物质的功能，常表现出内分泌紊乱的症状和体征，也称副癌综合征，如杵状指（趾）、男性乳房肥大、神经肌无力等。

（二）细胞、组织学诊断

细胞组织学诊断是国内外公认的诊断小细胞肺癌的金标准，正确性优于其他任何诊断方法。要千方百计采样，取得良好的高质量的标本。查痰找脱落癌细胞，取材最方便、可行，且非创伤性，要求空腹，晨起漱口后第一口痰废弃，然后用力深咳，咳出二、三口痰，吐入干净专用的容器内，并要求标本新鲜，及时送病理科，并由专职工作人员立即涂片，染色检查，才能提高阳性率，一般要求连续送检 3 次或 3 次以上。近年来痰检的膜式液基薄层细胞学技术（TCT），大大提高了痰液的诊断水平。但其缺点是：无病灶定位功能，有 30%～40% 的假阴性和 1.8%～3.8% 的假阳性，不易与上呼吸道肿瘤相鉴别。另外可以从转移的淋巴结穿刺活检、TBLB、经胸壁穿刺肺活检、纵隔镜、胸腔镜以及剖胸探查等方法取得病理依据，这些都属于创伤性检查。组织学较细胞学诊断更为可靠，尤其是在混有 NSCLC 成分的复合性小细胞肺癌的诊断上。小细胞肺癌表达神经内分泌颗粒，故与神经内分泌相关的指标如：NSE、Syn、ChgA、CD56 等免疫组化指标有助于疾病的诊断。

（三）影像学诊断

影像学诊断包括胸部正侧位 X 线片、体层摄片、CT、MRI 及 PET 等。近 20 年来影像学诊断进展很快，不但有新仪器设备的发展，还能结合生物学单抗以及放射性核素等，大大提高了对小细胞肺癌的诊断水平，可精细地了解小细胞肺癌的外形、边缘及内涵，还可突出显示其形态上的特征以及明确常规 X 线胸片所不能显示的纵隔障等的"盲区"，还能较清楚地看到肿块和四周、前后、上下邻近血管、组织间的关系，对确定疾病的临床分期有重要的作用。有报道在小细胞肺癌中，常规正侧位 X 线片和 CT 检查比较，其中 T_3、T_4 肿瘤侵犯结果的显示以 CT 检查为佳，二者分别为 30% 和 84%；同样发现"N_2"也以 CT 为好，二者分别为 38% 和 66%。PET/CT 对 1 cm 以上结节灶的良恶性诊断有很大优势，并可同时显示全身其他部位是否有转移的情况。影像学诊断的发展提供了更多更精确的信息来描述肿瘤的形态及与周围组织的关系，对诊断很有帮助，但也存在不足和局限性，如纵隔内淋巴结的显示和手术病理相比仍有差距，当病灶较小时 CT、PET 常存在诊断上的困难。

三、分期

小细胞肺癌的分期标准对制订治疗方案及预测生存率很为重要。目前常用的小细胞肺癌分期标准包括：①20 世纪 50 年代美国退伍军人肺癌协会制定的局限期（LD）和广泛期（ED）分类。②国际抗癌联盟推荐使用的 TNM 分期标准。由于 TNM 分期系统主要依赖于手术确认其准确性，而多数的 SCLC 患者确诊时已失去手术的机会，而是采用放化疗为主的治疗方法，因此我们常用前者的分期标准来进行临床实践。

新版肺癌 TNM 分期同样适用于 SCLC，其 TNM 分期变更的内容和 NSCLC 完全相同，TNM 分期是 SCLC 重要的预后因子，除 IIa 期病例数较少外，余下的病例随分期的增加而生存期缩短。与美国退伍军人肺癌协会制定的分期系统相比，TNM 分期能够提供更详细的信息，国际抗癌联盟推荐在进行临床研究时，使用新版 TNM 分期系统，而在临床实践中，可以并用两种分期系统。

在晚期小细胞肺癌中美国退伍军人肺癌协会所制定的小细胞肺癌分期仍被广泛应用，LD 指病变局限于一侧胸部，包括肺脏、纵隔及锁骨上窝，且可由一个放射野罩及。目前美国放射治疗肿瘤学组（RTOG）和美国东部肿瘤协作组（ECOG）认为胸腔积液、对侧肺门淋巴结或锁骨上淋巴结转移不宜列入 LD，国际肺癌协会（IASLC）则认为可包括对侧纵隔及锁骨上淋巴结转移，加拿大国家癌症研究所临床研究组认为可包括对侧锁骨上淋巴结。总之，所有临床研究组均不同意将同侧胸腔积液列为局限期入组标准。ED－SCLC 则指超出上述 LD 范围者。

小细胞肺癌分期方法包括胸部正侧位 X 线片，胸部、上腹部 CT，脑部 CT 或 MRI，放射性核素骨扫描。骨髓抽吸找癌细胞，近年由于操作过程有损伤性，且往往在骨髓转移的同时有其他转移，较少做常规骨髓抽吸，目前可用 PET 替代除骨髓以外的上述检查。

根据美国国家癌症数据中心（NCDB）的资料，在 11 506 名小细胞肺癌患者中按照 TNM 分期标准，约 57% 的患者为 IV 期，III 期患者占 30%，II 期占 4%，I 期占 9%。按美国退伍军人协会分期标准约 60% 为广泛期，约 40% 为局限期。

第二节　小细胞肺癌的综合治疗原则

SCLC 是一种恶性度高，易于侵犯转移的肺癌，特点为病程短、生存率低，局限期和广泛期 SCLC 的 5 年生存率仅为 10% 和 2%。SCLC 对化疗、放疗虽然敏感，但易于复发、转移，在病理学、分子生物学、恶性行为、治疗缓解率等方面和 NSCLC 迥异，因此其综合治疗原则和方案有一定特殊性。

一、局限期小细胞肺癌的综合治疗

SCLC 对单药方案或者联合化疗方案均较敏感。最常用的化疗初始方案为依托泊苷联合顺铂（EP）方案。在局限期 SCLC 的治疗中，因 EP 方案良好的安全性和远期生存，从而取代了以蒽环类为基础的化疗方案。目前 EP 方案联合同步胸部放疗为局限期 SCLC 患者的标准治疗，其长期生存与放疗开始时间相关，多认为化疗同时或化疗 1~2 周期后即开始胸部放疗优于序贯放疗。经标准的肿瘤分期检查确定为 I 期（$T_{1~2}N_0$）的 SCLC 患者可以接受手术治疗，但据统计能接受手术的早期 SCLC 患者比例 <5%。

（一）手术治疗

近年来多项研究显示，包括外科治疗的多学科治疗能够改善患者的生存期。所以目前认为经过标准的分期评估（包括胸部和上腹部 CT、骨扫描、脑显像，有条件可行 PET/CT）确定为临床 I 期（$T_{1~2}N_0$）的 SCLC 患者可行外科切除术。

NCCN 指南推荐，在手术前患者应接受纵隔镜检查、其他外科或内镜的纵隔分期来排除隐蔽的淋巴结转移。如果内镜淋巴结活检为阳性，不需再行纵隔分期。接受完全切除的患者（最好是两侧纵隔淋巴结切除或取样肺叶切除术）应该给予术后辅助化疗。无淋巴结转移的患者术后行化疗，但淋巴结阳性的患者推荐术后同步化疗和纵隔放疗。因为预防性脑照射（PCI）能改善完全缓解的 SCLC 患者的无疾病生存期和总生存期，完全切除术后的患者应在辅助治疗后给予 PCI。

（二）化疗和放疗治疗

既往局限期 SCLC 治疗仅为化疗，随之而来的是高达 75%~90% 的胸部复发率，一项 meta 分析评价了胸部放疗的加入是否能够延长局限期 SCLC 患者的生存期，研究共纳入了 13 项随机临床研究，共 2 410 例患者，结果显示，化放疗组的死亡相对危险度为 0.86（95% CI：0.78~0.94，$P=0.000\ 1$），死亡率下降 14%，3 年的绝对生存获益率为 5.4%（8.9% vs 14.3%）。同年 Warde 和 Payne 的另一项 meta 分析也显示了同样的结果，化放疗较化疗有明显的生存获益，2 年的获益率为 5.4%。根据这些研究的结果，局限期 SCLC 应用化疗联合放疗的治疗标准被确立。尽管如此，仅有 20% 局限期 SCLC 患者可能被治愈，平均中位生存期仅为 20 个月，提示现行的治疗方式尚需改进，目前局限期 SCLC 的研究包括新药联合方案（如 IP 方案）、联合放疗的研究，最佳的放疗时间、分割方式、靶体积及放疗剂量成为研究的焦点。

多项 meta 分析显示，早期同步胸部放疗与延迟胸部放疗相比有一定的生存优势，特别是与顺铂为基础的化疗方案联合。一项纳入 7 个临床试验的 meta 分析显示，接受早期放疗且放疗总治疗时间在 30 天内的 SCLC 患者有显著的 5 年生存获益。另一项 meta 分析发现，与初始化疗后 >30 天完成胸部放疗的 SCLC 患者相比，初始化疗后 30 天内完成胸部放疗的患者获得了显著的 5 年生存获益。

美国东部肿瘤协作组/放疗协作组（ECOG/RTOG）比较了 EP 方案联合 1 次和每天 2 次放疗的疗效。这项试验采用同步化放疗治疗了 412 例局限期 SCLC 患者，放疗总剂量为 45 Gy，结果显示每天放疗 2 次组显示出更好的生存获益，但 3~4 度食管炎发生率更高。

对于局限期 SCLC 患者，NCCN 指南推荐放疗应和化疗同步进行，并且应该在第 1 或第 2 周期开始（I 类证据），剂量为 1.5 Gy/次，每日 2 次，总剂量 45 Gy；或者 1.8~2.0 Gy/d，总剂量为 60~70 Gy。对 PS 评分好（0~2）的患者同步化放疗最佳（I 类证据），如果条件允许，首选三维适形放疗技术。放射靶体积应该在放射计划时通过 CT 扫描确定，CT 扫描范围应包括受累淋巴结在内。

大约 14%~24% 的 SCLC 患者在初次确诊时有可发现的脑转移，其生存期很短，约为 3~5 个月。一项 meta 分析纳入了 7 项临床试验（n=987）入组人群（以局限性 SCLC 患者为主），评价化疗后获完全缓解的患者进行 PCI 是否获益，结果显示，PCI 治疗组的 3 年脑转移发生率从 58.6% 下降至 33.3%，降低 25.3%，3 年生存率从 15.3% 提高至 20.7%，增加 5.4%，研究提示 PCI 不仅能够延迟脑转移的发生，还能预防脑转移的发生。

二、广泛期小细胞肺癌的综合治疗

约 60% 的 SCLC 患者在就诊时属于广泛期，若不治疗其中位生存期仅为 6～8 周，联合化疗仍是广泛期 SCLC 的主要治疗手段，可以使生存期延长。广泛期 SCLC 化疗缓解率为 40%～70%，中位生存期为 7～11 个月，2 年生存率 <5%。尽管诱导化疗有较高缓解率，然而多数完全缓解的患者 90 天内病情进展。而且一线治疗缓解时间的长短也是预测二线治疗疗效的重要因素。

（一）化疗方案的选择

EP 方案在 1985 年首次被证实是治疗 SCLC 有效的联合方案。EP 方案一线标准治疗地位的确立源自两项 meta 分析，其中一项 meta 分析提示含铂方案与不含铂方案比较具有显著的生存优势。欧洲肺癌工作组（ELCWP）的另一项 meta 分析也同样证实了应用 EP 方案的生存获益，在这项分析中共纳入了 36 项临床试验（n＝7 173），作者证实了与不含依托泊苷方案比较，含依托泊苷方案可提高患者的生存期，而含铂类但不含依托泊苷方案的生存没有明显改善。

在临床应用中，为了减轻消化道反应、神经毒性和肾毒性，可用卡铂代替顺铂。但卡铂的应用使骨髓抑制，尤其是血小板降低的风险更大。卡铂一般仅用于存在顺铂禁忌证或不能耐受顺铂的情况。卡铂代替顺铂方案在广泛期 SCLC 患者的治疗中有更充分的证据。

尽管广泛期 SCLC 初治采用 EP 方案缓解率较高，但总体预后仍然较差。有多种化疗药物及治疗方案不断被评价，包括拓扑替康、培美曲塞、吉西他滨及紫杉烷等新型细胞毒药物的临床试验结果，但未显示明显的优势，尚不能改变 SCLC 的标准治疗。近年来，铂类联合伊立替康成为广泛期 SCLC 的研究热点。最初，日本小样本 III 期临床试验报道了广泛期 SCLC 患者接受顺铂联合伊立替康及 EP 方案治疗的中位生存期分别为 12.8 个月和 9.4 个月（P＝0.002），2 年生存率分别为 19.5% 和 5.2%。而美国进行的两项样本量更大的 III 期临床试验同样比较了顺铂联合伊立替康与 EP 方案的疗效，结果并未发现两种方案在缓解率和总生存时间方面有显著差别。一项 II 期临床试验（n＝70）对比了卡铂联合伊立替康方案与卡铂联合依托泊苷方案的疗效显示，联合伊立替康组在无进展生存期（PFS）略有优势。最近的一项 III 期临床试验（n＝220）发现，卡铂联合伊立替康方案与卡铂联合口服依托泊苷方案比较，中位生存期略有提高（8.5 个月 vs 7.1 个月，P＝0.04）。进一步的研究表明，东方人群因其代谢酶的表达水平与西方人群不同，对依托泊苷的耐受性不同，东方人的毒性反应显著低于西方人群。目前铂类联合伊立替康方案已成为广泛期 SCLC 患者的一种治疗选择并被 NCCN 指南采纳。

（二）胸部放疗

近年的研究显示，广泛期 SCLC 化疗后缓解的患者针对易转移的脑部进行 PCI 可以提高局控率和总生存时间，而胸部是化疗后容易复发的另一部位，据统计广泛期 SCLC 的胸部复发率超过 50%，胸部复发引起的症状往往影响患者的生活、治疗甚至加速死亡。既往胸部放疗常规用于局限期 SCLC，与化疗联合能改善局控率和总生存时间。然而有证据显示，对于广泛期 SCLC 经 3 周期 EP 方案化疗后达到胸外病灶完全缓解及胸部病灶至少缓解的患者给予胸部放疗可以延长生存期，但上述结果均来自单中心的临床试验，尚需要进一步验证。在 2010 年 ASCO 年会上，来自加拿大的一项 II 期临床试验提示广泛期 SCLC 化疗后缓解的患者给予巩固胸部放疗安全性良好，与历史数据对照可降低胸部复发率。

（三）维持治疗

Sculier 等总结了 SCLC 多项维持化疗的临床试验，这些临床试验均能显示维持化疗的优越性。Bozcuk 等报道了一项 SCLC 维持化疗的 meta 分析，其结果表明维持化疗可明显提高患者的 1 年、2 年生存率和无进展生存期，但该 meta 分析所纳入的临床试验之间存在明显的异质性，有的甚至是原化疗方案周期数的增加，各个临床试验的时间跨度大、应用药物和方式各异，故尚需前瞻性试验来验证。

靶向药物是否可以作为 SCLC 一线治疗后维持治疗尚不明确。来自美国的一项 Ⅱ 期临床试验公布了广泛期 SCLC 一线伊立替康联合卡铂治疗后应用舒尼替尼维持初步结果，患者给予最多 6 周期伊立替康联合卡铂方案化疗，对治疗后无疾病进展且无不能耐受毒性的患者给予单药舒尼替尼 25 mg/d 口服至病情进展，目前该试验仍在随访中。

SCLC 一线治疗后复发率高，且对于早期复发患者的二线治疗可选用的药物较少，在一线和二线治疗之间选择毒性较低的化疗药物或靶向药物维持，以进一步延长患者的生存期，是值得研究和探索的领域。

另外，与常规治疗方法相比，增加新的药物、应用剂量强度化疗方案、维持治疗或者交替使用无交叉耐药性化疗方案等试图改善 SCLC 远期生存率的方法均显示出一定的疗效。目前 NCCN 指南中广泛期 SCLC 患者推荐的治疗手段为化疗，初始化疗方案的选择包括 EP 方案、EC 方案、IP 方案及 IC 方案，对治疗后缓解的患者给予 PCI，对于已并发脑转移的患者，化疗可在全脑放疗前或后进行，这取决于患者是否存在神经系统症状。

（四）预防性脑放疗（PCI）

欧洲癌症研究及治疗机构（EORTC）放射肿瘤和肺癌组公布了一项随机临床试验，对既往获治疗缓解的广泛期 SCLC 患者进行了 PCI 随机对照研究。286 例既往行 4~6 周期化疗且有效的 SCLC 患者在化疗结束 4~6 周内进入临床研究，结果显示，PCI 治疗组有症状性脑转移的发生率为 14.6%，而对照组为 40.4%，并且治疗组 1 年生存率为 27.1%，对照组仅为 13.3%。

在患者决定接受 PCI 治疗前，医师应与患者充分沟通，治疗后达到完全或部分缓解的患者，建议给予 PCI 治疗（1 类证据）。但 PS 评分差（3~4）或精神、心理功能受损的患者不推荐 PCI 治疗。PCI 的推荐量为 25 Gy 分 10 次或者 30 Gy 分 10~15 次完成。PCI 不能与化疗同时进行，因为会增加神经毒性，疲乏、头痛及恶心呕吐为 PCI 常见的急性毒性反应。

目前的研究已提示，预防性脑部放疗可以作为缓解后的广泛期 SCLC 的常规治疗，随着放疗技术的不断改进以及新型化疗药物带来的一线治疗缓解率的不断提高，PCI 可能会进一步改变广泛期 SCLC 的治疗模式。

三、手术在小细胞肺癌综合治疗中的价值

由于 SCLC 的恶性程度高，往往早期转移，被认为是一种不适手术治疗的疾病。20 世纪 70 年代后期上海市胸科医院回顾性分析 143 例手术治疗 SCLC 的结果，5 年生存率达 12.2%，分析主要影响疗效的因素为临床分期 Ⅰ 期预后好，5 年生存率为 38.8%；结合化疗者预后较好，也反映了 SCLC 手术治疗的可行性和有效性。在各期 SCLC 中，Ⅰ、Ⅱ 期 SCLC 化疗联合手术治疗已获得较为一致的认识，但必须有合格的详细分期，因 SCLC 侵犯转移较早，尤以胸内淋巴结的转移如不作诱导化疗就可能漏掉纵隔淋巴结转移，影响预后。局部晚期（Ⅲ 期）SCLC 其手术价值成为迄今仍在争论的题目，主要焦点是多

个淋巴结转移本身就属于高风险因素，且常侵及胸内器官诸如大血管、纵隔、胸膜等。术前用诱导化疗使病变缩小可提高手术切除的可能性和完全性。化疗在手术前后的意义有所不同，前者着重缩小病变范围，由于 SCLC 对化疗敏感，意义优于非小细胞肺癌的新辅助化疗，对能否完全切除具有重要意义，必要时还可加以放疗，还可减少原发肿瘤向外播散的机会。手术后化疗也很为重要，和生存期相关。

另一个值得提出的问题，当原发肿瘤化疗有效后，由于局部癌灶或其侵犯区有局部坏死、粘连和斑块纤维化，可能明显增加手术难度甚至不能剥离，因此提出术前化疗以 <4 个周期为度，以免造成不能切除，也有人提出化疗后的纤维化粘连和放疗相同，肿瘤组织发生严重坏死，纤维修复，可能和化疗的药物强度有关，特点是肿瘤侵犯较大血管壁及其旁组织，化疗后该处瘢痕纤维组织增生粘连，手术时肉眼很难区分为肿瘤区或纤维瘢痕，难度的增高也易损及血管壁，可造成出血，且局部剥离难度大，又有坏死组织存在，有时会剥破大血管如主动脉造成大出血危及生命。因此较多研究者认为手术前化疗周期不宜 >3 周期。

四、放疗在小细胞肺癌综合治疗中的运用

（一）照射剂量

照射剂量是临床上实施放射治疗时所必须面对的问题，小细胞肺癌是对放射敏感的恶性肿瘤。然而，对于小细胞肺癌的最佳照射剂量，并不像对恶性淋巴瘤的放疗那样有较明确的临床研究结果。

肿瘤的临床治疗中，可宏观地分为局部病变的治疗和远道转移病灶或称亚临床病灶的治疗两个方面。这两个方面在临床治疗中的重要性，随肿瘤临床治疗的发展而相互转变。在早年的治疗中，化疗药物种类少，缺乏有效的化疗药物和恰当的化疗方案，远道转移是临床治疗的主要矛盾。治疗失败和患者死亡的主要原因是广泛转移。随着更多有效的化疗药物的出现和肿瘤内科学的发展，全身治疗在控制亚临床转移灶方面取得显著疗效，小细胞肺癌患者的生存期得到延长。同时需要有效的方法降低局部复发的危险性。放射治疗的剂量是直接影响局部控制率的重要因素。

LD - SCLC 放射治疗剂量的研究仅有一个 III 期临床研究。NCIC 接受 3 个周期化疗有效的病例，随机分为 25 Gy/10 次/2 周（SD）和 37.5 Gy/15 次/3 周（HD）两组。放射野根据化疗前肿瘤边界外放 2 cm。可分析病例 168 例，SD 组的完全缓解率为 65%，HD 组为 69%。中位局部病变无进展时间两组分别为 38 周和 49 周（P =0.05）。两年局部未控率分别为 80% 和 69%，（P <0.05）。总生存率两组无显著差别。SD 组和 HD 组的吞咽困难发生率分别为 26% 和 49%（P <0.01）。

虽然对最佳剂量临床上尚无有力的证据和明确的答案。在临床治疗和研究中，多数学者达成一定的共识，低于 40 Gy 将导致局部控制率降低，而高于 54～56 Gy 似乎无明显的益处。

（二）照射体积

在制订放射治疗计划时，照射体积与照射剂量同样重要。到目前为止，照射体积仍是一个没有明确结论的问题。临床报道倾向于支持大野照射。如对原发灶位于左上叶的病变伴同侧肺门、纵隔淋巴结转移的病例，照射体积应包括：肿瘤边缘外 2 cm，左、右肺门区，纵隔（胸廓入口至隆突下）和双侧锁骨上。如此大野照射其原因之一是由于 SCLC 对放射治疗相对敏感，中等剂量的照射能够获得较好的局部效果，但大野照射阻碍了提高照射剂量的可能。根据化疗前肿瘤体积还是化疗后肿瘤体积设计照射野成为有争议的问题。

（三）放射治疗的顺序

放射治疗和化疗联合应用有三种方式：序贯治疗；交替治疗；放射治疗化疗同步进行。同步放化疗的益处是缩短总治疗时间，提高治疗强度，增加放疗和化疗的协同作用。缺点是治疗毒性增加，导致食管炎、肺炎和骨髓抑制，难于评价肿瘤对化疗的反应。随着 PE 方案作为 SCLC 的标准化疗方案的应用，多数临床研究认为 PE 方案化疗同时合并放射治疗是可以耐受的，并被广泛接受。交替治疗方法可以降低治疗毒性和耐受性，但由于需要间断放射治疗被认为是不合理的放射治疗模式。

放疗化疗结合的时间顺序模式：

1. 序贯　CT→RT；RT→CT。

2. 交替　CT→RT→CT→RT→CT→RT。

3. 同步　Early：CT/RT→CT→CT→CT；Mid：CT→CT→CT/RT→CT；Late：CT→CT→CT→CT/RT。

因此，根据现有临床研究证据，有关放射治疗的时间和顺序可总结为以下几点：放射治疗提高局限期 SCLC 的生存率。在同步放化疗的模式中，虽然放射治疗的最佳时间尚不确定，但加拿大、日本和欧洲的研究证据支持在治疗疗程的早期给予放疗。CALGB 的研究结果显示晚放疗优于早放疗，但该研究中存在早放疗组降低了化疗剂量这一混杂因素。没有证据支持在化疗全部结束以后才开始放射治疗。对一些特殊的临床情况，如肿瘤巨大、并发肺功能损害、阻塞性肺不张，2 个周期化疗后进行放疗是合理的，这样易于明确病变范围，缩小照射体积，使患者能够耐受和完成放疗。

（四）放射治疗的剂量分割

由于应用常规放射治疗提高照射剂量的方法在 SCLC 的治疗中是不成功的，临床上转向对提高局部治疗强度的研究，改变剂量分割，缩短治疗时间，这也是放射治疗学家惯用的手段。加速超分割照射技术正适合应用于 SCLC，因其细胞增殖快，照射后细胞存活曲线的肩区不明显。理论上应用加速超分割照射能够提高治疗增益。

（五）非手术综合治疗（放疗 + 化疗）在早期 SCLC 中的作用

对于因不愿手术或内科疾病不能手术的早期肺癌患者，放疗是最重要的局部治疗手段。有关早期 NSCLC 的临床研究已经证实，合理的放疗特别是立体定向放疗能够达到与手术相同的局部控制率和生存率，而放疗的不良反应更小，可以作为外科手术的替代方法。但是目前对于 SCLC，手术仍是 $T_{1\sim2}N_0$ 局限期 SCLC 的推荐治疗手段，非手术方法（放疗 + 化疗）治疗早期 SCLC 仍需进一步的研究。中国医学科学院肿瘤医院近期对临床Ⅰ、Ⅱ期小细胞肺癌手术与非手术综合治疗的临床研究发现，早期局限期 SCLC 患者如选择行非手术的治疗，针对一般情况好的患者行同期放化疗能够取得与手术相近的疗效。

（六）姑息治疗中放疗的应用

1. 适应证

不考虑远期效应，减轻近期症状，局部晚期肿瘤或远地转移灶已出现或极可能出现临床症状的病例，应行姑息放疗减症。广泛骨转移可行半身照射。

根据 Erkurt 调查，现约 75% 临床医师认为放疗不能治愈手术不能切除的局部晚期 SCLC，仅能达到缓解症状，有限延长存活期的目的。尽管采用根治性放疗技术照射，实质为姑息治疗。

2. 照射技术

（1）胸部：胸部照射野仅包入产生症状的病灶。建议预期存活 <6 个月者照射 TD 20 Gy/5 次/1 周，

预期存活 6～12 个月者 TD 30 Gy/10 次/2 周或 TD 45 Gy/15 次/3 周，一般情况好，瘤体直径＜10 cm 者采用根治性放疗技术照射。应避免过度照射可能出现急性放射反应的器官。缓解阻塞性肺症状可行腔内近距离照射，剂量参考点黏膜下 1.5 cm，只照射 1 次 TD 10～15 Gy。

（2）脑：多发脑转移者，全脑照射 TD 30 Gy/10 次/2 周或 TD 40 Gy/15 次/3 周；单发转移局部加量 TD 12 Gy/4 次/周，也可以不行全脑照射，单纯手术或者光子刀治疗。

（3）骨：骨转移照射野应包入整块受累骨，也可单纯照射局部。一般照射 TD 30 Gy/10 次/2 周或 TD 8 Gy/次。半身照射一般照射 TD 6～8 Gy/次。

3. 疗效

中国医学科学院肿瘤医院报告了放射治疗后咯血、胸痛、气短、发热、上腔静脉压迫综合征缓解情况，放射治疗对改善局部症状，消除上腔静脉压迫综合征有效。肺不张的复张主要和不张时间长短有关，复张率约 23%，声嘶消失约 6%，二者症状缓解率与症状出现时间长短有关。姑息性放疗肺癌脑转移有效率在 70%～90% 之间，骨转移疼痛缓解率＞80%。

第三节　小细胞肺癌的化学治疗和靶向治疗

一、化学治疗

SCLC 是一个典型的全身性疾病，应着重于全身性治疗为主，它对化疗很敏感，效果较好，因此，化疗也就当仁不让地成为 SCLC 最主要治疗的方法，几乎所有各期 SCLC 都有采用化疗的必要。各期 SCLC 均要用化疗，Ⅱ～Ⅲ期以化疗为主（Ⅱ期有认为可先行手术），为数较少的 Ⅰ 期 SCLC 可先做手术后用化疗，而晚期患者更要依赖化疗，要求剂量足、准时进行、治疗方案要衔接好，不要求长期治疗，患者毒副反应和耐受性仍是需要医师重点关注的问题，同时注意支持治疗。

（一）单药治疗

SCLC 临床应用仅限于少数患者用单药化疗，有推荐依托泊苷（VP-16）软胶囊单用于年老 SCLC 患者或作为二线药。化疗药物的缓解率在 SCLC 中要求 ≥30%，近年用于 SCLC 新药单药的疗效见表 9－1。

表 9－1　SCLC 新药单药的缓解率（RR）和中位生存期（MST）

药物	例数/可评价	RR（%）	MST（周）
紫杉醇 250 mg/m² q3w + G-CSF	36（32）	34	43
	43（43）	53	40
多西紫杉醇（DCT）100 mg/m²，q3w	47（43）	23	36
多西紫杉醇 75 mg/m²，q3w	14（12）	8	NA
长春瑞滨 30 mg/m²，qw	22（17）	24	32
	30（30）	27	NA
拓扑替康 2 mg/m²，d1～d5，q3w	48（48）	39	42
伊立替康 100 mg/m²，qw	35（35）	37	NA
吉西他滨 1 000 mg/m²，d1、d8、d15，q3w	29（26）	27	52

（二）一线联合化疗

SCLC 联合化疗的疗效优于单药，多种药物的联合效果虽较好，然而毒性反应仍值得顾虑，近年倾向于两个药物联合。新化疗药物的涌现促进了 SCLC 联合化疗方案的研究。

在 20 世纪 70—80 年代 SCLC 化疗主要环绕 CTX，VP-16（E）的问世被认为是比较有希望的药物，RR 达 28%～36%，临床应用认为其可提高 CTX 方案的疗效。如随机研究单用 CTX 的 RR 为 40%，合用 VP-16 后提高到 84%，完全缓解率（CR）也自 14% 提高到 34%，但对生存率无明显影响。80 年代左右铂类化疗逐渐被接受，VP-16 联合铂类药物的 EP 方案，缓解率高达 92%～94%，化疗复发后 RR 也有 44%，CR 率达 8%。此后，10 余年来 EP 方案由于效果稳定，毒性可以接受，较为经济，被推荐用于多学科治疗方案中。90 年代成为 SCLC 的标准方案，且常被用作新药含铂方案的随机比较的标准方案。

近年来，三代新药含铂方案研究颇多，其中拓扑替康（TO）、伊立替康（I）的含铂方案已有较多的循证医学证据，并已运用于临床实践，对于其他一线联合方案的相关研究分别试述于下：

1. 吉西他滨二药方案

吉西他滨二药方案包括含铂和非铂方案，其中以吉西他滨联合紫杉醇方案的 RR、MST 及一年生存率最低，分别为 24%、3.4 个月和 8%，其余方案有吉西他滨 + VP-16、吉西他滨 + 卡铂、吉西他滨 + 顺铂等，其结果尚令人满意，RR 在 42.5%～61%，MST 为 8.97～10.5 个月，1 年生存率为 27%～37%，TTP 在 3.7～5.8 个月。毒性反应主要为血液毒性，白细胞减少以吉西他滨 + VP-16 中最多占 50%，其余在 13%～39.1%。血小板减少毒性在 12.2%～41%，以吉西他滨联合铂类方案为高。贫血毒性在 8%～26%，也以吉西他滨联合铂类方案为高。

2. 紫杉醇联合方案

紫杉醇和多种药物联合应用，包括紫杉醇 + 顺铂或卡铂或再加 VP-16，结果二药方案的缓解率在 64%～98%，加顺铂或卡铂的结果相似，MST 在 9～16 个月。三药（+ VP-16）的缓解率在 65%～98%，MST 为 10～17 个月，紫杉醇二药、三药的疗效无明显差别。

3. 培美曲塞含铂方案

培美曲塞单药一线治疗 SCLC 的缓解率为 16%～21%。联合含铂方案（顺铂或卡铂），结果提示 RR 分别为 48% 和 43%，MST 分别为 7.9 个月和 10.8 个月，1 年生存率分别为 29% 和 43%，治疗到进展时间（TTP）为 4.9 个月和 4.3 个月。一项Ⅲ期临床试验对比了培美曲塞、卡铂方案和 EC 方案作为一线治疗方案对广泛期 SCLC 患者的疗效，773 例患者入组，由于中期分析显示了培美曲塞方案的疗效较差，此试验被提前终止。剩下两组的 MST 分别为 7.3 个月和 9.6 个月，RR 分别为 25% 和 41%。

4. 非铂方案

非铂方案研究病例数相对较少，无大样本随机临床研究。拓扑替康 1 mg/m² d1～d5 静注联合 VP-16 75 mg/m² d8～d10，每 28 天 1 个周期共 6 个周期，共入组 28 例患者，化疗共 103 个周期，其 RR 为 46.4%，PD 为 35.7%，TPP 为 16 个周，MST 为 42.7 个周，毒性反应发生率低，3～4 度白细胞降低的发生率为 2.6%，3～4 度血小板降低的发生率为 1.8%。与含铂方案相比，其主要特点为毒性反应较低。伊立替康也被认为是一个有效的抗 SCLC 化疗，由于伊立替康和 VP-16，二者均为拓扑异构酶抑制剂，体外实验有协同作用，有一项临床研究，入组了 50 例 ED - SCLC 患者，伊立替康和 VP-16 联合一线治疗，共 4 个周期，结果 RR 为 66%，CR 率 10%，MST 为 11.5 个月，1 年及 2 年生存率分别为

43.2%和14.4%。主要毒性反应为骨髓抑制，3～4度中性粒细胞降低62.9%，白细胞降低28%，贫血14%，腹泻仅2%，结论认为伊立替康和VP-16联用对ED-SCLC有效而毒性尚可耐受。非铂方案与和含铂方案相比缓解率未见明显低下，但尚有待随机对照研究的证实。

5. 新型蒽环类药物联合方案

近年来，治疗SCLC的新型化疗药物中以氨柔比星最为突出。氨柔比星是合成的蒽环类抗生素，在日本被批准用于治疗SCLC。作为广泛期SCLC的一线治疗药物，日本的临床试验显示氨柔比星与顺铂联用的缓解率可以达到88%，中位生存期为13.6个月。2010年ASCO年会上公布了日本的一项多中心Ⅱ期临床试验结果，氨柔比星联合拓扑替康治疗SCLC，该项临床试验的主要终点为客观缓解率，31例初治和28例复治的患者纳入研究。初治患者的客观缓解率为74%（23/31），复治患者为43%（12/28），主要毒副反应为骨髓抑制。中位随访43.2个月，初治组的中位生存期和无进展生存期（PFS）分别为14.9个月和5.3个月，复治组分别为10.2个月和5.1个月，虽然拓扑替康联合氨柔比星有效，但其毒性也较单药增加。SABA是第3代蒽环类抗生素抗肿瘤药物，在实体瘤治疗中单药显示了令人鼓舞的活性。2010年ASCO年会上，来自德国的Ⅰ期和Ⅱ期临床试验确定了SABA联合顺铂的最大耐受剂量（MTD）和一线治疗广泛期SCLC的初步疗效。共25例患者纳入了Ⅱ期临床试验，CR 1例、PR 18例、SD 4例、PD 1例。中位生存期、肿瘤缓解时间和中位无疾病进展时间分别为11.6、3.8和6.5个月。治疗相关的毒副反应主要为胃肠道反应和血液系统毒性。上述结果显示SABA联合顺铂一线治疗广泛期SCLC有效期安全，与标准治疗方案相当。

6. 新型的喜树碱类药物联合方案

贝洛替康是一种新型的喜树碱类似物，在Ⅱ期临床试验已显示了较好的活性，最近一项贝洛替康联合顺铂与EP方案对比的一线治疗广泛期SCLC的Ⅲ期临床试验正在亚洲开展。

（三）复治小细胞肺癌的化疗方案的选择

耐药性的存在为SCLC不能全部治愈的因素，特别是在全部缓解后，敏感细胞大量死亡反而会促使不敏感癌细胞的复生长，而这种残留细胞通常是耐药细胞群成分为多，也是造成一线化疗后复发和不易治愈的原因，如复合性SCLC化疗后残留的往往为对化疗不敏感的非小细胞肺癌。

尽管一线化疗有高度缓解率，但SCLC经常在治疗后1年内复发，据统计大约有80%局限期及几乎所有的广泛期SCLC患者在治疗后1年内复发或疾病进展。一线治疗的缓解时间可以预测二线治疗的疗效，敏感患者指一线治疗能缓解并且无疾病期至少90天者，难治患者指在一线治疗后90天内复发者或一线治疗无缓解者。

单药拓扑替康已被美国FDA批准用于初始化疗有效且2～3个月后进展的SCLC的二线治疗。拓扑替康口服和静脉给药均有效，随机研究显示在SCLC中两种给药方式有相似的活性。一项随机的Ⅲ期临床试验表明不适合静脉给药的复发SCLC患者口服拓扑替康联合最佳支持治疗与仅给予最佳支持治疗比较有明显的获益，在PS评分为2的患者中，拓扑替康的中位总生存期延长（25.9周 vs 13.9周），且拓扑替康组患者的生活质量明显改善。

在Ⅱ期临床试验中，其他细胞毒药物包括紫杉醇、吉西他滨、长春瑞滨、依立替康等作为SCLC二线治疗药物均被评价。小样本的结果显示，对于敏感或难治的患者，紫杉醇、依立替康、氨柔比星初步显示了一定的活性，但尚需进一步验证。

最近的一项Ⅱ期临床试验数据表明，氨柔比星在难治性或一线铂类为基础化疗方案治疗后进展的广泛期 SCLC 中显示出令人鼓舞的疗效，但其 3～4 度血液学毒性较为常见。

吡铂是一种能够克服顺铂耐药的铂类似物，在 II 期临床试验中显示对复发 SCLC 患者，无论是难治还是敏感者，均有一定的活性，与其他铂类相比，其发生肾、神经及耳毒性更少。一项比较吡铂联合最佳支持治疗与单用最佳支持治疗对比的 III 期临床试验（SPEAR trial）在 2010 年 ASCO 年会上公布，选择既往铂类化疗在 6 个月内进展的 SCLC 患者，共 401 例患者按照 2：1 随机入组，吡铂联合组和最佳支持治疗组的中位生存期分别为 21 周（95% CI：19～25 周）和 20 周（95% CI：16～24 周），两组差异无统计学意义（P = 0.09）。其中在既往治疗未缓解或在 45 天内复发的患者中，吡铂联合组的生存期有改善，但两组的无进展生存期和中位进展时间均无统计学差异。研究者认为无进展生存未达到统计学意义可能与后续治疗不均衡有关，但可以得出吡铂联合组对于既往治疗未缓解或在 45 天内复发的患者生存期有显著的改善。

细胞毒药物为基础的二线化疗尽管其缓解率不断提高，但患者的生存期并没有明显改善，提示复发的 SCLC 对常规化疗可能耐药，故近年来越来越多的新型药物和靶向治疗应用于复发 SCLC 治疗，其临床疗效尚需进一步验证。

根据 2010 年 NCCN 临床指南推荐，对于 SCLC 的二线化疗，优先考虑参加临床试验；对于一线治疗结束后 2～3 个月内复发、PS 评分 0～2 的患者推荐使用异环磷酰胺、紫杉醇、多西紫杉醇、吉西他滨、伊立替康、拓扑替康；对于一线治疗结束后 2～3 个月至 6 个月复发者可选拓扑替康、伊立替康、CAV 方案、吉西他滨、紫杉醇、多西紫杉醇、依托泊苷软胶囊、长春瑞滨；对于一线治疗结束 6 个月后复发者建议仍使用初始方案。PS 评分差的患者，考虑减少剂量化疗的同时给予集落刺激因子（CSF）支持治疗。

二、靶向治疗

靶向治疗正在不断改写 NSCLC 的临床指南，令人失望的是 SCLC 的靶向治疗至今尚无突破，几乎所有针对 SCLC 重要的分子通路如血管内皮生长因子（VEGF）、基质金属蛋白酶（MMP）、c - Kit、Bcl - 2 等靶向治疗均以失败告终，尽管如此，随着对 SCLC 生物学性质及发生发展分子机制的不断深入探索，新的靶向药物仍然层出不穷，为 SCLC 的治疗带来了新的希望。

（一）mTOR 抑制剂

Temizolimus（CCI - 779）可抑制肿瘤细胞增殖，以 87 例 ED - SCLC 诱导化疗后复发患者为研究对象，据剂量随机分为 25 mg 和 250 mg（每周剂量）两组，静脉注射 30 分钟每周 1 次，直到进展，MST 分别为 16.5 个月和 22.9 个月，中位无进展生存期以 250 mg 剂量组为好。

（二）沙利度胺

沙利度胺通过抑制血管生成、刺激免疫系统活性、抑制癌细胞对间质的黏附等作用抑制肿瘤的发生发展。Cooney 等进行的 II 期临床研究对广泛期 SCLC 一线化疗后接受沙利度胺 200 mg/d 口服治疗，结果提示中位生存期为 15.7 个月，一年生存率为 60%，结果令人鼓舞。但是，法国肿瘤协作组进行的一项 III 期临床试验，119 例初治的广泛期 SCLC 患者入组，先接受 2 周期的化疗，92 例有效者被随机分为沙利度胺联合化疗组（49 例），化疗剂组（43 例）。研究发现沙利度胺不良反应较大且两组的疾病进展时间无显著性差异。英国进行的另一项沙利度胺联合化疗的 III 期临床研究，SCLC 患者随机分为试验组（EC 方案联合沙利度胺治疗组）和对照组（EC 方案组），共 724 例入组，365 例试验组，359 例对照组。MST 和 PFS 无显著差异。

（三）CD56 单抗

CD56 是神经细胞黏附分子家族成员之一，神经内分泌肿瘤常常表达 CD56。BB‑10901 是抗 CD56 的人源化单克隆抗体，与细胞毒化合物 DM1 相连接后，当靶向表达 CD56 抗原肿瘤细胞时即释放 DM‑1 发挥抗肿瘤作用，在Ⅰ期试验中显示药物耐受性良好，Ⅱ期临床试验中正在进行中。

（四）Src 激酶抑制剂

Src 激酶为非受体酪氨酸激酶家族成员之一，调节多种信号包括细胞表面分子、生长因子、结合素类和 G 蛋白偶联受体，在 SCLC 和 NSCLC 的细胞株中均能检测到 c‑Src 在内的多种激酶。在临床前的研究中靶向 c‑Src 引起细胞增殖的下降。最近一项 Src 激酶抑制剂达沙替尼治疗敏感，而后复发的 SCLC Ⅱ期临床试验正在进行中。AZD0530 是 c‑Src 和 c‑Abl 的双重抑制剂，广泛期 SCLC 经 4 周期标准化疗后应用 AZD0530 的Ⅱ期临床试验亦正在进行中。

（五）Bcl‑2 抑制剂

人类 SCLC 的 Bcl‑2 表达 >80%，临床前的研究显示抑制 Bcl‑2 能增加 SCLC 细胞株和异种移植瘤的化疗敏感性，但是 Bcl‑2 反义寡核苷酸 Oblimersen 与化疗联合应用的临床试验未显示能够提高患者的缓解率和生存期，所以目前对于反义化合物是否能够真正的下调 Bcl‑2 尚存疑问。目前至少有 3 种 Bcl‑2 小分子抑制剂正在研究中，包括 Obatoclax、AT‑101 和 ABT‑263。

（六）Kit 酪氨酸激酶抑制剂

ST1571 是一种对抗 Kit（CD117）的小分子酪氨酸激酶抑制剂，该酶可结合干细胞因子到 Kit 受体，是 SCLC 的自分泌生长环。Kit 在 SCLC 株中表达率为 50%~70%，ST1571 的使用剂量为 600 mg/d，共 10 例初治和 9 例复发的 ED‑SCLC 接受 ST1571 治疗，初治病例的中位疾病进展期为 23 天，复发病例为 43 天，但 19 例中仅 4 例 Kit 阳性，提示今后若选择 Kit 阳性 SCLC 接受 ST1571 治疗可能会获得更好疗效。

（七）间质金属蛋白酶（MMP）抑制剂

SCLC 中有 MMP3、MMP10 和 MMP14 表达增高者预后较差。一项Ⅲ期临床试验有 532 例 SCLC 入组，其中 52% 为 LD‑SCLC，这部分患者经诱导化疗后 CR 达 33%，而后随机接受金属蛋白酶抑制剂 Marimastat 或安慰剂治疗，但未见令人满意的结果，中位 TTP 分别为 4.3 个月和 4.4 个月，MST 也未见差异，分别为 9.3 个月和 9.7 个月，接受 Marimastat 治疗者中，18% 的患者出现骨髓肌肉毒性，33% 的患者因治疗毒性而减量，32% 的患者因治疗毒性而中止用药。

（八）Hedgehog（Hh）通路抑制剂

Hedgehog（Hh）通路是调控动物发育的一系列信号串联。Hh 信号在胚胎形成时期最活跃，然而在成体组织和器官的细胞中，Hh 通路的异常激活将会引起各种疾病和肿瘤。SCLC 过表达 Sonic Hh 配体，体内的 SCLC 肿瘤细胞可能通过 Hh 信号通路作为肿瘤干细胞存在。GDC‑0449 是一种口服的 Hh 通路的合成抑制物，在Ⅰ期临床试验中已获得最大耐受剂量，Ⅱ期临床试验正在计划中。

2010 年 ASCO 年会上有 3 项研究对化疗药物联合靶向药物进行了评价，分别为 Cediranib 联合 EP 方案，舒尼替尼联合 EP 方案及拓扑替康联合贝伐单抗，均为Ⅰ期及Ⅱ期临床研究，Cediranib 联合化疗显示出较好的抗肿瘤活性，耐受性良好，但后两项研究因毒性较大而不被推荐。

近年来，靶向治疗的突破性研究进展改变了晚期 NSCLC 化疗平台期的现状，基因分析使 NSCLC 靶向治疗的选择更加精准、有效，维持治疗的治疗模式在 NSCLC 的治疗中不断巩固、完善。NSCLC 治疗的进步也提示我们，SCLC 治疗是否也能从其分子机制着手不断开拓新靶点药物和新的治疗模式来突破治疗的瓶颈。与 NSCLC 的研究相比，在研的 SCLC 随机临床研究仍然较少，面对 SCLC 的治疗现状，我们应大力开展中国人群的 SCLC 的基础研究和临床试验，进一步探索 SCLC 治疗的新策略，以控制这种恶性疾病的发生和发展，改善临床结局。

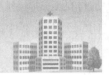

第十章　非小细胞肺癌

第一节　非小细胞肺癌的诊断和分期

一、诊断

（一）临床表现

1. 无症状

由于肺实质无丰富的痛觉神经，大多数早期非小细胞肺癌患者可无任何症状，只有不到5%在常规体检、调查其他无关主诉或术前评估拍摄X线胸片及详细查体时被发现。

2. 早期症状

无特异性，多表现为咳嗽、咯血、胸痛、胸闷气短、发热等呼吸系统症状，超过50%的患者有咳嗽主诉。

3. 晚期症状

（1）肿瘤直接侵犯或转移淋巴结压迫喉返神经可出现声嘶。

（2）肿瘤直接侵犯或转移淋巴结压迫上腔静脉可出现面、颈、上肢水肿，上胸部静脉曲张及毛细血管扩张。

（3）侵犯胸膜或胸膜腔播散可引起胸膜腔积液，多为血性，大量胸腔积液可引起气促。

（4）侵犯胸膜及胸壁，尤其侵犯壁层胸膜，可引起胸痛。

（5）脑转移可引起头痛、恶心、呕吐等颅内压增高症状及其他神经定位症状。

（6）骨转移可引起局限性骨痛，多为持续性，并进行性加重。

（7）肝转移可引起右上腹胀痛。

（8）皮下转移可在皮下触及结节。

（9）其他器官转移时可出现相应器官的症状。

4. 体征

当肿瘤较小，位于周边时，患者可能没有任何阳性体征。当肿瘤病变较大或为中央型时，听诊可闻及病侧呼吸音减弱，呼吸音粗糙。如发生转移，根据转移的部位可能有相应的体征。

（1）局限性哮鸣音：多为吸气阶段出现，咳嗽后不消失。

（2）上腔静脉阻塞综合征：肿瘤直接侵犯或转移淋巴结压迫上腔静脉，导致静脉回流受阻而出现的一系列症状群，包括面、颈、上肢水肿，上胸部静脉曲张、毛细血管扩张，伴头晕、胸闷、气急等。

症状的严重程度取决于上腔静脉阻塞的进展速度及侧支循环的建立程度，快速进展的阻塞甚至可导致昏迷和死亡。

（3）霍纳综合征：肿瘤侵犯第7颈椎及第1胸椎外侧旁交感神经星状节导致的一系列症状群，包括同侧上眼睑下垂、瞳孔缩小、眼球内陷、眼裂缩小、面部无汗等。

（4）潘寇综合征：是指肺尖部的肿瘤直接侵犯第1、2肋骨或上胸椎体和横突，侵犯第7颈椎及第1胸椎外侧旁交感神经星状节，累及臂丛神经、膈神经、喉返神经，直接侵犯或转移淋巴结压迫上腔静脉等引起的一系列症状群，包括上腔静脉阻塞综合征、同侧霍纳综合征、臂神经丛受累导致的上肢感觉或运动障碍、上肢顽固性疼痛、第1及第2肋骨局部疼痛、膈神经麻痹、声嘶等。

（5）膈神经麻痹：膈神经受侵时出现气急胸闷。

（6）吞咽困难：肿瘤直接侵犯或纵隔淋巴结肿大压迫食管所致。

（7）呼吸困难：肿瘤直接侵犯或转移淋巴结压迫主气道导致通气障碍、肺内广泛淋巴管扩散所致癌性淋巴管炎导致换气障碍、阻塞性肺不张、肺部炎症以及大量胸腔积液等可导致呼吸困难。

（8）心包受侵时出现心包积液、气急、心律失常、心功能不全等。

（9）副癌综合征：常见有四肢关节疼痛或肥大、杵状指，多发性神经炎、重症肌无力、库欣综合征、男性乳房肥大、高钙血症、精神异常等。

（二）辅助检查

1. 无创性检查

（1）X线影像学检查：胸部X线检查是最基本、应用最广泛的影像学检查方法，包括透视、拍片、体层、造影等。胸部透视能在不同位置观察肺部的病变；胸片是肺癌早期发现的一个重要手段，也是常规体检中的重要筛查手段。肺癌常见的X线表现有肿块分叶、毛刺、脐凹征等，发生于右肺上叶支气管的肺癌，肺门肿块与右上肺不张形成"反S征"；但有10%～20%的肺组织因纵隔或膈肌的干扰显示不清，且对纵隔淋巴结情况等显示不清，因此常规X线检查只作为非小细胞肺癌的初筛工具，凡胸片发现可疑恶性病灶、临床怀疑而常规X线检查阴性或可疑者、经抗炎或抗结核治疗不吸收的病灶，均应进一步行胸部CT检查。

（2）CT：计算机体层摄影（CT）目前已经作为手术和放疗前估计肿瘤大小和侵犯程度的常规方法，是目前肺癌诊断中最重要的工具。适用范围应包括所有胸部X线发现异常的患者。在非小细胞肺癌的诊断中，均应常规行胸上腹部（包括肾上腺）CT检查。

相对于普通X线，CT优点主要包括：图像显示清晰，能发现普通X线不易发现的胸内较隐蔽部位的病灶，能较早发现肺内、肺门、纵隔内病变并能清楚显示其形态和累及范围，有助于判断肿瘤能否切除，并且能确定放疗范围。能检查有无远处转移及淋巴结转移；能在一定范围内鉴别肿瘤良恶性。可行CT引导下肺或纵隔穿刺活检。对于细支气管肺泡癌（BAC）与不典型腺瘤样增生（AAH）的典型磨玻璃样（GGO）表现，CT可见肿瘤呈分叶状，周围有短毛刺及胸膜凹陷、牵曳征，内部可有小泡、小管式的支气管充气征及小结节堆聚征，可有强化。

CT检查的主要缺点包括：在原发肿瘤的评价方面，CT不能很好地鉴别 T_3/T_4 与 T_1/T_2；在纵隔淋巴结转移的评价方面，CT可以敏感地发现增大的淋巴结，但无法鉴别良恶性。

（3）MRI：其优点主要包括，对于判断纵隔或肺门淋巴结有无转移，以及鉴别肿块与心脏大血管之间解剖关系时优于CT。对于骨骼及软组织较CT更为清楚，能发现肋骨、胸骨、椎骨等是否受到侵犯及侵犯程度，还能发现一些隐蔽性病灶。利用加重 T_2 加权自回波成像，还能鉴别中心型肺癌近端的肿块与远端的阻塞性肺炎。MRI 无放射性，不需要造影剂，而且对诊断骨髓内有无转移也有一定价值。此外，MRI 还可用于头颅检查，了解有无肿瘤脑转移。

在非小细胞肺癌的诊断与分期中，目前认为，在脑转移的评价中，MRI 的作用比 CT 重要，此外，在评价累及臂丛、脊髓、胸壁以及锁骨下动脉的肺上沟瘤中 MRI 也起着重要作用。目前认为，临床分期为 I_B 期（2B 类）、Ⅱ期、Ⅲ期、Ⅳ期（M1b，单个转移灶）的患者均应行脑 MRI 检查；临床分期为 $Ⅱ_B$ 期、$Ⅲ_A$ 期的邻近脊柱或锁骨下血管的肺上沟瘤患者应行脊柱 + 胸廓入口 MRI。

（4）肿瘤显像：包括正电子发射型计算机断层扫描（PET－CT）与肿瘤阳离子灌注显像。

PET－CT：PET 是现代影像学的一门新兴技术，它利用 ^{11}C、^{13}N、^{15}O、^{18}F 等发射正电子的短寿命核素，从体外无创、定量、动态地观察标记药物在患者体内的活动，可以一次获得三维全身图像。PET 可以发现早期原发性肺癌和转移灶，并且可以判断手术是否达到根治以及术后是否有转移或者复发。在判断肿瘤分期及疗效方面，PET 优于现有的任何其他影像学检查。除可以对肺原发病灶及纵隔肿大淋巴结做出诊断外，还能发现远处转移灶；可估计肿瘤的乏氧和血流情况，推测肿瘤对放射治疗的敏感性。

在非小细胞肺癌的诊断中，在条件允许的情况下，除临床分期为Ⅳ期（M1a，胸腔积液或心包积液）外，均应行 PET－CT 检查。PET－CT 检查的目的主要包括：定位孤立性肺结节、纵隔淋巴结分期以及侦测可能存在的远处转移。

PET－CT 的敏感性较高，但存在一定的假阳性。但炎症、感染等均可能导致假阴性，因此，PET－CT 阳性的病例，仍需要细胞学或病理学的证实。

PET 在骨转移的评估中有重要作用，其特异性、敏感性、阳性预测值、阴性预测值以及精确性均超过 90%。

肿瘤阳离子灌注显像：主要包括 ^{201}TI 肿瘤显像、^{99m}Tc－MIBI 肿瘤显像、^{67}Ga 显像、^{99m}Tc（V）－DM-SA 肿瘤显像、肿瘤放射免疫显像等。

（5）放射性骨扫描：在骨转移患者的病情评估中起着极其重要的作用。放射性骨扫描发现异常的患者，需要进行 CT、MR、PET－CT、骨活检等在内的进一步评估。

（6）细胞学检查：包括痰细胞学检查和胸腔积液细胞学检查。

痰细胞学检查：阳性率可达 80% 以上。阳性率高低与病变部位有关，中心型肺癌远比周围型肺癌阳性率高。主要方法包括痰脱落细胞学检查、痰涂片检查、痰液沉渣切片检查、痰液基培养技术等。

胸腔积液细胞学检查：肺部肿块并胸腔积液时，胸腔积液细胞学检查有助于肺癌的诊断。

（7）分子诊断方法：目前尚未找到特异性的指标，研究主要集中在以下几个方面，基因异常、遗传学改变、基因产物异常或数量改变、异常的自身抗体等。

NSCLC 的血清标志物：鳞状细胞癌抗原（SCC－Ag）、血清抗 P53 抗体、角蛋白 19 片段（CY-FRA21－1）、癌胚抗原（CEA）以及联合标记物检测，血清肿瘤标志物的联合检测能提高敏感度和特异度。有报道 CEA、CK－19 和 c－met mRNA 3 种标志物的联合检测敏感度可达 85.5%。

肺癌的甲基化标志物：在人类癌症中，DNA 的甲基化是一种常见的基因改变，它能使基因的表达、染色体的结构和染色质的组成均发生异常改变。异常的甲基化作用可发生在 CpG 丰富区域，又称为 CpG 岛，它常位于许多基因的增强子附近，它能抑制转录的发生，所以被认为是一种抑癌基因，而甲基化作用可使 TSG 的基因功能丧失。NSCLC 的甲基化标志物包括肺癌在内的许多恶性肿瘤均可见增强子的甲基化表现。在 NSCLC 中的甲基化表现可见于以下几种情况：维 A 酸受体 β－2（RAR13）占

40%、组织金属蛋白酶抑制剂3（TIMP3）占26%、P16^{INK4a}占25%、O^6–甲基鸟嘌呤–DNA–甲基转移酶（MGMT）占21%、死亡相关蛋白激酶（DAPK）占19%、E–钙黏蛋白（ECAD）占18%、P14^{ARF}占8%、原发肿瘤组织谷胱甘肽S转移酶P1（GSTP1）占7%。这些表现在绝大部分良性疾病中都没有发现。

NSCLC的微转移标记物：对于常规病理诊断未发现转移的患者，目前运用免疫组织化学与PCR技术结合，可检测到微转移。检查部位主要包括淋巴结、骨髓及外周血。常用的标记物主要包括Ber–EP–4、CAM5.2、AE1/3、P53、MNF116、KS1/4、TNF–α、CK–7、CK–18、CYFRA 21–1、IL–1RA、MMP–2、MCP–1等。

分子影像学诊断技术：分子影像学是运用影像学手段显示组织水平、细胞和亚细胞水平的特定分子，反映活体状态下分子水平变化，对其生物学行为在影像方面进行定性和定量研究的科学。因此，分子影像学是将分子生物学技术和现代医学影像学相结合而产生的一门新兴的边缘学科。

无创性影像学方法有可能逐渐代替必须通过创伤手段进行测定的免疫组化方法。但是检查的手段及应用的肿瘤范围均有待于进一步研究。总之，这方面的研究国内外都处于起步阶段，有许多问题需要进一步探讨。

（8）肿瘤标记物在肺癌诊断中的应用：常用的与肺癌相关的肿瘤标记物包括Fer、CEA、HCG、ACTH、CA125、NSE、CYFRA21–1、SCC、CA199、CA50、β$_2$–MG等。

2. 有创性检查

其中，有创性纵隔淋巴结评估主要应用于CT提示有增大淋巴结需要确证分期的病例。在T1患者且CT提示纵隔淋巴结无增大的情况下，CT对于纵隔淋巴结评估的假阴性率只有10%，因此对于这部分患者，有创性的纵隔淋巴结活检并不推荐。但对于PET提示高代谢的患者，即使CT提示无肿大淋巴结，也推荐行纵隔淋巴结活检。常见有创检查方法包括：

（1）支气管镜：采用光学纤维照相放大图像，视野清晰，可以进入4级支气管、窥视5级支气管，并且能够取得病理组织进行活检，还能直接对病灶进行处理。

支气管镜的适用范围：在非小细胞肺癌的诊断中，临床分期为 I$_A$ 期的患者应首选术中行支气管镜检查；此外，除临床分期为Ⅳ期的患者外，均应行支气管镜检查。

支气管镜的禁忌证：大咯血；严重心脏病、心功能不全、肺功能严重减退以及各重要脏器功能严重受损；发热超过38 ℃以及一般情况极度衰弱而不能耐受检查；主动脉瘤或室壁瘤有破裂危险；对麻醉药物过敏等。

并发症：出血、气胸、喉及支气管痉挛，呼吸困难、低氧血症、各种心律失常等，严重者可导致心脏停搏。

自动荧光支气管镜（AFB）：由于传统支气管镜只能发现不到1/3的癌前病变和早期上皮性癌，因此设计更敏感的内镜就显得尤为重要，荧光系统是其中的重要组成部分。它的原理主要是通过观察支气管黏膜上皮细胞发射出的荧光，进而根据荧光的差别来判断细胞是否发生了癌变。细胞发射荧光的方式主要包括经光敏剂诱导后细胞发出荧光与细胞自身荧光两类。同传统支气管镜相比，荧光支气管镜对不典型增生和原位癌检出的敏感性有明显提高，使得许多经传统支气管镜检漏诊的早期中央型肺癌患者得到了及时的诊断，而且可以明确肿瘤侵犯的边界。AFB发现的高危患者主要有支气管树内的癌前病变和早期癌患者。

支气管内镜超声技术（EBUS）：支气管内镜超声技术采用顶端带有超声传感器的改良内镜，将超声探头插入到气管中进行检测。由于 EBUS 明显地缩短了超声探头与受检靶器官之间的距离，故 EBUS 能够得到比体表应用更为清晰的图像。EBUS 的评估范围包括第 1 组（锁骨下淋巴结），第 2、4 组（上下气管旁淋巴结）与第 7 组（隆嵴下淋巴结）。

在非小细胞肺癌的诊断中，临床分期为 I_A 期（2B 类）、I_B 期（2B 类）的患者在条件允许的情况下，应行支气管超声内镜检查；II_B 期、III_A 期、$III B$ 期、$III B$ 期的患者，均应行支气管超声内镜检查。

支气管镜技术的新进展：主要包括超细气管镜、虚拟气管镜技术以及电磁导航系统气管镜等。

（2）经食管内镜超声：其评估范围包括第 5 组（主动脉下淋巴结）、第 7 组（隆嵴下淋巴结）、第 8 组（食管旁淋巴结）与第 9 组（下肺韧带淋巴结）；但对于 2R、4R、2L、4L（上、下气管旁淋巴结）的评估作用有限。

（3）胸腔镜在肺癌诊断中的应用：其评估范围不仅可以达到第 5 组（主动脉窗下淋巴结）与第 6 组（升主动脉旁淋巴结），而且可以达到第 8 组（食管旁淋巴结）与第 9 组（下肺韧带淋巴结）。除评估纵隔淋巴结外，胸腔镜还可探查原发瘤及胸膜腔，发现潜在的胸腔种植等情况。

适用范围：在非小细胞肺癌的诊断中，临床分期为 $III B$ 期的患者，应行胸腔镜以获得 N_3 或 T_4 的病理学证据。此外，对于临床分期为 IV 期的患者，在行胸腔穿刺未确定积液性质的情况下，也应行胸腔镜检查以获得病理学证据，从而明确诊断。

禁忌证：一般情况差或伴有其他严重疾病，不能耐受胸腔镜手术的；心肺功能极差，不能耐受单肺通气的；胸膜粘连严重，估计对手术操作有很大影响的。

（4）纵隔镜在肺癌诊断中的应用：理想的经颈纵隔镜淋巴结活检范围应包括 2R、4R、2L、4L（上、下气管旁淋巴结）及第 7（隆嵴下淋巴结）组，共 5 组淋巴结。此外，还可扩展至第 5 组（主动脉下淋巴结）与第 6 组（主动脉旁淋巴结）。

适用范围：在非小细胞肺癌的诊断中，临床分期为 I_A 期（2B 类）的患者应行纵隔镜检查以明确诊断及分期。

禁忌证：一般情况差，难以耐受操作的；严重贫血或并发有血友病等凝血功能障碍的；主动脉瘤患者，术中可能出现不可控制大出血的。

（5）经胸壁穿刺活检：在 CT 引导下，用细针穿刺肺部，采取活检组织做病理学或细胞学检查，此方法适用于临床分期为 $III B$ 期的患者为获得 N_3 或 T_4 的病理学证据的情况。其并发症有气胸、血胸及癌组织播散等。对于有手术机会的患者禁用此项检查。

（6）此外，尚有锁骨上淋巴结活检、纵隔切开术、内镜超声（EUS）下活检等，适用于临床分期为 $III B$ 期的患者为获得 N_3 或 T_4 的病理学证据；适用于临床分期为 IV 期的患者，以明确病理类型及转移情况，为选择治疗方案提供依据。

（三）临床诊断

根据临床症状、体征及影像学检查，符合下列之一者可作为临床诊断：

1. 胸部 X 线检查发现肺部孤立性结节或肿物，有分叶或毛刺。

2. 肺癌高危人群，有咳嗽或痰血，胸部 X 线检查发现局限性病变，经积极抗炎或抗结核治疗（2～4周）无效或病变增大者。

3. 节段性肺炎在 2～3 个月内发展成为肺叶不张，或肺叶不张短期内发展成为全肺不张。

4. 短期内出现无其他原因的一侧增长性血性胸腔积液，或一侧多量血性胸腔积液同时伴肺不张者或胸膜结节状改变者。

5. 明显咳嗽、气促，X 线胸片显示双肺粟粒样或弥漫性病变，并排除粟粒型肺结核、肺转移瘤、肺霉菌病者。

6. X 线胸片发现肺部肿物，伴有肺门或纵隔淋巴结肿大，并出现上腔静脉阻塞、喉返神经麻痹等症状，或伴有远处转移表现者。

临床诊断肺癌病例不宜做放化疗，也不提倡进行试验性放化疗。

（四）确诊

肺部病变可疑为肺癌，经过痰细胞学检查，纤维支气管镜检查，胸腔积液细胞学检查，胸腔镜、纵隔镜活检或开胸活检明确诊断者。痰细胞学检查阳性者应排除鼻腔、口腔、喉、食管等处的恶性肿瘤。

（五）鉴别诊断

1. 结核

（1）肺结核球：结核球多见于青年，一般病程较长，发展缓慢。病变常位于上叶尖后段或下叶背段。X 线片上块影密度不均匀，可见到稀疏透光区和钙化点，肺内常有散在性结核灶。

（2）粟粒性肺结核：与弥漫型细支气管肺泡癌相似，粟粒性肺结核常见于青年，全身毒性症状明显，抗结核药物治疗可改善症状，病灶逐渐吸收。

（3）肺门淋巴结结核：在 X 线片上可能误诊为中心型肺癌。肺门淋巴结结核多见于青少年，常有结核感染症状，很少咯血。

（4）肺癌与肺结核合并存在：一些患者肺癌可以与肺结核合并存在，可能导致误诊。对于肺部病灶，应行气管镜检查及常规多次痰细胞学检查，不能满足于肺结核的诊断。即使痰中查到结核杆菌，也不能排除肺癌的诊断。对于中年以上的肺结核患者，在肺结核病灶部位或其他肺野内呈现块状阴影，经抗结核药物治疗 1～2 个月后肺部病灶未见好转，块影反而增大或伴有肺段或肺叶不张，一侧肺门阴影增宽等情况时，都应高度怀疑肺癌的存在。

2. 肺部炎症

（1）支气管肺炎：早期肺癌引起的阻塞性肺炎易被误诊为支气管肺炎。支气管肺炎发病较急，感染症状比较重，全身感染症状明显。X 线片上表现为边界模糊的片状或斑点状阴影，密度不均匀，且不局限于一个肺段或肺叶。经抗感染治疗后症状迅速消失，肺部病变吸收也较快。

（2）肺脓肿：肺癌中央部分坏死液化形成空洞时，X 线片上表现易与肺脓肿混淆。肺脓肿在急性期有明显感染症状，痰量较多、呈脓性，X 线片上空洞壁较薄，内壁光滑，常有液平面，脓肿周围的肺组织常有浸润，胸膜有炎性变。

（3）真菌感染：真菌球好发于肺尖，CT 值为 15～30 Hu，比肌肉密度低，可见晕轮征和空洞影。

3. 肺先天性疾病

（1）支气管囊肿：可位于肺内或纵隔内，大小不一，囊壁为支气管成分，其外层为平滑肌纤维、黏液腺、软骨组织及结缔组织，影像学表现为边缘清楚、单发、圆形或椭圆形阴影，可与支气管相通，并发感染。

（2）肺动静脉瘘：肺动脉分支与肺静脉间存在交通。胸透下可见肺部搏动阴影，其大小或形状随呼吸改变，X 线胸片示无钙化阴影，增强 CT 检查可显示异常血管；血管造影可进一步了解病变范围及异常血管。

（3）肺隔离症：分为叶内型和叶外型，患者多有感染症状，病灶多位于下叶后基底段内，单个或多发囊性或实性病变阴影，动脉造影、增强 CT 或 MRI 可能显示体循环来源的血管。某些肺内靠近脊柱的占位病变，手术前应考虑到肺隔离症的可能，术中注意寻找和认真处理异常动脉，否则可能造成大出血。

4. 良性肿瘤及瘤样病变　常见的有炎性假瘤、肺错构瘤、平滑肌瘤、乳头状瘤、纤维瘤、软骨瘤、脂肪瘤、肺脑膜瘤、颗粒细胞瘤等。一般肺部良性肿瘤病程较长，生长缓慢，临床大多没有症状。X 线片上呈现为类圆形块影，密度均匀，可有钙化点；轮廓整齐，多无分叶。

5. 其他恶性肿瘤　包括支气管腺瘤、软组织肉瘤、癌肉瘤、肺母细胞瘤（肺胚细胞瘤）、淋巴瘤、恶性黑色素瘤、恶性畸胎瘤等原发恶性肿瘤与肺转移癌，痰细胞学及支气管镜检查有助于鉴别诊断，部分患者需行诊断性手术。

二、分期

（一）非小细胞肺癌的 TNM 分期

本分期系统是国际肺癌研究学会（IASLC）在完成了大量肺癌病例的数据回顾、验证及统计学分析后，向国际抗癌联盟（UICC）和美国癌症联合委员会（AJCC）提出修改建议并被采纳的。新系统将基于肿瘤大小的分组由 3 组增至 5 组，以利于指导辅助治疗的开展；将位于同一肺叶的卫星结节灶划为 T_3 期；将伴胸膜结节或恶性胸膜播散的肿瘤由 T_4 期改为 M1 期；将位于同侧肺不同肺叶的肿瘤由 M_1 期改为 T_4 期；具体分期如下。

（1）T：原发肿瘤

（2）T_X：原发肿瘤不能评估，或痰、支气管冲洗液找到癌细胞但影像学或支气管镜没有可见的肿瘤。

（3）T_0：没有原发肿瘤的证据。

（4）T_{is}：原位癌。

（5）T_1：肿瘤最大径 ≤3 cm，周围被肺或脏层胸膜所包绕，支气管镜下肿瘤侵犯没有超出叶支气管近端（即没有累及主支气管）[1]。

（6）T_{1a}：肿瘤最大径 ≤2 cm。

（7）T_{1b}：肿瘤最大径 >2 cm 但 ≤3 cm。

（8）T_2：肿瘤 >3 cm 但 ≤7 cm 或者肿瘤具有以下任一特征[2]。

①累及主支气管，但距隆嵴 ≥2 cm。

②侵犯脏层胸膜。

③伴有扩展到肺门的肺不张或阻塞性肺炎，但未累及全肺。

（9）T_{2a}：肿瘤最大径 >3 cm 但 ≤5 cm。

（10）T_{2b}：肿瘤最大径 >5 cm 但 ≤7 cm。

（11）T_3：肿瘤 >7 cm（亚组：$T_3 > 7$）或肿瘤已直接侵犯了胸壁（包括肺上沟瘤）、膈肌、膈神经、纵隔胸膜、心包壁层（亚组：T_{3Inv}）中的一个或多个结构；或肿瘤位于距隆嵴 2 cm 以内的主支气管，但尚未累及隆嵴（亚组：T_{3Centr}）；或伴有累及全肺的肺不张或阻塞性肺炎（亚组：T_{3Centr}）或原发肿瘤同一叶内出现分散的单个或多个瘤结节（亚组：$T_{3Satell}$）。

（12）T_4：任何大小的肿瘤已直接侵犯了纵隔、心脏、大血管、气管、喉返神经、食管、椎体、隆嵴（亚组：T_{4Inv}）中的一个或多个结构；同侧非原发肿瘤所在叶的其他肺叶出现分散的单个或多个瘤结节（亚组：$T_{4Ipsi Nod}$）。

（13）N：区域淋巴结

（14）Nx：区域淋巴结不能评估。

（15）N_1：转移至同侧支气管旁淋巴结和（或）同侧肺门淋巴结，和肺内淋巴结，包括直接侵犯。

（16）N_2：转移至同侧纵隔和（或）隆嵴下淋巴结。

（17）N_3：转移至对侧纵隔淋巴结、对侧肺门淋巴结、同侧或对侧斜角肌或锁骨上淋巴结。

（18）M：远处转移

（19）Mx：远处转移不能评估。

（20）M_0：无远处转移。

（21）M_1：有远处转移。

（22）M_{1a}：对侧肺叶出现分散的单个或多个瘤结节（亚组：$M_{1aContr Nod}$）；胸膜结节或恶性胸腔（或心包）积液（$M_{1aPl Dissem}$）[③]。

（23）M_{1b}：远处转移。

注：[①]任何大小的非常见的表浅播散的肿瘤，只要其浸润成分局限于支气管壁，即使邻近主支气管，也定义为T_1。

[②]肿瘤大小无法确定的T_2肿瘤定义为T_{2a}。

[③]大多数肺癌患者的胸腔积液（以及心包积液）由肿瘤引起。但是有极少数患者的胸腔积液（心包积液）经多次细胞学病理检查肿瘤细胞均呈阴性，且积液为非血性液，亦非渗出液。如综合考虑这些因素并结合临床确定积液与肿瘤无关时，积液将不作为分期依据，患者仍按T_1、T_2、T_3或T_4分期。

（二）非小细胞肺癌的分子分期

准确的肿瘤分期不但可以指导临床医生选择最佳的治疗方案，而且能够反映出患者的预后。但是，现有的肺癌分期对预后的预测并不准确，同分期的患者预后可以差别很大。这是由于与肺癌预后相关的因素极为复杂，任何一种分期系统都无法全面反映出所有的预后因素。随着分子生物学的进展，利用不同患者可能存在的内在的分子差异进行分期的概念逐渐被学者们接受。

分子分期是指应用分子生物学技术检测胸腔内淋巴结、外周血和骨髓标本中应用常规方法检测不到的微转移，来判断肺癌的分期，以m为前缀。分子分期与临床分期、病理分期等常规分期手段相结合，可以更准确地反映患者的病期，从而更加个体化地制订治疗方案和进行预后预测，目前，分子分期的技术尚不成熟，分期的方案尚缺乏循证医学的证据，分子分期真正应用于临床，还需要更多的研究支持。

第二节　非小细胞肺癌的综合治疗原则

非小细胞肺癌包括小细胞癌之外的所有肺癌组织学类型，其中以鳞癌和腺癌最为常见。手术、放疗和药物等在不同病期患者的综合治疗中都扮演着重要角色。除了Ⅰ期只需手术切除之外，约占90%的NSCLC Ⅱ～Ⅳ期的综合治疗都需要两种或两种以上治疗手段的参与。

以往认为各种病理类型的 NSCLC 的治疗在大体上可以被一个总的治疗原则所涵盖。近年来发现细胞毒药物和靶向药物的选择不仅与病理类型有关，还与分子标志物的表达和某些基因是否突变有关。

改革开放之前，我国肿瘤医学长期处于较低水平，学科发展很不平衡。近年来，我国肺癌的临床实践逐步与国际接轨，但不可否认的是规范化的综合治疗水平仍然有待提高。基于以上认识，本节沿着 TNM 分期的主线，结合个体化药物治疗的进展，兼顾我国临床实践的实际情况，制定 NSCLC 的综合治疗原则。

一、Ⅰ期 NSCLC（$T_{1\sim2a}N_0M_0$）

Ⅰ期 NSCLC 没有淋巴结和远处转移，肿瘤限于局部，直径 2~5 cm。通常没有明显的症状和体征，一般是在体检或者因其他疾病接受检查时发现。手术是Ⅰ期 NSCLC 的主要治疗手段，完全切除的患者一般不需要术后辅助治疗。

（一）可手术的Ⅰ期 NSCLC

1. 对适合行传统手术切除的Ⅰ期 NSCLC，行肺叶切除术而不行小叶切除术（楔形或肺段切除术）。

2. 对能手术，但因并发其他疾病或肺功能降低而不能耐受肺叶切除术的Ⅰ期 NSCLC，推荐行小叶肺切除术，或者立体定向体部放射治疗。

3. 对适合行胸腔镜下肺切除术（肺叶或肺段切除）的Ⅰ期 NSCLC，由经验丰富的外科医师操作的电视辅助胸腔外科手术是可接受的选择之一。

4. 为了准确评价 N 的病理分期，术中应行系统的肺门和纵隔淋巴结清扫。

（二）因内科疾病不能手术或者拒绝手术的Ⅰ期 NSCLC

可手术但是患者拒绝接受手术，或者技术上能够切除，但因并发其他疾病而不能耐受手术的Ⅰ期 NSCLC，SBRT 是最佳的选择，周围型病灶常用的剂量是 15 Gy/4 次/1 周，或 20 Gy/3 次/1 周；中央型病灶常用的剂量是 6 Gy/10 次/2 周，或 8 Gy/8 次/2 周。其疗效与手术接近，而且基本无创。

（三）Ⅰ期 NSCLC 的术后辅助治疗

1. 完全切除的Ⅰ期 NSCLC，一般不推荐辅助化疗。

2. 完全切除的Ⅰ期 NSCLC，不推荐辅助放疗。

3. 有高危因素的 I_B 期 NSCLC，可考虑辅助化疗。高危因素指：肿瘤细胞分化差（包括有神经内分泌的 NSCLC）、脉管浸润、楔形切除、肿瘤≥4 cm、侵犯脏层胸膜。

4. 残端阳性或者不完全切除的Ⅰ期 NSCLC，推荐再次手术或者 SBRT。

二、Ⅱ期 NSCLC（$T_{2b}N_0M_0$、$T_{1\sim2}N_1M_0$、$T_3N_0M_0$）

导致 NSCLC 分入Ⅱ期的原因有两个，一个是原发肿瘤直径大于 5 cm 或同一肺叶内有卫星结节或直接侵犯非纵隔内器官的邻近结构；另一个是肺门淋巴结转移。手术是Ⅱ期 NSCLC 的主要治疗手段。完全切除的患者通常需要术后辅助治疗，肺上沟瘤则需要术前同步放化疗作为诱导治疗。

（一）可手术的Ⅱ期 NSCLC

1. $T_{2b}N_0M_0$ 和 $T_{1\sim2}N_1M_0$ 的Ⅱ期 NSCLC，推荐行肺叶切除加肺门纵隔淋巴结清扫。对能耐受手术，但因并发其他疾病或肺功能降低而不能耐受肺叶切除术者，可考虑行小叶肺切除术加肺门纵隔淋巴结清扫。

2. $T_3N_0M_0$ 的 Ⅱ 期 NSCLC，这一类型的 NSCLC 没有淋巴结转移，但是原发肿瘤具有以下特点：直径大于 7 cm；同一肺叶内有卫星结节；侵犯胸壁、纵隔胸膜或心包；侵及距离隆嵴不足 2 cm 的主支气管；肺上沟瘤伴 Pancoast 综合征。这类肺癌仍然以手术切除为主要治疗手段，切除范围包括受侵软组织在内的肺叶切除加肺门纵隔淋巴结清扫。但是，肺上沟瘤伴 Pancoast 综合征的患者术前必须行同步放化疗作为诱导治疗。

3. 对能够完全切除的中央型 NSCLC，推荐行袖状肺叶切除术而非全肺切除。

（二）因内科疾病不能手术或者拒绝手术的 Ⅱ 期 NSCLC

拒绝手术，或者技术上能够切除，但因并发其他疾病而不能耐受手术的 Ⅱ 期 NSCLC，推荐三维适形放疗或调强放疗，对于一般情况好的患者，推荐同步放化疗。

（三）Ⅱ 期 NSCLC 术前诱导治疗

1. 可手术的 Ⅱ 期肺上沟瘤，其标准治疗包括术前同步放化疗，40 Gy/20 次/4 周的放疗同期，进行 2 个周期的化疗。

2. 边缘性可切除的 Ⅱ 期 NSCLC，先行同步放化疗，再 40 Gy/20 次/4 周的放疗加 2 个周期的化疗，然后进行评价，如转化为可手术则行手术治疗，否则继续放疗至根治性剂量。

（四）Ⅱ 期 NSCLC 术后辅助治疗

1. 完全切除的 Ⅱ 期 NSCLC，术后应给予 3 ~ 4 周期的辅助化疗。

2. 完全切除的 Ⅱ 期 NSCLC，术后放疗能减少局部复发，但对生存的影响目前尚不明了，因此不作常规推荐。

3. 残端阳性的 Ⅱ 期 NSCLC，术后应给予放化疗；肉眼残留者的治疗等同于初治的不可切除的 NSCLC，给予同步放化疗。

三、Ⅲ 期 NSCLC

全部 NSCLC 中，仅 25% ~ 30% 在确诊时属 Ⅰ 期和 Ⅱ 期。约三分之一属于 Ⅲ 期，其主要特点是原发灶和（或）区域淋巴结病变比较严重，但尚未出现远处转移，故又称局部晚期 NSCLC。这些局部和区域病变包括同侧纵隔淋巴结转移（N_2），原发灶位于隆嵴或侵犯纵隔重要结构（T_4），以及对侧纵隔或锁骨上区淋巴结转移（N_3）。Ⅲ 期 NSCLC 异质性较大，需要进一步分为不同的亚型，采取多学科参与的综合治疗。

（一）Ⅲ$_A$ 期 NSCLC（$T_{1~3}N_2M_0$、$T_{3~4}N_1M_0$、$T_4N_0M_0$）

Ⅲ$_A$ 期中的 $T_{3~4}N_1M_0$ 和 $T_4N_0M_0$ 的共同特点是原发肿瘤的切除有一定难度，但没有淋巴结转移或仅有肺门淋巴结转移（N_1）。这个类型的 NSCLC 远处转移倾向小，应力争手术切除，术前术后的辅助治疗与 Ⅱ 期 NSCLC 的治疗原则的相应部分类似。

除了上述 $T_{3~4}N_1M_0$ 和 $T_4N_0M_0$ 之外，占 Ⅲ$_A$ 期多数的是已经有同侧纵隔淋巴结转移的 $T_{1~3}N_2M_0$ ［Ⅲ$_A$（N_2）］，这是临床常见的局部晚期类型。Ⅲ$_A$（N_2）的生物学行为和对治疗的反应存在一定的异质性，可以分为四种亚型（表 10 - 1），根据各亚型的特点制定相应的治疗原则。

表 10 – 1　中国抗癌协会肺癌专业委员会 III_A（N_2）亚型分类

亚型	定义	治疗
III_A（N_2）– 1	术前和术中都没有发现 N_2，术后病理检查发现 N_2	手术 + 化疗
III_A（N_2）– 2	术前没有发现 N_2，术中发现并经术后病理证实的 N_2	手术 + 化疗
II_A（N_2）– 3	术前发现的 N_2，技术上可切除	放化疗 ± 手术
III_A（N_2）– 4	术前发现的融合成团的大体积 N_2	同步放化疗

1. III_A（N_2）– 1 型

术前和术中均未发现纵隔淋巴结转移，术后标本病理检查发现的 N2 淋巴结转移类型。标准的治疗为肺叶切除加肺门纵隔淋巴结清扫，术后给予 3 ~ 4 个周期的辅助化疗。术后辅助放疗可减少局部和区域复发。

2. III_A（N_2）– 2 型

术前未发现纵隔淋巴结转移，术中发现 N2 并得到病理证实。标准治疗为肺叶切除加肺门纵隔淋巴结清扫，术后给予 3 ~ 4 个周期的辅助化疗。术后辅助放疗可减少局部和区域复发。

3. III_A（N_2）– 3 型

术前分期检查发现 N_2 转移的 NSCLC，治疗前应进行包括胸外科医师在内的多学科综合评估。NC-CN 肺癌临床指引给这一类型两个选择，第一个是同步放化疗（证据级别 1）；第二个是诱导治疗（诱导化疗或者诱导放化疗）后选择性进行手术（证据级别 2B），结合术后辅助治疗。

（1）是否存在同侧纵隔淋巴结转移（N_2）是影响预后和选择治疗手段的关键因素。部分 N_2 的患者已经存在微小的对侧纵隔淋巴结转移（N_3），因此对于 N_2 的准确判断，以及对侧纵隔淋巴引流区的检查极为重要。纵隔镜是标准的检查手段，EBUS 也可选用但不能替代纵隔镜。检查区域应包括隆嵴下和对侧纵隔淋巴结，应详细记录有多少站的同侧纵隔淋巴结发生了转移，以及对侧纵隔淋巴结是否有转移。

（2）NCCN 最近的一项针对胸外科医生的调查显示：90.5% 的受访者主张对单站 N_2（小于 3 cm）的 III_A 期 NSCLC 进行手术；但是同意对多站 N_2（≥2 站，小于 3 cm）者进行手术的比例只有 47.6%。欧美国家的多站 N_2 患者常选择以放疗为主的综合治疗。因为历史和经济发展等原因，我国大多数放疗科建于近 30 年，III 期 NSCLC 同步放化疗开展得很不充分，此类患者多以手术治疗为主，而且其中多数未经诱导治疗而直接手术。此种情况下，术后应给予辅助化疗和辅助放疗。

（3）在以手术为主的综合治疗中，以下几点必须强调：①不推荐单纯手术治疗，在术前应行同步放化疗或者诱导化疗为初始治疗，同步放化疗作为诱导治疗的效果优于单纯的诱导化疗，但是治疗毒性有所增加。②若接受了术前同步放化疗，不推荐行全肺切除术，手术仅限于肺叶切除术；即使确实需要行全肺切除术才能清除肿瘤，也不推荐全肺切除术，应该放弃手术而接着进行全剂量放疗，全肺切除本身对此类患者生存可能带来严重损害的观点已经得到证实。③在完成术前的同步放化疗加手术之后，如果手术达到完全切除，不推荐术后辅助治疗；如果术前只接受了诱导化疗，那么术后应给予辅助放疗。

（4）对术前明确有 N_2 的 NSCLC，不推荐有意识的减瘤术，这种手术方式有害无益。如果发生意料之外的不全切除，术后按照不可切除的 III 期 NSCLC 行全量的放化疗。

4. III_A (N_2) -4 型

不能手术切除的大块 N_2，且 PS 评分较好者，推荐放化综合治疗；对于确诊前体重减轻不明显者，同步放疗优于序贯放化疗。

（二）IIIB 期 NSCLC（$T_4N_2M_0$、$T_{1\sim4}N_3M_0$）

对相同肺叶中存在卫星肿瘤结节的 IIIB 期 NSCLC，应由多学科专家评估其能否接受手术治疗，若累及 N_2 淋巴结则不推荐手术；有 N_3 淋巴结转移者更不宜手术；对 PS 评分为 0~1 者，推荐同步放化疗，但对 PS 评分为 2 者的放化疗应权衡利弊慎重选择。

约 10%~15% 的肺癌诊断明确时属 IIIB 期。IIIB 期 NSCLC 的治疗取决于患者的病程、年龄、并发危险因素、PS 评分和体重减轻程度。

1. 同一肺叶存在卫星肿瘤结节，肿瘤累及气管隆嵴或侵犯上腔静脉的 $T_4N_{0\sim1}$ NSCLC，应由包括心胸外科专家在内的多学科小组综合评估患者能否接受手术。若累及 N_2 淋巴结，则不推荐手术。

2. 累及 N_3 淋巴结的 IIIB 期 NSCLC，患者不能从手术中获益，无论是直接手术还是放化疗诱导后的手术。

3. 对 PS 评分为 0 或 1，体重减轻≤10% 的 IIIB 期 NSCLC，同步化放疗是标准治疗模式。

4. 对 PS 评分为 2 或有体重明显减轻（>10%）的 IIIB 期 NSCLC，应认真权衡利弊，不能耐受标准的放化疗者，应减低治疗强度。

5. 同步放化疗后的巩固化疗，目前仅有 II 期临床试验的结果支持，有限的 III 期试验结果未能证实巩固化疗是有益的。

6. IIIB 期 NSCLC 的放疗通常采取常规分割方式；若 PS 评分差、病变广泛而不能达到治愈目的，推荐行姑息性放疗。

7. 对于 PS >2 且 EGFR 突变型的 IIIB 期，可使用吉非替尼或者厄诺替尼，必要时结合姑息性放疗。

四、IV 期 NSCLC

IV 期 NSCLC 分为两种类型，M1a 包括对侧肺内肿瘤结节、胸膜肿瘤结节、恶性胸膜腔积液或恶性心包积液；M1b 为远处器官转移。IV 期 NSCLC 在开始治疗前，除了明确病理类型之外，还要进行肿瘤组织表皮生长因子受体（EGFR）的检测，根据 EGFR 突变的情况，制定药物的治疗策略。

NSCLC 一旦被确诊为 IV 期，一般是不可治愈的。治疗以全身治疗为主，辅以局部治疗。治疗目的是维护患者的生活质量和延长生命。

（一）孤立性转移 IV 期 NSCLC

这一类型的 NSCLC 虽然有远处转移，但是转移仅限于一个脏器的单发病灶。根据胸部病灶（原发灶和区域淋巴结）是否可控制可以再分为两个亚型。一个亚型是胸部病灶通过手术或者放疗已经获得控制后出现的孤立性转移灶；或者患者初诊时发现孤立性转移灶而胸部病灶尚局限，预期通过手术或者放疗可以控制。这一亚型的治疗以全身治疗为主，结合积极的局部处理，其预后优于其他 IV 期患者。另一亚型是远处转移虽然属于孤立性，但是胸部肿瘤治疗后未控或者预计不可控制，其预后较差。本节所指的孤立性转移 IV 期 NSCLC 特指第一种亚型。

1. 孤立性脑转移

脑部病灶如果易于手术切除，可采用手术，否则采用立体定向放射外科（SRS）治疗。对于≤3 cm

的病灶，SRS 与手术切除的疗效相当。手术或者 SRS 之后应结合全脑照射，以控制尚未发现的亚临床病灶。胸部病灶按照未发生远处转移的分期原则进行处理。

2. 孤立性肾上腺转移

肾上腺病灶手术切除，胸部病灶按照未发生远处转移的分期原则进行处理。

3. 同侧肺其他肺叶或对侧肺的孤立结节

可采用手术或者 SBRT 治疗。周围型者也可采用射频消融或放射性粒子植入的方法。

（二）Ⅳ期 NSCLC 的全身治疗

1. NSCLC 的组织学类型和 EGFR 突变的情况对药物的选择很重要。

2. 基于铂类的两药联合方案的疗效已经达到一个平台期，总有效率为 25% ~ 35%，肿瘤无进展时间为 4 ~ 6 个月。

3. 与铂类联合的各种细胞毒药物中，并没有某一个特别优于其他的药物。

4. EGFR 突变型的Ⅳ期 NSCLC　推荐一线治疗为两药联合的化疗，化疗失败后再以 EGFR 酪氨酸激酶抑制剂（TKI）治疗；也可将顺序倒置，先一线使用 EGFR - TKI，再继以化疗。

5. PS 为 0 - 1、EGFR 野生型或者突变状态未知的Ⅳ期 NSCLC　推荐含铂类的两药联合化疗，不适合使用铂类者可使用非铂类的两药方案。总疗程为 4 ~ 6 个周期。

6. 培美曲塞联合顺铂在非鳞癌中的疗效优于其他组合，且毒性较低。

7. PS = 2、EGFR 野生型或者突变状态未知的Ⅳ期 NSCLC　推荐单药化疗。

8. PS > 2、EGFR 野生型或者突变状态未知的Ⅳ期 NSCLC　难以在化疗中获益，推荐积极的支持治疗。EGFR 野生型者不推荐 EGFR - TKI，对于没有条件进行 EGFR 检测而突变状态未知的患者，可以试用 EGFR - TKI。

9. 肺腺癌一线化疗取得疾病控制者　可选择培美曲塞维持化疗至疾病进展。

10. 一线化疗失败后有四个药物可供选择　两个细胞毒药物是多西他赛和培美曲塞；另两个靶向药物是易瑞沙和特罗凯。这四个药物作为二线药物的疗效相仿，靶向药物的毒性较低。

11. 其他靶向药物　用于 NSCLC 的靶向药物还有贝伐单抗、西妥昔单抗和重组内皮抑素，可与化疗联合用于Ⅳ期 NSCLC。

（三）Ⅳ期 NSCLC 的局部治疗

Ⅳ期 NSCLC 需要局部处理的有两类病灶，一类是原发肿瘤，另一类是转移性病灶。

原发灶可引起咳嗽、痰血、气促、胸痛、发热等。侵犯纵隔器官可引起声嘶、膈肌麻痹、上腔静脉压迫综合征、心脏压塞、心律失常、吞咽困难等。肺尖癌周围空间狭小，极易侵犯邻近的椎体、肋骨、脊神经和臂丛神经等结构，从而引起相应的症状和体征。

转移性淋巴结压迫气道引起刺激性咳嗽和呼吸困难等。肝脏和肾上腺转移可引起疼痛和脏器功能障碍。肺癌骨转移常见，多见于承重骨骼，可引起持续性疼痛，甚至病理性骨折。中枢神经系统转移包括脑实质、脑膜、脊髓转移，常引起头痛、恶心、呕吐，精神状态改变和中枢神经系统损害的定位体征，严重者可致脑疝和截瘫。

毋庸置疑，Ⅳ期 NSCLC 以全身治疗为主。但是由于化疗的有效率徘徊在 30% 左右，靶向治疗也只惠及一小部分患者。这种情况下，大约有一半在治疗前已经存在的症状不会因为化疗而缓解，有些应作为肿瘤急症处理的局部情况（比如症状明显的神经系统转移和上腔静脉阻塞综合征等）更难以通过化疗迅速缓解。而快速的局部大分割姑息放疗则在大多数情况下可以缓解症状。另外，在全身治疗的过程中涉及重要部位的局部病变进展也应给予及时的处理。近年来因靶向治疗获得较长生存期的患者逐步增多，此类患者的局部治疗问题也引起了越来越多的关注。在我国肿瘤界熟知的美国 MD Anderson 癌症中心，Ⅳ期 NSCLC 的主要局部病灶通常会尽早给予以放疗为主的局部处理。局部姑息治疗与全身治疗并不矛盾，两者的目的都是维护生活质量并尽可能延长生命。全身治疗着眼于延缓和推迟新的转移出现同时兼顾局部病灶，而放疗对于局部肿瘤的作用快速而有效，有利于控制局部肿瘤及其引起的症状，从而改善患者生活质量。

第三节　非小细胞肺癌的辅助治疗和诱导治疗

一、非小细胞肺癌的辅助治疗

辅助治疗是指根治性手术后施行的治疗，实质是根治性治疗的一部分。

（一）非小细胞肺癌的术后辅助放疗

1. 非小细胞肺癌术后辅助放疗目的

是消灭手术野或区域淋巴结的残存灶或亚临床灶，减少局部复发和因此而发生的远处转移。

2. 完全切除的非小细胞肺癌术后辅助放疗

对于纵隔淋巴结无转移（完全切除）的Ⅰ、Ⅱ期非小细胞肺癌患者而言，术后辅助放疗反而会给生存带来负面影响，导致患者预后不好。因此，目前辅助放射治疗不能推荐作为Ⅰ、Ⅱ期术后的标准治疗。对ⅢA期纵隔淋巴结有转移的非小细胞肺癌患者而言，术后放疗疗效目前也不明确，目前仍缺乏前瞻性随机临床研究证据支持其成为术后标准治疗。

3. 完全切除的非小细胞肺癌术后辅助放疗的循证医学证据

完全切除非小细胞肺癌术后不需要辅助放疗，这方面的循证医学证据包括不少大规模的Ⅲ期临床研究和 meta 分析。其中影响最大的数据出自 UK Medical Research Council 的 meta 分析结果。CCO – PEBC Lung DSG 对 PORT meta 分析以及其后发表的随机研究结果也进行了系统评价。ANITA 研究中的非随机亚组分析数据和 SEER 的回顾性数据也经常被引用作为循证医学证据。

研究结果显示：术后辅助放疗对预后生存有负面影响，术后辅助放疗组的风险比（HR）为 1.21，2 年生存率从 55% 下降至 48%（减少 7%）；亚组分析提示术后放疗对淋巴结分期早的患者有负面影响，其原因归结于放疗对患者心肺功能有不良影响；无复发生存期也受到术后放疗的负面影响；接受术后放疗的患者局部复发率似乎低一些，不过仅有一项临床研究肯定了这一点。研究给出的结论，术后辅助放疗可对Ⅰ期、Ⅱ期 $N_{0 \sim 1}$ 患者的预后有负面影响，但对Ⅲ期 N_2 患者的预后则没有明确的不良影响。

根据 PORT meta 分析结果，NCCN 专家目前不同意 $T_{1ab}N_0M_0$ 的非小细胞肺癌患者术后行辅助放射治疗。然而该 meta 分析也被专家们指出存在着某些缺点，例如许多患者是使用 ^{60} 钴进行放射治疗的，因而放射剂量分布不均匀；在 meta 分析中出现一些 20 世纪 60 年代完成的研究，在当时非小细胞肺癌还没有采用公认的分期标准；meta 分析数据中缺乏记录术后进行放疗的具体时间；通常淋巴结阴性的非小细胞肺癌患者术后不接受放疗，但这些患者也被包括进去；此外，PORT meta 分析还包括了未发表的数据，不过这些数据后来在 PORT meta 分析发表后的 3 个临床研究中发表出来，其结果在某种程度上与 PORT 分析的结论相冲突。如 Mayer 和 Feng 的研究发现术后放疗未明显影响预后，尽管 Feng 的研究被指出存在某些缺点。在 Dautzenberg 的研究中，结论是术后放疗明显缩短预后，尤其亚组分析提示 II 期患者预后不好。

不过关于完全切除的非小细胞肺癌术后放疗，也有与上述研究不同的结果发表，例如 Trodella 等发表的以病理证实 I 期患者为研究对象的 III 期临床研究结果发现，术后放疗对 I 期非小细胞肺癌患者的生存有边缘获益的影响。

4. 未完整切除的非小细胞肺癌可行术后放疗

非小细胞肺癌未完整切除的情况包括纵隔淋巴结清扫不彻底（淋巴结清扫数目少于 3 站，特别是没有清扫第 7 站）、淋巴结包膜外侵犯、肿瘤距支气管切缘距离短等。即使外科切缘阳性（R1，R2）的 I A 期非小细胞肺癌患者，术后 RT 也是其治疗选择之一。这类患者术后局部复发率为 19% ~ 29%，术后放疗能增加局部控制率。

5. 非小细胞肺癌的术后辅助放疗剂量

术后辅助放疗预防性照射一般为根治量的 3/5 ~ 4/5，治疗性照射应为根治量。大多数研究中采用的剂量是 30 ~ 60 Gy，分割剂量是 2 ~ 2.5 Gy，术后胸部放疗的最佳剂量目前还未确定。

（二）非小细胞肺癌的术后辅助化疗

1. 完全切除的非小细胞肺癌术后辅助化疗目的

由于许多肿瘤术前已存在超出手术范围外的微小转移灶；原发癌切除后残余肿瘤生长加速，对药物的敏感性增加；况且一般肿瘤体积越小，生长比率越高，对化疗越敏感；肿瘤开始治疗越早，抗药细胞出现越少。因此，对微小转移灶进行早期治疗，药物的疗效提高，抗药机会减少，治愈的可能性增加。

2. 完全切除的非小细胞肺癌术后需要辅助化疗

目前认为术后 I B 期、II 期、III A 期非小细胞肺癌完全切除病例在术后需要进行辅助化疗。

3. 完全切除的非小细胞肺癌术后辅助化疗的循证医学证据

非小细胞肺癌术后辅助化疗的主要临床研究，都肯定了术后辅助化疗的有效性，尽管如此，临床医生仍需谨慎考虑是否决定为患者做辅助化疗，因为不是所有的研究都给出术后辅助化疗可改善生存的结论，而且化疗带来的毒性反应也值得考虑。

4. 不同分期非小细胞肺癌患者术后辅助化疗的应用

对于 I A 期非小细胞肺癌患者而言，术后辅助化疗是否有用，评价起来很困难，这是由于手术本身的疗效就已经非常好了。NCCN 指南建议外科切缘阴性的（R_0）的 $T_{1ab}N_0$ 的非小细胞肺癌患者直接进入观察随访。但在前述的 meta 分析及大规模临床研究中的分层分析显示：UFT 术后辅助化疗对病灶 2 cm 以上的完全切除病例有效。

I B 期外科切缘阴性的（R_0）的 $T_{2ab}N_0$ 患者通常也直接进入随访观察，不推荐术后常规做辅助化疗。辅助化疗仅推荐用于有高危因素的患者，如肿瘤分化差、血管侵犯、楔形切除、微小边缘、肿块大于 4 cm、脏层胸膜受累和 N_x 等情况。

II A 期和 II B 期外科切缘阴性 $T_{1ab~2ab}N_1$ 或 T_3N_0 的患者，通常推荐术后辅助化疗；数个大规模临床研究中的结果均表明，术后辅助化疗可改善 II 期患者的预后生存，患者 5 年生存率提高了 10% ~ 15%。

III A 期患者通常推荐术后辅助化疗。仅在手术探查和纵隔淋巴结切除时发现 N_2 阳性的 III A 期 $T_{1~3}$ 的患者，若手术切缘阴性，患者术后可能要行顺铂为主的联合方案辅助化疗。其他属于 III A 期情况如胸壁病灶（$T_{3~4}N_{0~1}$）或可手术切除的位于气道近端或纵隔的肿瘤（$T_{3~4}N_{0~1}$），若术后切缘阴性，则也可同样对患者进行术后辅助化疗。

5. 辅助化疗方案的选择

关于化疗方案，I_B 期有高危因素的患者，可选用替加氟·尿嘧啶（UFT）或顺铂为主的联合化疗，Ⅱ 期、$Ⅲ_A$ 期患者则推荐为顺铂为主的联合化疗。

依据非小细胞肺癌辅助化疗的临床研究，NCCN 指南推荐顺铂联合长春瑞滨、长春碱、依托泊苷作为术后辅助化疗方案；顺铂与 20 世纪 90 年代后出现的第 3 代抗癌药物联合化疗方案，在术后辅助治疗中的有效性和安全性虽然尚需验证，但 NCCN 专家认为在术后辅助化疗中也可以选择顺铂联合吉西他滨、培美曲塞或多西他赛方案。若患者有使用顺铂的禁忌证，可以选择紫杉醇联合卡铂的方案。

NCCN 建议的非小细胞肺癌术后辅助化疗方案具体如下：

顺铂 50 mg/m²，d1，d8；

长春瑞滨 25 mg/m²，d1，d8，d15，d22；

每 28 天重复，共 4 周期。

顺铂 100 mg/m²，d1；

长春瑞滨 30 mg/m²，d1，d8，d15，d22；

每 28 天重复，共 4 周期。

顺铂 75～80 mg/m²，d1；

长春瑞滨 30 mg/m²，d1，d8；

每 21 天重复，共 4 周期。

顺铂 100 mg/m²，d1；

VP - 16 100 mg/m²，d1～d3；

每 28 天重复，共 4 周期。

顺铂 80 mg/m²，d1，d22，d43，d64；

长春碱 4 mg/m²，d1，d8，d15，d22，第 43 天后每 2 周完成 1 次；

每 21 天重复，共 4 周期。

有并发症或不能耐受顺铂的患者：

紫杉醇 200 mg/m²，d1；

卡铂 AUC 6，d1；

每 21 天重复。

其他可接受的顺铂为主的方案：

顺铂 75 mg/m²，d1；

盐酸吉西他滨 1 250 mg/m²，d1，d8；

每 21 天重复。

顺铂 75 mg/m²；

多西他赛 75 mg/m²；

每 21 天重复。

培美曲塞 500 mg/m²，d1；

顺铂 75 mg/m²，d1；

每 21 天重复。

备注：腺癌、大细胞癌和非特异组织病理亚型的非小细胞肺癌。

6. 非小细胞肺癌术后辅助化疗周期

关于术后辅助化疗的周期数，目前除了日本的口服 UFT 之外，大多数研究中一般进行 4 周期左右。ALPI 研究中患者对 3 周期 MVP 方案的依从性为 69%，IALT 研究中对 3～4 周期 NP 方案的依从性为 74%；BR. 10 研究中对 3～4 周期 NP 方案的依从性 65%，CALGB 9633 研究中 85% 的患者完成了 4 周期化疗。在欧美的大规模临床研究中，顺铂为主的联合化疗本身3/4级毒性的发生率为 23%～38%。因此术后辅助化疗本身给患者带来的毒性作用需要慎重考虑。因此目前非小细胞肺痛术后辅助化疗一般进行 4 周期。

（三）非小细胞肺癌术后辅助化放疗

1. 完全切除的 II 期、III$_A$ 期非小细胞肺癌患者术后不推荐行辅助化放疗。

在 Intergroup E3590 随机临床研究中，II 期和 III$_A$ 期 488 例非小细胞肺癌术后患者，随机分入接受辅助放疗组，或接受辅助同期放化疗（EP 方案）组，结果两组中位生存期分别为 39 个月和 38 个月，没有明显生存差异。

在 RTOG 9705 II 期临床研究（n = 88）中，放疗同期行紫杉醇联合卡铂方案的化疗，II 期和 III$_A$ 期非小细胞肺癌术后患者的中位生存期为 56.3 个月，3 年生存率为 61%。

另一项 II 期临床研究（n = 42）得出相似的结果（5 年生存率 68%），其中腺癌患者预后不佳（5 年生存率仅为 28%）。

由于上述研究显示 5 年生存率均低于 90%，故 NCCN 专家认为生存率的提高依赖于使用化疗新药和提高放疗剂量。

2. 术后切缘阳性 I、II、III 期非小细胞肺癌患者辅助化放疗不能推荐为标准治疗。

术后切缘阳性的 I、II、III 期非小细胞肺癌患者，既有局部治疗失败，也有因远处转移导致治疗失败的可能性，因此化放疗成为术后辅助治疗的策略之一，NCCN 指南建议术后考虑进行化放治疗的情形如下：

外科切缘阳性的 $T_{2ab}N_0$ 患者，其治疗选择为接受再次手术切除联合辅助化疗或放疗联合化疗。

外科切缘阴性的 $T_{1ab\sim2a}N_1 T_{2b}N_1$ 或 T_3N_0 患者，却伴有不良预后因素的患者（不恰当的纵隔淋巴结切除，包膜外播散，肺门多个淋巴结阳性，临界切缘）其治疗选择化放疗后序贯化疗。

外科切缘阳性 $T_{1ab\sim2ab}N_1$ 或 T_3N_0 的患者，或再切除和化疗；或化放疗后序贯化疗。

$T_{1\sim3}N_2$（仅在手术探查和纵隔淋巴结切除时发现）的切缘阳性患者，可能要行化放疗后序贯化疗。切缘阴性患者行化疗和放疗。

胸壁病灶（$T_{3\sim4}N_{0\sim1}$）和可手术切除的气道近端或纵隔肿瘤（$T_{3\sim4}N_{0\sim1}$），术后切缘阳性患者，其治疗选择为接受化放疗后序贯化疗或再次手术切除序贯化疗。

肺尖部可手术切除的（T_3 浸润，N_0）患者，NCCN 专家建议同期诱导化放疗后手术切除加辅助化疗。术后切缘阴性的患者，给予化疗序贯放疗。术后切缘阳性的患者，则给予辅助同期化放疗 ± 化疗。肺上沟瘤术后接受放疗 ± 化疗的患者，5 年总生存率约为 40%。

患者同侧肺叶或同侧肺有散在结节，同时没有其他部位转移，在新修订的 TNM 分期中肺内转移分期已经降低，经手术治疗有可能治愈，5 年生存率约 30%。切缘阳性的患者如能耐受，则术后推荐同期化放疗。

NCCN 指南建议的非小细胞肺癌同期化放疗序贯化疗方案具体如下：

顺铂 50 mg/m^2，d1，d8，d29，d36；

依托泊苷 50 mg/m^2，d1~d5，d29~d33；

同期胸部放疗（总剂量 61 Gy）；

序贯顺铂　50 mg/m^2 联合依托泊苷 50 mg/m^2，共 2 个周期；

或同期化放结束 4~6 周后给予多西他赛 75 mg/m^2 每 3 周，共 3 个周期。

（四）非小细胞肺癌术后化疗和放疗以外的辅助治疗

非小细胞肺癌术后免疫复活剂改善预后的循证医学证据不多。免疫治疗目前尚没有成为术后的标准治疗。

Fujisawa 等通过随机对照研究表明：Ⅰ 期非小细胞肺癌术后给予 Transfer factor（TF）和 nocardia rubra – cell wall skeleton（N – CWS）免疫复活剂治疗，可明显改善预后（P = 0.041），但是许多术后 BCG 和 corrnebacterium parvum 的免疫治疗研究不仅没有证明其治疗有效性，相反在 1986 年 LudwigLung Cancer Study Group 的一项随机临床研究中，Ⅰ~Ⅱ 期非小细胞肺癌术后胸腔内灌注 BCG 与安慰剂对照，前者可引起发热、脓胸等并发症，且发生率很高，治疗对两组患者的总生存期无明显影响，但前者的无复发生存期明显缩短（P = 0.044）。关于放化疗以外的其他辅助治疗方法的临床研究目前为数不多，且病例数一般较少，尚无足够的循证医学证据支持。

近年来疫苗治疗作为非小细胞肺癌潜在的治疗新手段，又重新受到研究者重视。已开发的疫苗目前主要分为三类，分别是抗原特异性疫苗（L – BLP25、MAGE – A3 等）、肿瘤细胞疫苗和树突状细胞疫苗（DC 疫苗）。虽然一般认为在非小细胞患者术后早期阶段进行疫苗治疗可能会给患者带来更好的疗效，但目前在早期非小细胞肺癌术后患者中，正在开展进行的临床研究并不多。

MAGE – A3 疫苗是第一个用于早期非小细胞肺癌术后治疗阶段的疫苗。在Ⅱ期随机临床研究里，将完全切除的、MAGE – A3 表达阳性的Ⅰ$_B$~Ⅱ期非小细胞肺癌患者，随机分入 MAGE – A3 疫苗组和安慰剂组。研究共入组 182 例，Ⅰ$_B$ 期 122 例，Ⅱ 期 60 例，在 1 089 份肺癌切除标本中有 363 份 MAGE – A3 表达阳性，3~4 级毒性反应出现率为 9.6%。随访 28 个月，疫苗治疗组复发率为 30.6%，对照组复发率为 43.3%。两组间在疾病无进展期间（DFI）、疾病无进展生存期（DFS）、总生存期（OS）方面无明显差异。

二、非小细胞肺癌的诱导治疗

诱导治疗也称新辅助治疗，是指手术治疗前使用的治疗。包括术前放疗、化疗或化放疗。

（一）非小细胞肺癌术前诱导放疗

1. 术前诱导放疗的目的

缩减肿瘤浸润，减少癌性粘连，提高手术切除率，减少手术野内有活力的肿瘤细胞数目，降低肿瘤的种植机会，使瘤床微血管、淋巴管闭塞，减少远处转移的可能性。

2. 非小细胞肺癌术前诱导放疗

术前诱导放疗，是很早以前的治疗策略。关于术前诱导放疗方面目前还没有任何 meta 分析，但有 2 项Ⅲ期临床研究，是在 20 世纪 70 年代完成的。其中 Shield 等报告，与单独手术组相比，术前放疗组预后不良。由于目前没有证据表明术前诱导放疗能改善预后，因此术前放疗不能被推荐为标准治疗。

（二）非小细胞肺癌术前诱导化疗

1. 非小细胞肺癌术前诱导化疗目的

局部晚期非小细胞肺癌单用手术或放射难以完全根治，如果先用化疗 2～3 个疗程可令肿瘤缩小，血液供应改善，有利于随后的手术和放疗的施行。同时亦可观察到肿瘤对化疗的反应，及早对可能存在的亚临床转移灶进行治疗。由于新辅助化疗有一旦化疗无效可能失去手术机会的风险，应采用有足够证据表明对晚期非小细胞肺癌有效的化疗方案。

2. 临床 I 期、II 期非小细胞肺癌术前诱导化疗

I 期、II 期非小细胞肺癌术前化疗，对预后的影响尚不清楚，故推荐为标准治疗的依据尚不充分。在病情不晚于 III 期的相对早期非小细胞肺癌患者中，关于术前化疗的 III 期临床研究至今还没有完成。顺铂联合上世纪 90 年代出现的紫杉醇等第三代抗癌药物作为术前化疗方案，仅在 II 期临床研究中进行了诸多探索。顺铂联合 20 世纪 90 年代出现的紫杉醇、吉西他滨、依立替康等药物作为术前化疗方案在 II 期临床研究里有很多，但目前还未确定术前化疗的标准方案。

（三）III$_A$ 期局部晚期肺癌的诱导化放疗

III$_A$ 期 $T_{1\sim3}N_2$ 的患者另一个治疗选择是术前诱导化疗 ± 放疗。总结与术前诱导化放疗相关的诸多 II 期临床研究结果，诱导化放治疗的有效率在 39%～88% 内，大多数为 60% 左右。治疗相关患病率和治疗相关死亡率在各项报告中差别较大，治疗相关死亡率为 0～22.6%，大多报告为 5% 左右；治疗相关患病率为 0～67%，大多报告为 10%～30%。由此，需认识到术前诱导化放疗这一治疗策略伴有不可忽略的治疗风险。但另一方面，III$_A$ 期不能手术切除的局部晚期非小细胞肺癌患者，若选择合适的综合治疗策略，也是可能完成的。

综上所述，目前推荐化放疗为标准治疗的依据尚不足，应该继续进行探索性的治疗研究。文献报告的同期诱导化放疗方案有依托泊苷/顺铂，长春碱/顺铂和紫杉醇/卡铂，或其他可用的顺铂/吉西他滨等方案，但关于诱导化疗应采用何种标准化疗方案尚不能确定。

（四）T$_4$ 和肺尖部胸壁浸润癌术前诱导化放疗

在局部晚期肺癌中，T$_4$ 和肺尖部胸壁浸润癌的治疗有特殊的地位。在没有淋巴结转移的前提下，通过外科切除，在某种程度上，可获得长期生存，这类治疗经验逐年得以积累下来。近年来，术前化放治疗模式在 T$_4$ 和肺尖部胸壁浸润癌中也得到尝试。但首要问题是，T$_4$ 和肺尖部胸壁浸润癌患者经术前诱导化疗后再进行手术，这一治疗策略本身的安全性至今还没有确定下来。围绕诱导化疗是否提高手术切除率，诱导化疗是否能改善预后等问题的研究探讨目前仅限于 II 期临床研究范围内进行，这一治疗策略的意义尚待临床研究进一步证明。但显然在 T$_4$ 和肺尖部胸壁浸润癌患者中，进行大规模的 III 期临床研究是十分困难的。

综上所述，T$_4$ 和肺尖部胸壁浸润癌术前诱导化放疗，推荐为标准治疗的依据不足。

（五）IIIB 期局部晚期肺癌的诱导化放疗

临床 IIIB 期接受手术治疗患者的 5 年生存率分别是 $cT_4NanyM_0 = 24.3\%$，$cTanyN_3M_0 = 11.7\%$，病理 IIIB 期患者的术后 5 年生存率分别是 $pT_4NanyM_0 = 20.8\%$，$cTanyN_3M_0 = 3.4\%$。同一肺叶内转移与肺内多个原发病灶这种情况难以鉴别，这类患者（T$_4$）术后 5 年生存率为 21%（N$_1$ = 41%，N$_2$ = 42%），预后相对较好，可以考虑进行手术治疗。由于 N$_3$ 患者术后预后不良，故一般不纳入手术适应证中，但

目前有很多围绕ⅢB期 N_3 患者进行探索性术前诱导化放疗的Ⅱ期临床研究。总结起来，其手术切除率为38%～74%，治疗相关死亡率为3%～10%，中位生存期为17～18个月，目前还没有完成Ⅲ期临床研究。关于ⅢB期 N_3 患者诱导化放疗的治疗作用目前没有定论，治疗本身也伴有相当多的风险。

第四节　非小细胞肺癌的姑息化疗和靶向治疗

一、非小细胞肺癌的姑息化疗

　　大约50%的NSCLC患者在诊断时已经出现远处转移病灶。晚期患者如不做抗肿瘤治疗平均生存期为4～5个月，Ⅳ期非小细胞肺癌为全身化疗的适应证。过去，不能手术的晚期非小细胞肺癌的化学治疗是令人失望的，多数学者认为化疗能否延长非小细胞肺癌患者的生存期不能肯定，但近年来有了新的进展，联合化疗获得令人鼓舞的疗效。有关化疗延长非小细胞肺癌患者生存期的报告结论不一致，可能与各家采用的治疗方案不同有关。如果能正确选择合适的治疗方案，便可以取得延长生存期的效果。有研究收集了11组联合化疗与最佳营养治疗或对症治疗随机对照的结果。尽管有的组没有明显差异，但实际上，试验研究中，化疗组的患者生存期稍好些或明显好于最佳营养治疗。

　　现有研究资料表明，对比单药方案对晚期非小细胞肺癌使用适当的联合化疗方案能获得较高的有效率和较长的生存期。证明有效的方案中，大部分含顺铂，剂量高（80 mg/m^2 以上）的比低的有效率高；含顺铂的方案比非顺铂的方案有效率高，对化疗有客观疗效者的生存期比无效者长。Lilenbaum R 主持的一项多中心随机比较培美曲塞单药与培美曲塞联合卡铂治疗 PS＝2 的晚期 NSCLC 患者的效果，共纳入205例患者，随机分为培美曲塞单药组（500 mg/m^2，q3w×4）以及培美曲塞联合卡铂组（500 mg/m^2＋AUC5，q3w×4）。与单药组相比，联合化疗组中位 PFS（5.9个月 vs 3.0个月，P＜0.001）和中位 OS（9.1个月 vs 5.6个月，P＝0.001）均显著延长。这些研究结果均证实含铂类方案改善患者的生存期。

　　目前对晚期非小细胞肺癌患者常规化疗方案的总体疗效尚不能令人满意，已进入平台期。对功能状态好的患者，治疗可选以顺铂为基础的化疗方案；对功能状态低下者，可试用单药治疗。

（一）晚期非小细胞肺癌的一线化疗

　　晚期非小细胞肺癌的化疗近年发展相当迅速，特别是抗肿瘤药物如长春瑞滨、紫杉醇、多西他赛、吉西他滨、培美曲塞等的出现，大大改变了过去肺癌化疗疗效低、不良反应大的缺点。多个Ⅲ期随机对照研究显示铂类＋新药优于旧方案，临床研究证实：PS 评分较好的ⅢB/Ⅳ期患者可以从化疗中获益。目前，已有多个大宗随机对照研究证明上述新药＋铂类化合物为基础的化疗方案（第三代方案）优于其他含铂类的方案（第二代方案），有效率提高20%［25% vs（40%～50%）］，平均中位生存期延长2～3个月（6个月 vs 9个月），1年生存率提高10%～15%（25% vs 40%）。

　　常用方案包括紫杉醇、长春瑞滨、多西他赛、吉西他滨、培美曲塞、白蛋白结合型紫杉醇等，搭配铂类药物（顺铂、卡铂等）组合的含铂两药方案，Ⅲ期随机临床试验表明许多含铂的两药方案具有相似的客观缓解率和生存率。

　　培美曲塞是一种新型抗叶酸代谢细胞毒药物，它和它的多聚谷氨酸能竞争性抑制胸腺嘧啶合成酶（TS）、二氢叶酸还原酶（DHFR）及甘氨酰胺核苷酸甲基转移酶（GARFD）等叶酸依赖性酶，造成叶酸代谢和核苷酸合成过程的异常，从而抑制肿瘤细胞的生长。JMDB 研究是一项非劣效性、Ⅲ期随机研究，纳入了 1 725 例初次化疗的ⅢB或Ⅳ期 NSCLC 患者，其中一组（n=863）的方案为：顺铂 75 mg/m²，d1；吉西他滨 1 250 mg/m²，d1、d8；另一组（n=862）的方案为：顺铂 75 mg/m²，d1；培美曲塞 500 mg/m²，d1；每3周重复，共治疗6个周期。研究结果显示：顺铂/培美曲塞组的总生存期不劣于顺铂/吉西他滨组（中位生存期为 10.3 个月 vs 10.3 个月；HR=0.94，95% CI：0.84 ~ 1.05）。顺铂/培美曲塞组在腺癌（n=847；12.6 个月 vs 10.9 个月）和大细胞癌（n=153，10.4 个月 vs 6.7 个月）患者中的总生存期优于顺铂/吉西他滨组，差异具有统计学意义。与之相反，在鳞癌患者中，顺铂/吉西他滨组的总生存期明显优于顺铂/培美曲塞组（n=473，10.8 个月 vs 9.4 个月）。对于晚期 NSCLC，顺铂/培美曲塞的化疗方案与顺铂/吉西他滨方案疗效相近，但耐受性更好，使用更加方便。这是在 NSCLC 患者中显示不同组织学类型之间生存差异的第一项前瞻性Ⅲ期临床研究。正是基于这样的研究结果，奠定了顺铂/培美曲塞方案在晚期非鳞癌 NSCLC 一线化疗中的地位。

同样的，在世界肺癌大会（WCLC）上的 S380 研究显示，在晚期非鳞癌 NSCLC 的治疗中，培美曲塞/卡铂与多西他赛/卡铂表现出相似的 PFS 和 OS。此研究全球共 23 个中心，纳入共 211 名既往未化疗的ⅢB期/Ⅳ期非鳞癌 NSCLC 患者，其中一组（n=105）方案为：培美曲塞 500 mg/m²，d1；卡铂 AUC=5；另一组（n=106）方案为多西他赛 75 mg/m²；卡铂 AUC=5，每3周重复，共治疗6个周期。结果显示：卡铂/培美曲塞组的总生存期与卡铂/多西他赛组相似（中位生存期为 14.7 个月 vs 14.9 个月，HR=1.01，95% CI：0.72 ~ 1.42，P=0.933）；不良反应方面，培美曲塞表现优于多西他赛。因此多西他赛治疗晚期非鳞癌 NSCLC 患者疗效与培美曲塞相当，而培美曲塞耐受性相对更好。

不过，上述第三代含铂方案都拥有相似的疗效及生存期。目前为止，在有效率和生存获益上，没有证据表明某一化疗方案优于其他方案。临床医生在选择化疗方案时应根据患者的具体情况（如病情、身体状况、经济条件等）考虑。

（二）晚期非小细胞肺癌二线化疗方案

肿瘤细胞的耐药性限制了化疗的疗效，常常导致化疗的失败。尽管近些年有许多新的有效的药物可以应用在肺癌治疗上，但是使用含顺铂方案失效的晚期 NSCLC，采用第二线方案化疗总体有效率仍然低于 10%。

在二线治疗方面，多西他赛是目前非小细胞肺癌标准的二线治疗药物，已有多个临床研究证明其优于支持治疗和 IFO、NVB 等药物。两项大型的随机试验确立了多西他赛在晚期 NSCLC 二线治疗中的地位。Shepherd 进行了一项前瞻性的随机研究，对比了多西他赛单药与最佳支持治疗在既往含铂方案化疗失败的晚期 NSCLC 二线治疗中的情况。患者随机分为多西他赛 100 mg/m² 组、多西他赛 75 mg/m² 组和最佳支持治疗组。结果发现多西他赛组的有效率为 7.1%，与最佳支持治疗组相比，到进展时间分别为 10.6 周和 6.7 周，P<0.001，中位生存期分别为 7.0 个月和 4.6 个月，P=0.047。与最佳支持治疗组相比，多西他赛 75 mg/m² 组生存获益更加明显（总生存期为 7.5 个月 vs 4.6 个月，P=0.01；1 年生存率为 37% vs 11%，P=0.003）。Fossella 等报道了多西他赛、长春瑞滨及异环磷酰胺治疗含铂方案化疗失败的晚期 NSCLC 的随机对照研究。373 例患者随机分为多西他赛 100 mg/m²（D100）、75 mg/m²（D75）组和对照组长春瑞滨或异环磷酰胺组（V/I），三组间患者的特征平衡性较好。结果发现 D100 组有效率为 10.8%，D75 组为 6.7%，两组均较 V/I 组的有效率高，接受多西他赛治疗的患者到进展时间较长（P=0.036），D75 组的 1 年生存率较对照组更高（32% vs 19%，P=0.025）。D100 组的不良反应最大，而 D75 组的不良反应是可以耐受的。因此对于含铂方案化疗后疾病复发或进展的晚期 NSCLC，

采用多西他赛 75 mg/m^2、q3w 单药方案可使患者有临床获益。

培美曲塞被批准用于 NSCLC 二线治疗主要是基于一项大规模的Ⅲ期随机对照临床研究（JMEI）得出的结论。Hanna 等报道了采用培美曲塞与多西他赛治疗晚期 NSCLC 的多中心Ⅲ期临床研究。该临床研究共收治复发的 NSCLC 患者 571 例，患者被随机分成两组，分别接受培美曲塞（500 mg/m^2）或多西他赛（75 mg/m^2）治疗，两种药物均为静脉滴注，每 21 天重复 1 次，直至疾病进展或出现不可耐受的不良反应，主要的研究终点是总生存期，其中培美曲塞组的患者同时给予维生素 B_{12}、叶酸、地塞米松等药物支持。结果发现两组的有效率分别是 9.1% 和 8.8%（P = 0.105），中位无进展生存期均为 2.9月，中位生存期分别为 8.3 个月和 7.9 个月，P = NS，1 年生存率均为 29.7%。在不良反应方面，接受多西他赛治疗的患者发生Ⅲ～Ⅳ级的中性粒细胞下降和发热的比例较高。因此，在晚期 NSCLC 二线治疗中培美曲塞疗效与多西他赛相似，但不良反应明显降低，应当可以作为 NSCLC 二线标准治疗的选择。

对于晚期非鳞癌 NSCLC（腺癌、大细胞癌及未分化 NOS）的患者，如果一线接受了吉非替尼、厄洛替尼或克唑替尼等靶向治疗而非化疗，当靶向治疗失败后，含铂类的第三代双药化疗方案也可以作为其二线标准治疗的选择。

（三）晚期非小细胞化疗的争议

1. 是否所有晚期患者均应化疗

越来越多证据表明，化疗不仅能延长生存时间，而且能显著提高生活质量，改善肿瘤相关症状。ELVIS 研究结果显示，一般状况良好、KPS 评分≥80 的老年人能够耐受中等剂量的长春瑞滨化疗，可以提高生存率，延长生存时间，改善生活质量。所有研究均报道患者的选择是非常重要的预后因素；年龄不是影响预后的主要因素，也不是决定是否化疗的因素，影响生存最重要的因素是身体状况（PS）、疾病程度和近 6 个月体重减轻情况。目前认为，在最好的支持治疗基础上应用单药化疗或不良反应较轻的化疗方案比单纯最佳的支持治疗更能显著而持续地改善 NSCLC 患者的症状，提高生活质量。

2. 晚期非小细胞肺癌化疗方案中药物数目几个为好

关于最佳化疗药物数目方面，法国 IGR（Institut Gustave Roussy）癌症中心的 Delbaldo 等报告了他们进行 meta 分析的结果，结果显示：两药方案的有效率和 1 年生存率明显优于单药方案，比值比（odds ratios，OR）分别为 0.39（P < 0.001）和 0.67（P < 0.001）；三药方案与两药方案相比仅有效率优于两药方案，风险指数为 0.64（P < 0.001），而两者的 1 年生存率差异则无统计学意义（OR = 0.9，P = 0.3）。此外，来自美国北卡洛莱纳州的 Bagg - strom 等也对近年来发表的 17 个临床研究进行了同样的 meta 分析，结果与 Delbaldo 的结论完全一致。因此，如果晚期非小细胞肺癌患者活动能力（PS≤2）较好，短期内无明显体重下降（>5%），化疗方案应以含铂类的两药方案为主。而对于活动能力较低（PS>2）、消瘦明显、对化疗的效果较差的患者，只进行单药治疗或对症支持治疗是更合理的。

3. 非铂类方案的作用如何

铂类特别是顺铂，一直是治疗非小细胞肺癌的主要药物。但是顺铂的非血液学毒性，如恶心、呕吐，远期的耳、肾、神经毒性都较重；其血液学毒性，如中性粒细胞减少、贫血也比较常见，这些妨碍了其在临床上的广泛使用，甚至使患者因惧怕其不良反应而放弃治疗。晚期肿瘤的治疗目的不仅在于延长生存期，缓解症状，亦在于改善生活质量。如何平衡疗效与不良反应的关系成为临床必须解决的问题，随着第三代治疗肺癌的新药的出现，非铂类方案因其较高的有效率、轻微的不良反应而成为临床研究的热点。希腊肿瘤协助组（GOCG）在《柳叶刀》杂志上发表了一项Ⅲ期临床研究结果。该研究比较

了顺铂 + 多西他赛与吉西他滨 + 多西他赛两个方案的治疗效果。研究目的为评估生存期、肿瘤缓解率、疾病进展时间、毒性反应。结果显示两组的有效率及生存情况无差别，但非铂类方案组的毒性反应较低，达到统计学差异的毒性反应有 3、4 级中性粒细胞减少、3 级恶心呕吐、3/4 级腹泻等。综上所述，在晚期非小细胞肺癌的化疗中，非铂类方案是否能够完全取代铂类药物，目前仍然无法取得一致性的意见，目前多数的临床研究的结论认为铂类仍然是不可取代的药物。对于某些特殊人群，例如 PS 较差、老年人、二线治疗的患者，非铂类方案的化疗也是目前临床研究的热点之一，已有多个临床研究显示非铂类方案的化疗对这些患者的临床获益明显大于传统的含铂类方案。

4. 顺铂与卡铂方案对比

众所周知，顺铂方案与卡铂方案在不良反应上有所不同，前者肾毒性及消化道不良反应强于卡铂，卡铂的血液学毒性似乎强于顺铂。卡铂不需水化，使用更方便。但两种方案的疗效、生存期有无差异仍是关注的焦点。Hotta 等的研究显示顺铂联合三代药物的疗效及生存期优于以卡铂为主的方案。近期 Ardizzonl 等的 meta 分析则肯定了这一结果。该研究包含 2 968 例患者，发现顺铂方案的疗效优于卡铂方案（30% vs 24%，P < 0.001），生存期差异无统计学意义。但在非鳞癌 NSCLC 及使用三代含铂方案患者中，顺铂方案有微弱的生存期优势，但恶心、呕吐、肾毒性等不良反应更为严重，卡铂方案则重度血小板减少情况更明显。对晚期患者而言，选择顺铂还是卡铂目前尚存争议，因为保证良好的生活质量是晚期非小细胞肺癌患者的治疗目的之一。顺铂即使能延长 1 个月的生存期，但因其毒性更大，致生活质量下降，故三代药物与卡铂联合对某些患者可能是更好的选择。对于 Ⅱ ~ Ⅲ$_A$ 术后辅助化疗的患者，治愈是追求的目标，选择顺铂可能优于卡铂。

5. 几个周期为佳

一线化疗究竟应进行几个周期为佳，目前尚无定论。既往有几组研究探讨一线最佳周期数。结果发现长化疗周期数（>6 周期）以上指标并未显示任何优势，相反其毒性反应更为严重。近期一组来自韩国的报道，452 例晚期非小细胞肺癌患者先接受 2 个周期含铂方案治疗，治疗后其中 314 例达疾病控制（CR + PR + SD），后被随机分为两组，继续分别进行另外 2 个周期与 4 个周期化疗。两组（4 个周期与 6 个周期）总生存时间差异无统计学意义，中位生存时间、一年生存率、二年生存率分别为 14.9 个月、59.0%、30.7% 与 15.9 个月、62.4%、32.1%，P = 0.461）；6 周期化疗者 TTP（6.2 个月）长于 4 个周期化疗者（4.6 个月，P = 0.001），两组不良反应差异无统计学意义。故研究认为：对晚期非小细胞肺癌行 4 个周期化疗为最佳治疗策略，过多的化疗并不能提高生存率，相反有可能带来毒性反应的蓄积，从而影响患者生活质量。然而接受 6 个周期化疗的患者 TTP 确有延长，提示对经 4 个周期化疗后疾病受控制的患者给予高效低毒的药物（单药或分子靶向药物）维持治疗，可能是一好的策略，需要设计严谨的研究进一步证实。

（四）化疗在维持治疗中的应用

对晚期 NSCIC 维持治疗的研究来源于早期针对化疗周期的探索，研究结果显示，单纯延长化疗周期数，似乎并不能达到延长生存期的目的，毒性仍是需要跨越的障碍。对于 4 ~ 6 个周期化疗之后肿瘤缓解或疾病稳定而没有发生进展的患者，可给予维持治疗。

维持治疗的选择，分成两种情况来推荐。一种情况是在一线治疗 4 ~ 6 个周期之后，如果没有出现疾病进展，基于一线化疗药物的有效性，使用至少一种在一线治疗中使用过的药物进行治疗。

培美曲塞：在 PARAMOUNT 研究中，研究者对培美曲塞联合最佳支持治疗（BSC）与安慰剂联合

BSC 的维持治疗效果进行了对比分析。研究共纳入 939 例非鳞癌 NSCLC 患者，首先给予培美曲塞联合顺铂（培美曲塞 500 mg/m²，顺铂 75 mg/m²，d1，q21d）诱导治疗 4 个周期，将获得疾病控制的 539 例患者随机分组（2∶1），分别给予培美曲塞（500 mg/m²，d1，q21d）＋BSC 治疗，或安慰剂（d1，q21d）＋BSC 治疗。结果显示接受培美曲塞维持治疗的患者的中位生存期为 13.9 个月，而安慰剂组的中位生存期为 11.0 个月（HR＝0.78，P＝0.019 5）。培美曲塞维持治疗组的 1 年和 2 年生存率分别为 58% 和 32%；而安慰剂组分别为 45% 和 21%。培美曲塞维持治疗组较安慰剂组有显著性差异（P＜0.5）的 3~4 度不良反应是疲劳（4.7% vs 1.1%）、贫血（6.4% vs 0.6%）和中性粒细胞减少症（5.8% vs 0%）。PARAMOUNT 研究表明培美曲塞维持治疗可延长晚期 NSCLC 患者的 PFS 和 OS，且其耐受性及安全性均良好。

吉西他滨：Brodowicz 等的研究中，首先给予ⅢB 或Ⅳ期 NSCLC 患者吉西他滨＋顺铂化疗 4 个周期，未进展患者随机入组吉西他滨维持治疗组或最佳支持治疗组。结果显示，维持治疗组的 TTP 明显长于对照组（6.6 个月 vs 5 个月，P＜0.001），且维持治疗组患者的 OS 有延长趋势。2010 年美国临床肿瘤学会（ASCO）年会上 Perol 等报道了吉西他滨维持治疗的Ⅲ期临床试验（IFCT－GFPC0502），834 例Ⅲ/Ⅳ期患者入组，接受 4 个周期 GP 化疗后，未进展患者随机进入吉西他滨维持治疗组（154 例）或观察组（155 例），患者 ECOGPS 评分：0~1，结果中位 PFS 分别为 3.8 个月和 1.9 个月，维持治疗组的 PFS 较观察组显著延长（HR 0.55，P＜0.000 1），在 3~4 度治疗相关不良事件方面，维持治疗组（27%）比观察组（2%）更多见。对照组和吉西他滨维持治疗组相比，组间 OS 差异无统计学意义。结论认为顺铂联合吉西他滨诱导化疗后吉西他滨维持治疗可以推迟疾病进展，延长 NSCLC 患者的 PFS 或 TTP。

另外，化疗与靶向治疗联合应用也是维持治疗的选择，如贝伐单抗、西妥昔单抗。在 4~6 个周期含铂两药化疗联合贝伐珠单抗治疗之后可使用贝伐珠单抗＋原方案中的非铂药物化疗继续维持治疗；在 4~6 个周期顺铂＋长春瑞滨联合西妥昔单抗治疗之后可使用西妥昔单抗继续维持治疗；这两种药物在初始治疗阶段与化疗联合应用后，如果肿瘤没有进展可以继续予以维持治疗直至疾病进展或是出现不可耐受的治疗毒性。

另外一种情况是在常规化疗结束后换用另外一种药物来维持，也就是我们所说的换药维持治疗，最近的临床研究结果显示，对于一线治疗 4~6 个周期之后没有出现疾病进展的患者，开始培美曲塞或者厄罗替尼/吉非替尼维持治疗能够带来无进展生存和总生存的获益。

多西他赛：一项研究探讨吉西他滨联合卡铂（GC）方案化疗后单药多西他赛维持治疗的效果。4 个周期 GC 方案化疗后 153 例患者立即接受单药多西他赛维持治疗（立即组），156 例患者待疾病进展后使用多西他赛化疗（延迟组），结果显示立即组的 PFS（5.7 个月）较延迟组（2.7 个月）显著延长（P＜0.000 1），在 OS 方面，立即组为 12.3 个月，延迟组为 9.7 个月，立即组虽较延迟组长，但差异无统计学意义（P＝0.085）。由于统计学分析 2 个月的 OS 差异无统计学意义，所以 PFS 的获益未转化为 OS 的获益，然而从临床的角度看，许多医生认为 2 个月的 OS 延长具有临床意义，因此在 NCCN 指南里多西他赛为肺癌的换药维持治疗药物（2B 类推荐证据）。

二、非小细胞肺癌的靶向治疗

目前在临床上针对非小细胞肺癌应用最多的靶向治疗药物主要为针对 EGFR 受体胞内区的表皮生长因子受体的酪氨酸激酶抑制剂（EGFR－TKIs）。除此之外，针对 EGFR 受体胞外区的抗表皮生长因子受体的单克隆抗体、抗血管内皮生长因子的单克隆抗体以及针对 ALK 基因突变的靶向治疗药物也在临床中有了越来越多的运用。一些新的靶向治疗的药物亦在开发之中。

（一）表皮生长因子受体酪氨酸激酶抑制剂（EGFR - TKIs）

目前在临床上应用于晚期非小细胞肺癌治疗的 EGFR - TKIs 主要有吉非替尼和厄洛替尼。第二代表皮生长因子受体酪氨酸激酶抑制剂主要有阿法替尼。

吉非替尼的化学名为 4-（3-氯-4-氟苯氨基）-7-甲氧基-6-［3-（4-吗啉基）-丙氧基］喹唑啉。属于 1，3 二氮杂奈衍生物，是一种 EGFR 酪氨酸激酶抑制剂。吉非替尼在细胞内与底物中的 ATP 竞争，抑制 EGFR 酪氨酸激酶磷酸化，从而阻断肿瘤细胞信号传导，抑制肿瘤细胞的生长、转移和血管生成，并促进肿瘤细胞凋亡，是一种新型的肿瘤靶向治疗药物。厄洛替尼是与吉非替尼类似的另外一种小分子 EGFR 酪氨酸激酶抑制剂。厄洛替尼也属于口服的喹唑啉类小分子化合物。它的作用机制与吉非替尼相似，通过与 EGFR 胞质区高度保守的 ATP 结合位点竞争性结合，最终抑制 EGFR - TK 活性，从而阻断 EGFR 信号传递途径，达到治疗目的。阿法替尼与上述两种药物作用机制相似，但其能够不可逆性地与其靶位点进行结合，从而有望能够进一步提高疗效。

1. EGFR - TKI 靶向治疗在非小细胞肺癌一线治疗的作用

针对 EGFR - TKI 在非小细胞肺癌一线治疗中的作用进行的Ⅲ期临床研究主要有：IPASS 研究、First Signal 研究、NEJ002 研究、WjTOG3405 研究、OPTIMAL 研究、EURTAC 研究以及 LUX - Lung3 研究。其中，IPASS 研究和 First Signal 研究是在 EGFR 状态未经选择的人群中进行的第一代 EGFR - TKI 与化疗头对头比较的研究。IPASS 研究是一项亚洲多中心临床研究，比较 EGFR - TKI 作为晚期非小细胞肺癌的一线治疗与标准一线化疗的疗效比较，选择腺癌及不吸烟患者，随机分为单药吉非替尼组或紫杉醇＋卡铂治疗组，吉非替尼治疗失败组可转入紫杉醇＋卡铂化疗组，而紫杉醇＋卡铂化疗组失败患者可选择其他标准治疗。主要研究终点是 PFS，次要研究终点是 OS、客观有效率和毒性反应。研究结果显示：在根据临床特征选择（腺癌、不吸烟或已经戒烟的轻度吸烟者）的亚裔晚期 NSCLC 患者总体人群中，吉非替尼相对于紫杉醇＋卡铂联合化疗方案，具有无疾病进展生存期（PFS）方面的优势。在预先设定的 EGFR 突变阳性的肿瘤患者的亚组（根据患者肿瘤的生物标志物状态定义）中，使用吉非替尼的患者的 PFS 显著长于使用化疗的患者（P < 0.000 1），而在 EGFR 突变阴性肿瘤患者中，使用化疗的患者的 PFS 显著长于使用吉非替尼的患者（P < 0.000 1）。在 EGFR 突变状态不明的亚组患者中，使用吉非替尼的患者的 PFS 更长，与总体人群的结果一致。次要终点方面，吉非替尼的客观有效率优于紫杉醇＋卡铂（43% vs 32%，P = 0.000 1），且与紫杉醇＋卡铂相比，吉非替尼治疗组有更多患者获得了有临床意义的生活质量改善，且达到统计学显著性。两种治疗方法的总生存相似（21.6 个月 vs 21.9 个月，HR 0.78，95% CI：0.50 ~ 1.20）。韩国学者 Lee 等进行的 First Signal 研究是针对吉非替尼对比标准化疗（吉西他滨＋顺铂，GP）在一线治疗晚期 NSCLC 中的Ⅲ期研究。该研究入组人群特征与 IPASS 相似。其研究结果也证实了 IPASS 研究的发现，提示 EGFR 突变患者接受吉非替尼治疗明显优于标准化疗方案。OPTIMAL 研究、NEJ002 研究、WjTOG3405 研究以及 EURTAC 研究则是在 EGFR 基因突变阳性人群中进行的对比第一代 EGFR - TKI 与标准方案化疗的Ⅲ期随机对照研究。以 OPTIMAL（CTONG 0802）研究为例，其是一项在既往未接受化疗的 EGFR 突变的晚期 NSCLC 患者中开展的随机对照研究，评价这些患者接受一线厄洛替尼治疗与吉西他滨/卡铂化疗相比的疗效。该研究的主要终点为 PFS，次要终点包括总体生存期、总体缓解率、生活质量和安全性。结果表明，与化疗相比，厄洛替尼可显著延长总体 PFS。接受厄洛替尼治疗的患者中位无进展生存期为 13.1 个月，而接受化疗的患者中位无进展

生存期为 4.6 个月（P < 0.000 1）。与接受化疗的患者相比，接受厄洛替尼治疗的患者客观缓解率得到显著提高（83% 与 36%，P < 0.000 01），两组之间总生存期无显著差异。NEJ002 研究、WjTOG3405 研究以及 EURTAC 研究得到的结论与 OPTIMAL 研究相似，均证明在 EGFR 突变阳性的 NSCLC 患者中，第一代 EGFR - TKI 能够较标准方案化疗显著延长患者的 PFS。

LUX - Lung 3 研究则是针对第二代 EGFR - TKI 阿法替尼的一项大规模、随机、开放标记的 Ⅲ 期注册研究，旨在比较阿法替尼与培美曲塞/顺铂作为一线治疗应用于 EGFR 突变的 Ⅲb 期或 Ⅳ 期 NSCLC 患者的效果。结果显示，接受阿法替尼作为一线治疗可使患者的 PFS 达到 11.1 个月，而接受标准化疗（培美曲塞/顺铂）的患者则为 6.9 个月。尤其是在那些伴有最为常见的 EGFR 突变类型（de119 和 L858R，占所有 EGFR 突变的 90%）的患者中，接受阿法替尼治疗的患者的 PFS 为 13.6 个月，而对照组患者的 PFS 则为 6.9 个月。因此，在 EGFR 突变患者中，阿法替尼相较标准方案化疗同样可以显著延长 PFS。

基于上述多项大型 Ⅲ 期临床试验的结果，NCCN 等多项权威指南均肯定了 EGFR - TKI 在 EGFR 突变阳性患者中一线治疗的地位。为了进一步探讨第一代与第二代 EGFR - TKI 在 EGFR 突变阳性患者中治疗效果孰优孰劣，研究者开展了 LUX - Lung 7 研究，其是一项 ⅡB 期临床研究，评估阿法替尼对比吉非替尼作为一线治疗应用于 EGFR 突变阳性的 NSCLC 患者的效果。相信该研究的结果会给我们一个明确的答案。而对于 EGFR 突变阴性患者，一线治疗仍为化疗。

2. EGFR - TKI 靶向治疗在非小细胞肺癌二线治疗中的作用

目前已有多项研究对 EGFR - TKI 在非小细胞肺癌二线治疗中的作用进行了探讨。BR.21 研究是加拿大国立癌症研究院（NCIC）在既往化疗失败患者中进行的厄洛替尼和最佳支持治疗对比的 Ⅲ 期临床试验。该研究入组患者 731 例，主要研究终点是两组患者的生存期。结果发现厄洛替尼有效率为 8.9%，而安慰剂有效率 <1%，中位有效持续时间分别为 7.9 个月和 3.7 个月。厄洛替尼组与安慰剂组对比，其无进展生存期更具优势，分别为 2.2 月和 1.8 月（HR = 0.61，P < 0.001），总生存为 6.7 个月和 4.7 个月（HR = 0.70，P < 0.001），1 年生存率为 31% 和 22%。厄洛替尼组中 5 名患者因为毒性而终止治疗。BR21 亚组之间的 Cox 回归分析显示，与接受安慰剂的非吸烟患者比较，接受厄洛替尼治疗的非吸烟患者生存时间更长。之后进行的大型的、开放的 Ⅳ 期临床试验，即全球慈善供药计划项目进一步验证了 BR.21 研究的结果。INTEREST 研究则将 EGFR - TKI 在二线治疗中的作用与化疗进行了对比。INTEREST 研究共入组了 1 466 例患者，322 例为亚洲患者。主要的研究目标是通过非劣效性检验比较吉非替尼和多西他赛对一线含铂类化疗失败的晚期 NSCLC 患者的总生存的影响。结果发现吉非替尼组和多西他赛组的中位生存期分别为 7.6 个月和 8.0 个月，1 年生存率分别为 32% 和 34%（HR = 1.02，96% CI：0.905 ~ 1.15），EGFR - TKI 和标准化疗多西他赛疗效相当。随后进行的 TITAN 研究与之相似。在 TITAN 研究研究中，在含铂双药 4 个周期化疗后进展的晚期 NSCLC 患者随机接受厄洛替尼治疗或标准二线化疗（培美曲塞或多西他赛），两组患者的 PFS 和 OS 没有显著差异。因此，在未经选择的人群中，EGFR - TKI 作为二线治疗相较于化疗并无优势。韩国 KCSG - LU08 - 01 研究（一项比较吉非替尼与培美曲塞二线治疗曾接受过含铂双药化疗的 NSCLC 患者的 Ⅲ 期随机对照研究）选择了从不吸烟的晚期肺腺癌患者入组。这种入组标准与 IPASS 研究相似，实际上富集了 EGFR 突变人群，其结果表明，吉非替尼与培美曲塞的 PFS 期（主要研究终点）分别为 9.4 个月和 2.9 个月（P = 0.01），总体有效率分别为 30.1% 和 14.9%（P < 0.001）。与之对应的是 TAILOR 研究，其是在 EGFR 基因野生型患者中对比厄洛替尼与多西他赛作为二线治疗的疗效。该研究的结果表明，多西他赛组的 PFS 显著优于厄洛替尼

组（3.4个月 vs 2.4个月，HR 0.69，95%CI：0.52~0.93，P=0.014）。

从上面的临床试验结果分析，EGFR-TKI在二线治疗中的作用取决于EGFR基因的突变状态。在EGFR基因突变患者中，EGFR-TKI作为二线治疗具有重要价值。但是对于EGFR基因野生型的患者，EGFR-TKI在二线治疗中的作用不如化疗。

3. EGFR-TKI靶向治疗在非小细胞肺癌维持治疗中的作用

全球多中心随机双盲对照研究SATURN研究旨在探索EGFR-TKI维持治疗疗效与安全性，共纳入889例一线化疗后疾病未进展的晚期NSCLC患者，随机分组后给予厄洛替尼150 mg/d维持治疗或安慰剂，直至疾病进展。结果提示厄洛替尼维持治疗相较于安慰剂显著改善了患者的PFS，疾病进展风险显著降低了29%，其中EGFR免疫组化（IHC）阳性患者疾病进展风险降低了31%。随后进行的INFORM研究是一项全球首次采用吉非替尼（EGFR-TKIs）进行维持治疗的前瞻性、随机、安慰剂对照的大型Ⅲ期临床研究。研究共纳入296例常规一线化疗后获完全缓解、部分缓解或疾病稳定的ⅢB期或Ⅳ期NSCLC患者，按1：1随机分为吉非替尼维持治疗或安慰剂观察对照组。结果显示：相比对照组，治疗组无进展生存（PFS）期明显延长（4.8个月 vs 2.6个月，P<0.000 1），疾病进展风险下降了58%；治疗组的客观有效率、疾病控制率、生活质量改善均显著优于安慰剂组（P=0.000 1）。而针对EGFR突变的亚组分析显示，治疗组EGFR基因突变患者的中位无进展生存期为16.6个月，而安慰剂组患者的中位无进展生存期为2.7个月，两者有非常显著的差异，疾病进展风险下降了84%（P<0.000 1）。但是对于EGFR基因野生型的患者，EGFR-TKI与安慰剂相比并无明显优势。

因此，EGFR-TKI在维持治疗中的作用同样依赖于EGFR突变状态。EGFR基因突变患者可以从EGFR-TKI维持治疗中获益，但野生型患者获益不明显。

4. 化疗与EGFR-TKI联合治疗的探讨

四个随机对照Ⅲ期临床研究（INTACT-1、INTACT-2、TALENT和TRIBUTE研究）是EGFR-TKI（其中INTACT-1和INTACT-2研究是吉非替尼联合化疗，TALENT和TRIBUTE研究是厄罗替尼联合化疗）联合常规化疗治疗ⅢB/Ⅳ期NSCLC的随机临床试验。这四个临床研究的结果显示：一线治疗中将化疗与EGFR-TKI联合应用并不能提高患者的生存期。因此，目前临床并不常规推荐这两类药物在一线治疗时联合应用。

如何解释两种单独使用均有效但联合应用时却没有协同作用是近几年来研究的热点。其中可能的原因有以下几个方面：①化疗药物是否干扰EGFR-TKI的药代动力学？②EGFR-TKI与化疗药物联合是否存在某些获益人群？③EGFR-TKI与化疗药物是否存在拮抗的作用？首先，TAL-ENT研究结果表明化疗药物并不干扰EGFR-TKI的药代动力学。因此，化疗药物干扰EGFR-TKI的药代动力的证据不足。其次，TRIBUTE研究中EGFR突变状态与疗效有关，在EGFR突变人群中，EGFR-TKI联合化疗的总体有效率为53%、疾病稳定率33%、疾病进展率13%；在未突变人群中的总体有效率为18%、疾病稳定率30%、疾病进展率52%。似乎突变的人群更能够从联合治疗中获益，但是如果从两组患者的生存时间来看，突变人群这种客观有效率的优势并没有转化为生存的优势。在突变人群中联合治疗组患者于单纯化疗组患者的生存期没有差异。因此，EGFR突变可能仅仅是一个预后指标，而不是一个预测指标。此外，这几项研究的亚组分析显示：不吸烟人群能从EGFR-TKI联合化疗治疗中获益，是否能够用不吸烟这一临床指标来筛选获益人群有待进一步的临床研究来证实。所以，从目前的临床研究的证据来看：EGFR-TKI与化疗药物联合是否存在某些获益人群这一问题尚无答案。最后，EGFR-TKI与化疗药物是否存在拮抗的作用是最近研究比较多的一个问题。众所周知，EGFR信号传导增加细胞周期蛋白 D 水平，细胞周期蛋白 D 是 G_1 期关键的检验点蛋白质。厄罗替尼诱导细胞停滞在 G_1 期，而许多化疗药物作用在其他细胞周期，如：多西他赛诱导细胞停滞在 M 期并凋亡，因此当这两类药物被联合使用时可能存在拮抗作用（如：EGFR - TKI 引起的 G_1 期停滞，使较少的细胞能够进入其他细胞周期，从而阻断了多西他赛对 M 期细胞的活性）。这一结果可能解释为什么这两类药物联合应用时没有出现协同作用。综上所述，现有的基础与临床研究结果显示在 EGFE - TKI 联合化疗一线治疗 NSCLC 时，化疗药物并不能干扰 EGFR - TKI 的药代动力学；EGFR - TKI 与化疗药物联合可能存在某些获益人群；EG - FR - TKI 与化疗药物一线联合应用可能存在拮抗的作用。进一步的临床研究可能帮助我们了解这两类药物联合应用的协同作用。

目前临床研究转向序贯应用化疗和 EGFR - TKI。FAST - ACT 研究将ⅢB/Ⅳ期 NSCLC 患者随机分成吉西他滨/卡铂或顺铂序贯厄洛替尼（GC - E）组和吉西他滨/卡铂或顺铂序贯安慰剂（GC - P）组。结果显示 GC - E 组的中位 PFS 显著优于 GC - P 组，有效率提高 12.4%（36.8% vs 24.4%）。在此基础上进行的 FAST - ACT Ⅱ研究是一项关于一线化疗与厄洛替尼交替治疗晚期 NSCLC 的随机、安慰剂对照、Ⅲ期研究，比较了卡铂 + 吉西他滨联合厄洛替尼或安慰剂一线并维持治疗 451 例初治晚期 NSCLC 患者的疗效。研究的主要终点为 PFS。厄洛替尼组与安慰剂组相比，中位 PFS（7.6 个月 vs 6.0 个月，HR = 0.57，P < 0.000 1），中位 OS（18.3 个月 vs 15.2 个月，HR 0.79，P < 0.042）均有显著差异。在 EGFR 野生型人群中，两组 PFS 或 OS 均无显著差异。在 EGFR 突变人群中，研究组 PFS 显著优于对照组（16.8 个月 vs 6.9 个月，P < 0.000 1）；OS 亦占优势（31.4 个月 vs 20.6 个月，P = 0.009 2）。因此，对于 EGFR 突变人群，序贯应用化疗和 EGFR - TKI 或许是一种可行的治疗方式。

（二）抗表皮生长因子受体的单克隆抗体

西妥昔单抗是一种针对 EGFR 和其异二聚体的人鼠嵌合型 IgG1 单克隆抗体，它与 EGFR 的亲和力高于配体从而抑制配体与 EGFR 结合。与现有的小分子 EGFR - TKI 作用机制的不同之处是该药物是与 EGFR 细胞外区结合后可阻断该受体介导的信号传导通路。此外，还会引起 EGFR 内吞与降解，并诱导抗体依赖性细胞介导的细胞毒作用（ADCC）杀伤表达 EGFR 的肿瘤细胞。

近年来，西妥昔单抗与常规一线化疗联用于 NSCLC 治疗也有多项Ⅱ、Ⅲ期随机对照研究报道，总体来看西妥昔单抗联合化疗可提高应答率、耐受性良好且有延长 OS 的可能。

FLEX 研究是西妥昔单抗联合含铂类化疗一线治疗 NSCLC 的Ⅲ期多中心随机研究。在 FLEX 研究中，1 125 例晚期 NSCLC 患者（Ⅲ期或Ⅳ期）被随机分配至西妥昔单抗联合长春瑞滨和顺铂组或长春瑞滨和顺铂组。该研究首次证实，在 NSCLC 标准的一线化疗中联合靶向药物西妥昔单抗能使所有组织学亚型的患者生存期显著延长。西妥昔单抗联合化疗组患者的中位 OS 达到 11.3 个月，1 年生存率接近 50%，单纯化疗组则分别为 10.1 个月和 42%，死亡风险降低了 13%，显示出西妥昔单抗联合化疗较单纯化疗的生存优势。然而，接受西妥昔单抗的患者中出现 3/4 级发热性中性粒细胞减少的情况更多见，且该组患者出现了 2 级痤疮样皮疹；治疗相关死亡率两组相近。

SELECT 作为一个前瞻性、开放式、随机对照Ⅲ期临床研究，评估了在 NSCLC 患者二线治疗中西妥昔单抗与化疗联合的作用。研究者共纳入了 605 名患者，为经过以铂类为基础的一线化疗后复发或进展的 NSCLC 患者，其中培美曲塞单药治疗组 304 人，培美曲塞联合西妥昔单抗组 301 人。两组之间无进展生存期无统计学差异：加用西妥昔单抗为 2.89 个月，单独使用培美曲塞为 2.76 个月（P = 0.756）。在联合使用西妥昔单抗及单药使用培美曲塞组中中位总生存期分别为 7.79 个月和 6.93 个月（P = 0.863

6）。加用西妥昔单抗与单用培美曲塞相比有较高的反应率（6.6% vs 4.3%）和疾病控制率（52.2% vs 48%），但是二者之间的差异无统计学意义。在 EGFR 突变阳性的患者中，联合使用西妥昔单抗组的中位无进展生存期为 3.02 个月，而单独使用培美曲塞组的中位无进展生存期为 2.99 个月（P = 0.864 4）。EGRF 突变阴性的患者中，联合使用西妥昔单抗的患者的无进展生存期的中位数为 1.48 个月，单独使用培美曲塞的患者的无进展生存期的中位数为 2.99 个月，两者没有统计学差异（P = 0.66）。因此，在二线治疗中联合运用西妥昔单抗并不能够使患者获益。

（三）抗血管内皮生长因子抗体

贝伐珠单抗是一种重组单克隆抗体，它能阻断血管内皮生长因子（VEGF）。2006 年，美国食品药品管理局（FDA）批准贝伐珠单抗用于不能手术切除的，局部晚期、复发或转移的非鳞癌 NSCLC 患者。在一项 Ⅱ/Ⅲ 期试验（ECOG 4599）中，842 例患者被随机分为 PCB 组（紫杉醇和卡铂联合贝伐珠单抗）和单用 PC 方案组。两种方案耐受良好，毒性反应可接受。PCB 组与 PC 组相比能提高缓解率（分别为 27% 和 10%，P < 0.000 1），延长无进展生存时间（分别为 6.4 个月和 4.5 个月，P < 0.000 1）和中位生存时间（分别为 12.5 个月和 10.2 个月，P = 0.007 5）。两组总的 1 年和 2 年生存率分别为 51.9% vs 43.7% 和 22.1% vs 16.9%，PCB 组较高。但 PCB 组比 PC 组有更显著的毒性反应，PCB 较 PC 的治疗相关死亡更常见（分别为 9 例和 2 例）。基于 ECOG4599 的结果，东部肿瘤协作组（ECOG）推荐贝伐珠单抗联合紫杉醇加卡铂用于治疗经选择的晚期非鳞癌 NSCLC 患者。AVAIL 研究及 SAiL 研究也表明贝伐珠单抗在一线治疗中的运用可以使患者获益。而 SAiL 和 ARIES 临床试验的结果则支持贝伐单抗在维持治疗中的运用。

（四）ALK/c – MET 抑制剂克唑替尼在非小细胞肺癌中的作用

克唑替尼是 ALK 和 c – MET 基因或其变异体的双重阻断剂。两项多中心单臂临床试验显示，对于 ALK 阳性的 NSCLC 患者，克唑替尼具有显著的治疗活性。在 PROFILE 1001（n = 119）研究中，根据研究者评估，克唑替尼组的 ORR 为 61%，包括 2 例完全缓解和 69 例部分缓解；中位治疗时间为 32 周，治疗 8 周时已达到 55% 的客观反应率；中位缓解持续时间为 48.1 周。在 PROFILE 1005 研究中，来自 12 个国家的 136 例既往化疗失败的 ALK 阳性晚期 NSCLC 患者（93% 的患者至少接受过 2 个以上化疗方案的治疗）接受克唑替尼治疗后，根据研究者评估，其中 ORR 为 50%，包括 1 例完全缓解和 67 例部分缓解；中位治疗时间为 22 周，治疗 8 周时达到 79% 的客观反应率；中位缓解持续时间为 41.9 周。基于以上两项研究结果，2011 年 8 月美国 FDA 批准克唑替尼用于局部晚期或转移性 ALK 阳性 NSCLC 的一线治疗。而 PROFILE 1007 研究则是一项随机对照Ⅲ期临床试验，目的是验证克唑替尼作为二线治疗的效果。该研究共入组 347 例既往治疗过的 ALK 阳性 NSCLC 患者，随机给予 ALK 抑制剂克唑替尼或化疗（培美曲塞或多西他赛）治疗，其中 173 例患者给予克唑替尼，174 例患者给予培美曲塞或多西他赛。结果显示：克唑替尼组 PFS 期和客观缓解率均显著优于化疗组。该研究结果提示，克唑替尼在 ALK 阳性患者中作为二线治疗亦可使患者受益。

此外，克唑替尼在 ROS1 融合基因阳性患者中也具有显著的治疗作用。Shaw 等报道了关于肺癌新分子靶点 ROS1 融合基因患者的 Ⅰ 期临床试验。该研究采用分离信号的荧光原位杂交（FISH）方法，筛选出 15 例 ROS1 阳性的转移性非小细胞肺癌患者，接受克唑替尼口服治疗后，14 例患者可评价疗效。结果显示，ORR 为 57.1%，疾病控制率（DCR）为 79%，治疗的中位时间为 25.7 周。上述结果表明，ROS1 融合是一类新的肺癌分子亚型，且药物克唑替尼对此类肺癌非常有效。

（五）MEK 抑制剂 Selumetinib 在 KRAS 突变阳性 NSCLC 患者中的治疗作用

KRAS 突变是高加索人群非小细胞肺癌中最常见的致癌突变，在美国，几乎 20% 的患者存在 KRAS 基因突变。但目前尚无针对 KRAS 基因突变的确切有效靶向药物。Selumetinib 为选择性针对 KRAS 信号传导通路下游 MEK172 靶点的药物。一项对该抑制剂的研究共纳入了 87 例接受二线治疗、存在 KRAS 基因突变的局部晚期或转移性 NSCLC 患者，将其进行随机分组，其中试验组 44 例接受多西他赛化疗并口服 Selumetinib，而对照组 43 例则接受多西他赛联合安慰剂治疗。结果显示 Selumetinib 联合多西他赛组的总生存期较安慰剂组显著延长。Selumetinib 联合多西他赛组的中位无进展生存期及反应率也显著优于单用多西他赛组。该研究结果表明，MEK 抑制剂 Selumetinib 治疗能够使 KRAS 突变的晚期非小细胞肺癌患者获益，这值得进一步探讨。

（六）非小细胞肺癌靶向治疗的研究展望

近年来非小细胞肺癌的靶向治疗取得了巨大的进展，显著地提高了患者的生存期，改善了生活质量。同时，许多新的靶向治疗药物也正在开发当中，有望投入到临床，进一步提高非小细胞肺癌的治疗水平。但仍有许多问题值得进一步探讨。如如何解决 EGFR－TKI 的继发耐药问题，如何在鳞癌中筛选出有效地治疗靶点，开发高效的靶向治疗药物，如何进一步减轻靶向治疗的毒性等。

第五节　非小细胞肺癌的外科治疗

一、概述

非小细胞肺癌患者的最佳治疗取决于肿瘤的特征、临床分期及患者的潜在生理状况。临床 $I_A \sim II_B$ 期非小细胞肺癌的最佳治疗方法是解剖性肺切除并纵隔淋巴结取样或清扫。辅助化疗能使完全切除后有淋巴结受累的患者（II_A 或 II_B 期）获益。晚期 NSCLC 患者（III_B 或 IV 期）最好进行化放疗（局部晚期，III_B 期）或全身转移（IV 期）患者仅进行化疗。对于晚期非小细胞肺癌患者，常规手术尚未证实能让患者获益。

在技术上可行的情况下，完全（R_0）手术切除原发性非小细胞肺癌及其淋巴和血管供应构成了主要的治疗方法，并为患者提供了最好的治愈机会。在过去的 75 年里，我们见证了可切除非小细胞肺癌手术中外科手术思想的巨大发展。肺切除的范围已经从全肺切除演变到肺叶切除，甚至在某些情况下进行肺段切除。电视辅助胸腔镜手术（VATS）已经取代了标准的开胸手术，成为早期肺癌治疗的首选方法。机器人辅助和微创消融技术不断发展，为外科手术创新提供了机会。尽管情况瞬息万变，但完全手术切除和系统分期的基本原则仍然是外科治疗的基石。

二、发展历史

1903 年 Lothar Heidenhain 完成了第 1 例肺癌的肺叶切除术，他在支气管扩张的肺下叶切除术中偶然发现了癌症。1912 年，Davies 进行了第一次肺叶切除术，并进行了正式的肺门解剖和血管结扎，但患者在术后第 8 天推测死于继发性脓胸。Graham 在 1933 年成功进行了第一例解剖性肺癌切除，采用大规模结扎技术，进行了胸廓成形和全肺切除术。在接下来的 10 年里，正如 Ochsner 等总结的那样，全肺切除术被认为是肺癌治疗的最佳方法：我们坚信，任何不完全切除受累肺的手术都是不合理的，只有全肺切除术才能充分切除主要病灶和区域淋巴结。根治性全肺切除术被视为治疗的标准，可以完全切除肿瘤及整个肺的淋巴供应，其方式类似于乳腺癌 Halstedian 根治术。在已发表的文章中，围术期死亡率为 30% ~100%，3 年生存率是 24%，但在其他致命条件下这些被认为是可以接受的（表 10 - 2）。

表 10 - 2　可切除非小细胞肺癌的历史死亡率趋势

作者	日期（年）	手术方式	切除例数	死亡率（%）
Graham 等	1930—1939	全肺切除	70	31.4
Ochsner 等	1944	全肺切除	117	25.6
Churchill 等	1950	全肺切除	114	22.8
		肺叶切除	57	14.0
Weiss 等	1974	全肺切除	212	17.0
		肺叶切除	149	10.1
Ginsberg 等	1983	全肺切除	569	6.2
		肺叶切除	1 058	2.9
Romano 等	1992	全肺切除	1 529	11.6
		肺叶切除	6 569	4.2
Ginsberg 等	1995	肺叶切除	125	1.6
		亚肺叶切除	122	0.8
Wada 等	1998	全肺切除	586	3.2
		肺叶切除	5 609	1.2
Harpole 等	1999	全肺切除	567	11.5
		肺叶切除	2 949	4.0
Allen 等	2006	全肺切除	42	0
		肺叶切除	766	1.3
		亚肺叶切除	70	2.9
Paul 等	2010	肺叶切除	2 562	1.0
Schuchert 等	2014	肺叶切除	312	2.5
		肺段切除	312	1.2
Okada 等	2014	肺叶切除	479	0
		肺段切除	155	0

　　由于全肺切除术的高并发症发生率和高死亡率，人们考虑采用较小形式的切除术（肺叶切除术）作为潜在的选择。Johnson 等对所有需要进行全肺切除术的情况提出质疑，并得出结论认为，患者选择的差异可以解释生存的不同。正如 Thomas 所报道，20 世纪 40 年代后期开发了支气管成形术，并最终在 1952 年由 Allison 成功完成了首例用于支气管癌的袖式肺叶切除术。Shimkin 等通过结合 Ochsner 和 Overholt 诊所的数据第一次直接比较肺叶切除术和全肺切除术治疗效果，发现疾病的程度（而不是切除的程度）决定了生存率的差异（图 10 - 1）。他们的结论是："更广泛的手术会增加死亡率，但并不能改善总生存率。"至 20 世纪 50 年代后期，由于观察到手术并发症发生率和死亡率降低（15% ~20% vs 20% ~30%），肺叶切除术已经超过了全肺切除术，成为周围型肺癌的首选切除方法，并且与全肺切除术相比，肺叶切除术的 5 年生存率也有所提高（19% vs 12%）。

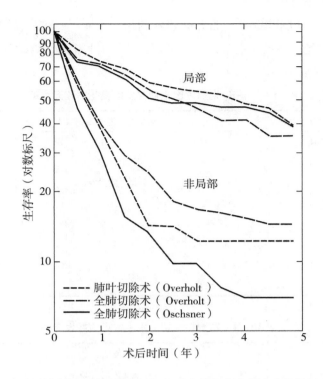

图 10 - 1　肺叶切除术和全肺切除术对局部和非局部非小细胞肺癌的手术效果比较

1939 年 Churchill 和 Belsey 首次报道了解剖性肺段切除术用于支气管扩张的治疗。肺段切除术在早期肺癌中的应用最初是由几位胸外科医生进行探索的，并显示出有望作为早期肺癌治疗的可选择的方法。肺癌研究组进行了唯一的一项随机性研究，比较了 I_A 期非小细胞肺癌患者的亚肺叶切除术（包括肺段切除和楔形切除）与肺叶切除术。这项研究表明，亚肺叶切除术的局部复发率是肺叶切除术的 3 倍（17.2% vs 6.4%）。2 年后，另一项前瞻性、多中心非随机研究显示接受亚肺叶切除术的患者局部复发率有相似增加的趋势。这些研究已将肺叶切除术牢固地确立为早期肺癌患者的现代手术方式。

在高危手术患者中，通过 CT 筛查方案能够识别越来越多的较小的肿瘤，而这已引起许多外科医生质疑肺叶切除术在所有病例中的适用性。在过去的 10 年中，来自日本、欧洲和美国的大量文献涌现，引起了人们使用解剖性肺段切除治疗周围型小肺癌的兴趣，尤其是那些不能耐受肺叶切除术的患者。

在过去的 20 年中，包括电视辅助胸腔镜手术和吻合技术在内的外科手术器械也有了巨大的进步。Roviaro 于 1992 年率先报道电视辅助胸腔镜肺叶切除术，现已发展成为肺叶切除术或肺段切除术可选的外科手术方法。从"大切口和大切除术"到微创解剖性肺叶和亚肺叶切除技术的逐步发展，肺癌手术治疗的死亡率和围术期治疗效果都得到了显著改善。

（一）围术期疗效

1. 并发症发生率和死亡率

如上所述，在过去的 50 年中，非小细胞肺癌的解剖性肺切除使其并发症发生率和死亡率有了显著改善。重症监护的改善、微创技术的引入以及对潜在手术患者的更精细的生理学评估均有助于改善围术期结局。肺叶切除术后的总体并发症发生率为 15% ～53%，平均并发症发生率为 30% ～40%（表 10 - 3）。主要并发症占所有围术期发生率的 5% ～10%。最常见的主要并发症为呼吸系统疾病，包括肺炎（4% ～8%）和呼吸衰竭（3% ～6%）。其他主要并发症包括深静脉血栓形成/肺栓塞（1% ～2%）、乳糜胸（1%）和心肌梗死（1%）。最常见的轻度并发症为心房颤动（10% ～15%）和持续漏气 >5 天

（5%～10%）（表10－4）。从胸腔镜中转为开胸手术的病例占4%～6%。最常见的原因包括出血、粘连/肺门纤维化及解剖结构显露不足。在最近的系列研究中，肺叶切除术和亚肺叶切除术的术后中位住院时间（LOS）约为6天（表10－5）。

表10－3　肺叶切除术围术期并发症发生率和死亡率

作者	年份	例数	总并发症发生率（%）	死亡率（%）
Watanabe 等	2004	3 270	NR	1.6
Mckenna 等	2006	1 100	15.3	0.8
Allen 等	2006	1 023	38.2	1.4
Paul 等	2010	2 562	30.4	1
Kozower 等	2010	18 800	7.9	2.2
Paul 等	2013	41 039	49.5	2.1
Paul 等	2014	6 008	53.1	3
Seder 等	2016	44 429	NR	1.6

表10－4　解剖性肺切除术中常见的并发症

主要并发症	次要并发症
● 呼吸系统（40%）	● 呼吸系统（25%）
—需干预的肺不张	—轻度肺不张
—肺炎	—持续漏气
—呼吸衰竭	● 心血管系统（50%）
● 胸膜（25%）	—心律失常
—脓胸	● 胸膜（25%）
—支气管胸膜瘘	—气胸
● 心血管系统（10%）	—胸腔积液
—心肌梗死	
—肺栓塞/深静脉血栓	
—心力衰竭	
—休克	
● 其他（25%）	
—术后出血	
—乳糜胸	
—混合并发症	

表10－5　楔形切除术、肺段切除术、肺叶切除术治疗 NSCLC 的效果的比较

作者	年份	LOS（天数）			并发症发生率（%）			死亡率（%）		
		楔形	肺段	肺叶	楔形	肺段	肺叶	楔形	肺段	肺叶
El - Sherif 等	2006	6		6	NR		NR	1.4		2.6
Shapiro 等	2009	NR	4	4	NR	25.8	26.6	NR	0	0.9
De Giacomo 等	2009	NR	5	10	NR	22.2	29.3	NR	0	1.7

作者	年份	LOS（天数）			并发症发生率（%）			死亡率（%）		
		楔形	肺段	肺叶	楔形	肺段	肺叶	楔形	肺段	肺叶
Yamashita 等	2012	NR	12.2	11.6	NR	19	23	NR	0	0
Zhong 等	2012	NR	6.1	6.3	NR	12.8	12.3	NR	0	0
Souiasian 等	2012	NR	3.8	5.5	NR	37	17	NR	0	0
Schuchert 等	2012	NR	6	6	NR	35.7	45.7	NR	1.3	2.2
Zhang 等	2013	NR	7.2	10.4	NR	23.1	28.6	NR	0	0
Zhao 等	2013	NR	6.2	6.5	NR	8.3	2.2	NR	0	0
McGuire 等	2013	6.8	NR	7.7	7	NR	12	2.8	NR	1.1
Linden 等	2014	NR	NR		10.6	21.5		1.2	1.9	
Hwang 等	2015	NR	6.2	7.1	NR	10.6	17.2	NR	2.1	1.1
Seder 等	2016	4.0	6.2	7.0	NR	NR	NR	1.2	1.1	1.6

在现代手术中，楔形切除、肺段切除和肺叶切除术的围术期死亡率（30天内或同一住院期间的死亡）为1%～2%，而全肺切除术的围术期死亡率为3%～7%。肺切除术后的死亡率取决于患者年龄、心肺功能、并发症、切除范围，以及术前的肿瘤治疗（如放射治疗）等因素。也存在一些特定的因素，例如右全肺切除术会增加死亡风险（尤其是在新辅助治疗后）。导致死亡的主要因素包括肺炎、呼吸衰竭、心脏并发症和肺栓塞。多项评估围术期死亡风险的指标已被明确用于患者的总体评估，如 Charlson 并发症指数、国家手术质量改善计划（NSQIP）和退伍军人手术质量改善计划（VASQIP）风险计算器。但是这些指标可能无法完美地评估肺手术后观察到的真实风险。胸外科的专业培训、外科医生量和医院量均与肺切除术后的死亡率降低有关。

2. 手术方法 WVATS 对比开胸手术

在过去的20年中，肺癌的基本外科手术方法发生了革命性的变化，从标准的开胸手术转向使用VATS。已发表的文献表明，可以通过 VATS 或开胸手术安全地进行肺叶切除术和肺段切除术。Roviero 等首次报道了系列 VATS 解剖性肺切除术，包括肺叶切除术和肺段切除术。VATS 与开胸手术的选择通常取决于患者和肿瘤的特征，及外科医生的偏爱和经验。VATS 肺楔形切除术的疗效已被充分证明。VATS 肺段切除术也取得了优异的结果。与开胸手术相比，VATS 肺叶切除术可使术后疼痛减轻、并发症发生率和死亡率降低、LOS 缩短，以及患者出院后独立性提高（表10-6）。与开胸手术相比，VATS 肺叶切除术的远期疗效显示出相似的并发症发生率和死亡率，以及相同的远期肿瘤学疗效。

表10-6 VATS 与开胸解剖性肺切除术治疗 NSCLC 的效果

作者	年份	N（例数）		LOS（天数）		并发症发生率（%）		死亡率（%）	
		VATS	开放	VATS	开放	VATS	开放	VATS	开放
Park 等	2007	122	122	4.9	7.2	17.2	27.9	0	2.5
Whitson 等	2007	59	88	6.4	7.7	19.3	13.8	NR	NR
Flores 等	2009	398	343	5		24	30	0.2	0.3
Villamizar 等	2009	382	597	4	5	30	50	2	6
Paul 等	2010	1 281	1 281	4.0	6	26.2	34.7	0.9	1.0
Gopadalas 等	2010	759	12 860	9.2	9.3	44.1	43.1	3.4	3.1
Scott 等	2010	66	686	4.5	7	27.3	47.8	0	1.6

续　表

作者	年份	N（例数）		LOS（天数）		并发症发生率（%）		死亡率（%）	
		VATS	开放	VATS	开放	VATS	开放	VATS	开放
Wang 等	2010	121	195	6.8	10.2	18.2	23.6	0	0.5
Ilonen 等	2011	116	212	7.5	10.7	15.5	26.9	2.6	2.8
Paul 等	2013	10 173	30 886	5	7	46.5	50.4	2.3	1.6
Paul 等	2014	1 293	4 715	9	6.5	48.7	54.4	1.9	3.3
Boffa 等	2014	2 745	2 745	4	5	30	36	1.3	1.8
Nwogu 等	2015	175	175	8	5.4	14.9	25.1	1.7	1.7

Onaitis 等报道，在接受 VATS 肺叶切除术的 492 例患者中，围术期死亡率为 1% 。McKenna 等发表了 1 100 例行 VATS 肺叶切除术的患者。其死亡率为 0.8% ，均与术中事件无关。2009 年，D'Arnico 等对超过 1 000 名接受肺叶切除术的患者进行了倾向性匹配分析，表明与开胸相比，VATS 方法可使术后并发症发生率降低（31% vs 49%）、LOS 减少（4 天 vs 5 天）及死亡率降低（3% vs 5%）。从 STS 数据库中的倾向性匹配分析中也得出了类似的结论。无论是通过 VATS 或开胸方法进行肺叶切除术，其复发风险或总体生存率均无差异。鉴于围术期疗效具有明显优势及相似的肿瘤学结局，不太可能将 VATS 与开胸肺叶切除术进行明确的前瞻性随机试验。因此，在多数大医疗中心简单 I 期 NSCLC 的外科手术中，VATS 肺叶切除术已逐渐取代了标准开胸手术。

同样，与开放肺段切除术相比，VATS 肺段切除术已被证明是安全有效的。Shiraishi 等发现 VATS 肺段切除术可减少住院时间（12 天 vs 16 天），但各组之间的并发症发生率相似。Atkins 等同样指出与 VATS 组与开胸肺段切除术组相比，住院时间较短（4.3 天 vs 6.8 天）并可提高总生存率。Schuchert 等比较了 225 例 I 期 NSCLC 患者通过 VATS 或开胸方法进行肺段切除的情况，VATS 组无死亡病例。VATS 组和开胸组之间的手术时间、失血量、死亡率、复发率或生存率均无差异。与开胸肺段切除相比，VATS 肺段切除术的 LOS（5 天 vs 7 天）和肺部并发症发生率（15.4% vs 29.8%）降低。与 VATS 肺叶切除手术类似，VATS 肺段切除术在合理选择的 NSCLC 病例中可行。

（二） I$_A$ 期 NSCLC

解剖性肺切除仍是早期 NSCLC 治疗的主要手段。采用系统性淋巴结采样或淋巴结清扫术的肺叶切除术是其治疗的标准，并为患者提供了最佳治愈机会。对于较小的肿瘤，VATS 肺叶切除术可能是首选的方法，与开胸手术相比，它的并发症发生率更低，疼痛更少，生活质量得到改善。McKenna 等报道了 I A 期 NSCLC 行 VATS 肺叶切除术后 5 年生存率为 84.5%。I$_A$ 期肿瘤复发率为 20% ~ 30%（局部复发 = 5% ~ 8%，远处转移 = 15% ~ 20%）。在大多数已发表的系列文献中，I$_A$ 期 NSCLC 的 5 年总生存率为 70% ~ 80%（表 10 - 7）。

表 10 - 7　NSCLC 患者行肺段切除与肺叶切除术后的肿瘤学效果

作者	年份	N（例数）		复发率（%）		生存率（%） *3 年生存率 †5 年生存率	
		肺段	肺叶	肺段	肺叶	肺段	肺叶
Okada 等	2006	305	262	14.1	17.2	89.6†	89.1†
El - Sherif 等	2006	207	577	29	28.1	40†	54†

续　表

作者	年份	N（例数）		复发率（%）		生存率（%）*3 年生存率†5 年生存率	
		肺段	肺叶	肺段	肺叶	肺段	肺叶
Sienel 等	2007	48	150	33	17	68†	85†
Schuchert 等	2007	182	246	17.6	16.7	80†	83†
De Giacomo 等	2009	36	116	25	6.9	66.7†	64†
Yamashita 等	2012	90	124	7.7	5.6	75†	84†
Zhong 等	2012	39	81	12.8	13.5	79.9†	81.0†
Kilic 等	2009	78	106	17	21	46†	47†
Shapiro 等	2009	31	113	17.2	20.4	NR	NR
Schuchert 等	2012	305	594	17.7	20.7	75†	76†
Zhao 等	2013	36	138	2.8	4.4	NR	NR
Zhang 等	2013	26	28	NR	NR	65.4*	67.9*
Tsutani 等	2013	98	383	8.6	12.7	95.7*	93.2*
Landreneau 等	2014	312	312	20.2	16.7	54†	60†
Altorki 等	2014	53	294	19	12	49.1†	48†
Hwang 等	2015	94	94	3.2	4.3	96*	94*
Speicher 等	2016	9 667	29 736	NR	NR	58.2†	66.2†
Koike 等	2016	87	87	23	20	84†	85†
Kodama 等	2016	80	80	3.7	16.8	97.5†	87.7†

1. 亚厘米肿瘤

随着胸部成像技术的不断进步及高危肺癌人群中 CT 筛查方法的引入，临床中发现了越来越小的肿瘤。这使许多外科医生质疑所有小肿瘤都应进行肺叶切除术的必要性，尤其是较小的周围型 T_{1a} 肿瘤。在处理亚厘米病变时尤其如此（图 10－2）。最新数据表明，在这种情况下，亚肺叶切除术（肺段切除术、楔形切除术）可达到与肺叶切除术相似的效果，并且可能完全适用于较小的（≤1 cm）周围型 NSCLC。

Kondo 等分析了 57 例肿瘤 <1 cm 患者的治疗效果，包括 23 例肺叶切除、13 例肺段切除和 21 例楔形切除。不论采用何种切除术，无病生存率均无差异，5 年生存率为 97%。Miller 等回顾了 100 例亚厘米肺癌患者的疗效（71 例肺叶切除、12 例肺段切除和 13 例楔形切除），总复发率为 18%。在这项研究中，与局部切除术相比，肺叶切除术可改善无复发生存率和总体生存率。导致这种结果的原因是楔形切除组的无病生存率（42%）和总体生存率（27%）显著降低。值得注意的是，肺叶切除术和肺段切除术组的无复发生存率或总体生存率无明显差异。其他研究报道亚厘米肿瘤行亚肺叶切除术的局部复发或生存率无差异。Schuchert 等发现切除范围（楔形、肺段或肺叶）对亚厘米病变的无复发生存率或总体生存率无显著影响。亚厘米肿瘤的总复发率为 9.3%。局部复发率为 2.8%，远低于直径 >1 cm 的肿瘤。他们指出，亚厘米肿瘤患者的区域性淋巴结转移率很低，随访 10 年，其中有 3 例发生淋巴结转移。这些发现与 Ohta 等和 Sawabata 等的报道相似，在 <1 cm 的肿瘤中淋巴结受累风险显著降低。在已报道的文献中，这种情况下淋巴结转移的风险范围为 0%～1.1%。与 >1 cm 的肿瘤相比，高分化腺癌和支气管肺泡癌也可能导致这些患者的复发风险降低。CT 上发现的小磨玻璃结节 （<1 cm）与原位癌和早期癌有关，当病变局限于肺段时，特别适合亚肺叶切除。在这种情况下，亚肺叶切除可完全切除病灶，同时尽可能保留正常的肺实质，并可以实现较好的 （>90%）5 年生存率。Jiang 等指出与肺段切除术和肺叶切除术相比，楔形切除术患者的生存时间更短。Sakurai 等发现实体病变的亚厘米肿瘤的复发风险较高，整体预后较差（5 年生存率为 88%），主张进行肺叶切除。

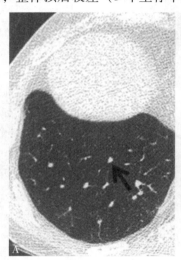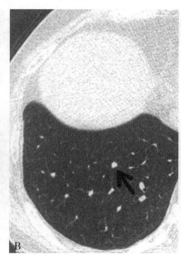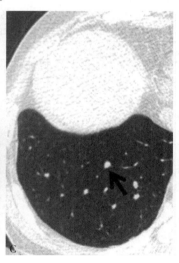

图 10 - 2　亚厘米病变

A. 基线检查时亚厘米病变；B. 2 年随访；C. 5 年随访

在 2 种手术方式的肿瘤学疗效无差异的情况下，亚肺叶切除的手术时间减少、失血量减少、LOS 和死亡风险降低，支持了这些技术在处理较小的、亚厘米的周围型肿瘤中的有效性。具体选择的方法应根据患者和肿瘤的特点及外科医生的经验和判断决定。新的定位技术，例如 VATS 的红外成像，以及通过支气管镜导航进行亚甲蓝染料标记，可能会促进亚厘米病灶的亚肺叶切除技术的发展。在将这些数据推广至其他治疗策略，包括射频消融或立体定向放疗时应格外小心。此处提供的数据是完全切除的且经过病理证实的亚厘米肿瘤。准确的组织学诊断、有足够切缘的完全（R_0）切除，以及区域淋巴结分期必须格外重视。

2. $T_{1a}N_0$（≤2 cm）肿瘤

如以上关于亚厘米肿瘤的讨论中所强调的，研究证明，Ⅰ$_A$ 期小肿瘤经手术治疗后预后良好。具体而言，≤2 cm（T_{1a}）的肿瘤比 2~3 cm（T_{1b}）的肿瘤预后更好。Rami - Porta 等利用对数分析将生存率分成 2 个关键点，即 <2 cm 的肿瘤与 2~3 cm 的肿瘤（5 年生存率分别为 77% vs 71%）。他们还指出了 3~5 cm（58%）和 5~7 cm（49%）的肿瘤的生存率的临界点，目前已被分类为 T_{2a} 和 T_{2b} 肿瘤。这些结果促使许多研究人员根据 T_{1a}（<2 cm）和 T_{1b}（>2，但≤3 cm）大小分类评估临床疗效。

最近的一些研究表明，亚肺叶切除术（尤其是解剖性肺段切除术）与扩大肺段切除术对较小的 T_{1a}（≤2 cm）肿瘤可能具有同等的复发率和生存率。Okada 等比较了 2 cm 或更小的 T_1N_0 肿瘤患者行扩大肺段切除术与肺叶切除术的疗效，证实两组患者的 5 年生存率相似，肺段切除术为 87.1%，而肺叶切除术组为 87.7%。Fernando 等报道对于 <2 cm 的肿瘤，接受肺叶或亚肺叶切除的患者的生存率无差异。Bando 等报道 74 例 T_1N_0 的 NSCLC 患者，指出只有 1.9% 的 2 cm 或更小肿瘤患者局部复发。Carr 等研究发现，比较 T_{1a} 和 T_{1b} 肿瘤时，无复发生存率显著不同（86% vs 78%，P = 0.027）。但是，在 T 分期中，

肺段切除术或肺叶切除术的患者在无复发生存率上没有差异。I_A期 NSCLC 接受肺叶切除术或肺段切除术的患者无复发生存率达 82%。

（三）I_B 期 NSCLC

I_B 期 NSCLC 的定义为肿瘤 >3 cm 但 ≤5 cm（$T_{2a}N_0$）和（或）侵犯脏胸膜，累及主支气管、距隆嵴 ≥2 cm 的主支气管的病变。肺不张/阻塞性肺炎蔓延至肺门但未累及全肺，跨过叶间裂并侵犯相邻肺叶的病变也属于这一类别。术后病理分期 $T_{2a}N_0$ 的肺癌生存率为 50% ~65%（表 10 – 8）。

表 10 – 8　I_B 期（T_2N_0）NSCLC 患者术后生存率

作者	年份	N（例数）	5 年生存率（%）
Williams 等	1981	236	62
Martini 等	1986	78	65
Roeslin 等	1987	121	43
Read 等	1990	327	57
Ichinose 等	1995	80	67
Mountain	1997	549	57
Inoue 等	1998	271	65
Jassem 等	2000	220	53
van Rens 等	2000	797	46
Naruke 等	2001	506	60
Fang 等	2001	702	61
Rena 等	2002	292	55
Toffalorio 等	2012	49	71
Bergman 等	2013	142	54

1. 肿瘤大小

Harpole 等研究发现淋巴结阴性的 >4 cm 的肿瘤与较小的 2 cm ~4 cm 的肿瘤相比生存率降低，因此指出了淋巴结阴性的 NSCLC 中肿瘤大小的重要性。Carbone 等报道可切除的 T_2N_0 肿瘤与 3 ~5 cm 肿瘤的 5 年生存率有统计学差异，分别为 62% 和 51%。他们建议将 >5 cm 的 NSCLC 肿瘤升级为 T_3。这与 IASLC 分期更新项目中 Rami – Porta 等的分析一致。在第 7 版的肺癌分期系统中，由于将 >5 cm 的肿瘤分类为 T_{2b}（ⅡA 期，>5 但 ≤7 cm）和 T_3（Ⅱ_B 期，>7 cm），I_B 期的生存率有所提高。Toffalorio 等按第 6 版标准分析 467 例 I_B 期病变患者，按目前第 7 版标准分类的 I_B 期 5 年生存率为 71%，而重新分类后的 ⅡA 和 Ⅱ_B 期 5 年生存率分别为 47.7% 和 47.4%。Bergman 等回顾研究了 222 例淋巴结阴性患者指出，肿瘤 >3 cm 的患者的 5 年总体生存率为 51%。当按照第 7 版 TNM 分期标准对肿瘤大小进行分层时，I_B、ⅡA 和 Ⅱ_B 期的 5 年总体生存率分别为 54%、51% 和 35%。这些研究强调了肿瘤大小的重要性。

2. 脏胸膜侵犯

脏胸膜侵犯（VPI）与早期（<3 cm）NSCIC 患者预后较差有关，并且对淋巴结阴性肿瘤升期有推动作用（I_B 期）。脏胸膜侵犯定义为通过弹性组织染色证实肿瘤穿透弹力层（图 10 – 3）。脏胸膜侵犯是公认的与复发和死亡风险增加相关的病理变量。目前，它是传统 TNM 分期中唯一采用的病理变量。

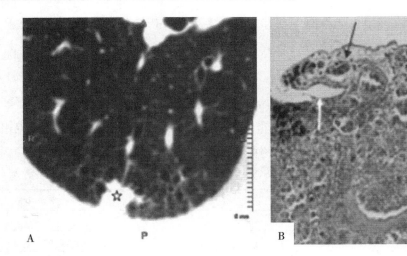

图 10 - 3　腺癌伴脏胸膜侵犯

A. 14 mm 肺结节连接胸膜；B. HE 染色，200×

Harpole 等发现脏胸膜侵犯是不良预后的重要预测指标，其 5 年和 10 年生存率分别为 44% 和 37%。Ichinose 等也报道了类似的发现。Gail 等指出，在没有胸膜受累的 I 期患者中 5 年生存率为 61% 而有胸膜浸润的患者为 46%。肺癌研究协会 Gai1 等报道存在脏胸膜侵犯的 I 期患者的复发率提高了 1.66 倍。胸膜受累的程度不同生存率也有差异。ShimiZu 等报道 PL1（肿瘤侵犯超出弹力层）或 PL_2（肿瘤侵犯达脏胸膜表面）的患者的 5 年生存率显著低于 PL0（肿瘤不侵及弹力层）的患者。胸膜侵犯因此定义为 PL_1 或 PL_2 受累，并且是复发和更差生存的独立预测因素，与肿瘤大小无关。

3. 手术方式的影响

从 I_B 期肿瘤大小（3~5 cm）的角度看，几项研究表明，亚肺叶切除后较大肿瘤（>3 cm）的复发风险增加。胸膜侵犯的 I_B 期肿瘤与局部复发和全身转移（包括肺叶内 N_1 淋巴结转移）的风险增加相关。这一发现引起了对 I 期 NSCLC 切除范围的关注，并导致一些学者主张在所有怀疑伴有胸膜侵犯的病例中行肺叶切除。Schuchert 等还发现特别是在肺段切除术后，胸膜侵犯是独立预测复发的重要预后指标（HR1.86，95% CI1.11~3.10，P=0.018）。在 I_B 期中，肺段切除术后预后较差的原因尚不完全清楚。可以认为就这些典型的较大肿瘤而言，与肺段切除术相比，肺叶切除术具有更好的手术切缘。从局部浸润性（胸膜侵犯）和局部区域淋巴结受累的增加趋势上看，较大的肿瘤也可能是更具侵袭性的生物学标志，而肺叶切除术可以更好地解决这一问题。

总之，胸膜侵犯是不利的病理变量，与肺段切除术后复发风险增加相关。当遇到较大的肿瘤（3~5 cm）或胸膜侵犯时，应行肺叶切除术。

4. 辅助化疗的作用

辅助治疗可能使存在侵袭性肿瘤病理学特征的 I 期患者受益。CALGB 9633 比较了 344 例 T_2N_0 期随机分为单纯手术后和接受基于顺铂化疗的患者的预后。在亚组分析中，发现接受辅助化疗对 >4 cm 的肿瘤是有益的。在一项国家癌症数据库的研究中，肿瘤 >3 cm 并接受辅助化疗可改善患者的中位生存期（6 个月 vs 68.2 个月）和 5 年生存率（67% vs 55%）。这些研究表明，在肿瘤 >4 cm 的情况下，辅助化疗可能会有一定的益处。这种情况下的辅助治疗计划最好经多学科肿瘤讨论制订。

（四）Ⅱ期 NSCLC

第 7 版肺癌分期系统将Ⅱ期 NSCLC 分为两组：$Ⅱ_A$ 期（包括 T_1N_1、$T_{2a}N_1$ 和 $T_{2b}N_0$ 亚组）和 $Ⅱ_B$ 期

（包括 $T_{2b}N_1$ 和 T_3N_0）。Ⅱ期约占 NSCLC 患者的 26%，其中 $Ⅱ_A$ 期约占 10%，$Ⅱ_B$ 期约占 16%。从广义上讲，这些组由 >5 cm 的、淋巴结阴性肿瘤或伴有 N_1 转移的 $T_1 \sim T_2$ 病变组成。在Ⅱ期中，T_1N_1、T_{2a} N_1 和 $T_{2b}N_1$ 占患者总数的 8%。在大型系列研究中，包括 Naruke 等和 IASLC 数据库显示其术后 5 年生存率为 40% ~ 60%。在 Naruke 的回顾性分析中，病理性 T_1N_1、T_2N_1 和 T_3N_0 切除后的 5 年生存率分别为 57.5%、43.8% 和 46.6%。对分期系统进行更新并纳入所有亚组后，发现 $Ⅱ_1A$ 和 $Ⅱ_B$ 期的 5 年生存率分别为 46% 和 36%。

直径超过 5 cm 淋巴结阴性的肿瘤预后更差，因此为这些病例从 I_B 期纳入Ⅱ期提供了证据（图 10 - 4）。Martini 等发现 <3 cm 的肿瘤的生存率高于 >5 cm 的肿瘤。此外 Carbone 等研究发现 <5 cm 的肿瘤的 5 年生存率为 51.3%，而 5 cm 以上的肿瘤为 35.1%。Dai 等分析 220 例Ⅱ期 NSCLC 患者，肿瘤 ≤3 cm 的患者 5 年生存率达 55.7%，而 >3 cm 的患者 5 年生存率仅 45.3%。与Ⅰ期疾病趋势相似，这些研究凸显了肿瘤大小对Ⅱ期亚组生存率的重要影响。

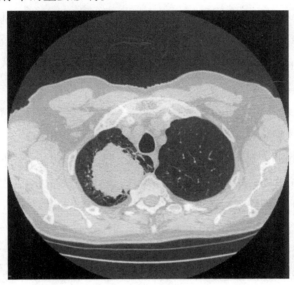

图 10 - 4 侵及右肺上叶的 7 cm 肿瘤

肺叶切除术加系统性淋巴结取样或淋巴结清扫术是治疗Ⅱ期的方法。一般认为这些患者不适合进行亚肺叶切除。此外，较大的 $Ⅱ_B$ 期疾病往往更复杂，经常需要全胸壁切除、袖式切除，甚至是全肺切除术。

1. $Ⅱ_A$ 期——N_1 淋巴结转移

尽管Ⅱ期通常被认为是 NSCLC 的早期阶段，但它与Ⅰ期更大的肿瘤和（或）合并 N_1 淋巴结转移相比，可导致较低的生存率和治愈率，而与采用何种手术策略无关。van Rens 等系列研究中 pT_1N_1 患者的生存率为 52%。Ludwig 肺癌研究协会报道 T_1N_1 患者术后的中位生存期为 4.8 年，而 T_2N_1 患者为 2.3 年。同时淋巴结转移数目也可能对生存率产生影响。Wisnivesky 等 SEER 数据库显示，N_1 淋巴结转移数目越多，肺癌特异的总体生存率显著降低。淋巴结阳性数目为 1、2 或 3、4 ~ 8 和 8 个以上肺癌特异性平均生存期分别为 8.8 年、8.2 年、6.0 年和 3.9 年。尽管这项研究包括了 $T_1 \sim T_3$ 病例，但它突显了涉及的淋巴结转移数目可能是 NSCLC 生存的潜在预后因素。Martini 等的研究也发现了类似的结果，表明患有单个淋巴结转移的患者 5 年生存率为 45%，而具有多个 N_1 转移的患者为 31%。尽管有这些发现，但与单个和多个 N_1 淋巴结受累相比，某些组的生存率没有显著差异。Wang 等发现 ≤1 个淋巴结和 >1 个淋巴结转移的 5 年生存率分别为 61.0% 和 46.9%，差异无统计学意义。Nakagawa 等发现淋巴结转移数量并无生存差异。在他们的系列研究中，单个或多个 N_1 淋巴结转移的 5 年生存率分别为 51.9% 和 58.5%。鉴于这些研究的不同发现，N_1 淋巴结转移数目在当前分期算法中并不是一个可靠的预后因素。

多项研究还显示，肺叶内和肺叶外的 Ni 淋巴结转移被认为是不良预后因素。Yano 等在"肺叶"淋巴结转移（12 和 13 组）患者中，其切除后生存率达到 65%，而在"肺门"淋巴结（10 和 11 组）转移时仅为 40%。Haney 等回顾性分析了他们数据库中经手术的 II 期患者（n = 230）。在他们的研究中，叶外淋巴结定义为 10 和 11 组淋巴结，叶内淋巴结包括 12 ~ 14 组。与叶内淋巴结相比，叶外淋巴结阳性预后更差。肺叶内组的中位总生存期为 46.9 个月，肺叶外组为 24.4 个月。有趣的是，有 24 名患者同时患有叶内和叶外淋巴结转移，其生存期与叶外转移患者相同。Li 等报道了相似的结果。肺门淋巴结转移患者的 5 年生存率为 35%，而周围型肺叶内淋巴结转移的 5 年生存率为 58%。在这项研究中，同时存在 2 种转移的 5 年生存率为 23%。同样，Van Velsen 及其团队研究了淋巴结转移对 T_1N_1 和 T_2N_1 患者生存率的影响。T_1N_1 患者 5 年总体生存率为 46%。与 Li 等发现一样，叶内 N_1 转移的疗效优于肺门 N_1 转移（57% vs 30%）。另外，连续性淋巴结转移的治疗效果要好于非连续转移（69% vs 30%）。T_2N_1 组术后 5 年总体生存率为 37.8%。肺叶内 N_1 转移的疗效比肺门 N_1 转移更好（65.3% vs 21%）。与连续淋巴结受累的患者相比，肺门转移患者的 5 年生存率也较差（21% vs 44.6%）。Riquet 等也报道了肺叶 N_1 转移较肺门生存率有所提高（54% vs 38%）。然而，连续转移与单组转移之间的生存率没有差异，为了进一步研究淋巴结受累之间的差异，Tanaka 等将 N_1 转移分为 3 类。他们报道 T_1N_1 ~ T_2N_1 在 12 组和 13 组受到影响时的术后生存率为 72%，11 组为 62%，10 组为 39%。

随着解剖性肺段切除术等的亚肺叶切除技术的重新出现，提出了在解剖过程中如何应对突如其来的 N_1 转移的问题。因为 N_1 转移相关的局部复发的风险增加，所以大多数学者主张在手术冰冻切片检测到 N_1 淋巴结转移的情况下，将亚肺叶切除术改为肺叶切除术（若患者生理状况允许）。Nomori 等研究了 15 名接受解剖性肺段切除术中伴 N_1 或 N_2 转移的患者。10 例患者（67%）转为肺叶切除术，其中 5 例（33%）仅行肺段切除术。进行肺叶切除术的患者均未出现复发，而经肺段切除术治疗的患者中有 2/5（40%）出现肿瘤复发。有趣的是，这 2 例复发都是远处转移，因此归因于肿瘤生物学侵袭而不是局部控制不足。

总之，大多数研究表明 II 期 NSCLC 伴有更大的肿瘤尺寸（ > 5 cm）和（或）N_1 淋巴结转移的 5 年生存率范围为 25% ~ 55%，平均生存率为 40% ~ 45%。鉴于该阶段分组所固有的较大的肿瘤和潜在的淋巴结转移，建议选择肺叶切除术。中央型肿瘤可能需要袖式切除甚至进行全肺切除术才能达到 R_0 切除的目的。

2. II$_B$ 期——T_3N_0

T_3 是指肿瘤 > 7 cm，或侵犯胸壁、膈肌、膈神经、纵隔胸膜或心包壁层的任何大小的病变。T_3 现在还包括原发肿瘤伴有同侧相同肺叶内结节的肿瘤（如卫星灶）。T_3 也包括距隆嵴 < 2 cm 但不累及隆嵴的肿瘤。T_3N_0（II$_B$ 期）的 5 年总体生存率范围为 22% ~ 48%，平均生存率为 30% ~ 35%。在一项多中心研究中，Choi 等报道，T_3N_0 肿瘤术后 4 年局部无复发生存率为 50%。Naruke 和 van Rens 报道的 5 年生存率分别为 22% 和 33%。Wisnivesky 等使用 SEER 数据库报道 T_1N_1 和 T_3N_0 的 5 年生存率分别为 46% 和 48%，并无显著差异。事实上，虽然与 T_1N_1 相比没有显著差异，但他们的研究中 T_2N_0 的远期"治愈率"更好，分别为 33% 和 27%。

3. 多发肺内结节

第 7 版肺癌分期系统将同一肺叶内多发肿瘤从 T_4 重新分类为 T_3，将同侧肺的第二病灶由 M_1 分为 T_4。通过免疫组织化学和分子生物技术通常可以确定原发灶和转移灶。Deslauriers 等发现切除后存在

"卫星结节"（恶性灶靠近肿瘤，但与肿瘤分开）可使远期生存率降低约50%（图10-5）。尽管如此，具有此类结节的患者5年生存率仍为22%，明显优于 T_4 或 M_1 的患者。Fukuse 等报道了41例同侧病灶术后的5年生存率达26%。这些发现促使 ACCP 颁布了针对卫星灶的临床实践指南。

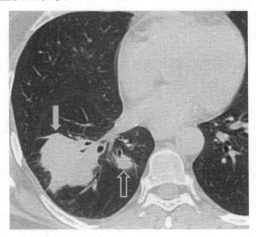

图10-5　右肺下叶 NSCLC 伴同侧叶内"卫星结节"

4. 胸壁侵犯

目前根据大量外科手术经验， T_3N_0 肿瘤包括侵犯壁胸膜或胸壁的肿瘤（图10-6）。必须强调的是，其中有很大一部分患者接受了术前或术后放疗或两者兼有。虽然有胸壁受累，但仍可行胸壁整块切除术。影响长期生存的主要因素是淋巴结是否为阴性和是否完全切除。当2个标准都满足时，手术患者可实现远期生存率为29%~56%，平均为42%。当淋巴结转移伴胸壁侵犯时（ T_3N_1 ，Ⅲ $_A$ 期），手术切除的疗效受限。Downey 等报道334例壁胸膜或胸壁侵犯的手术患者中，完全切除的患者的5年生存率是32%，而未完全切除的（ R_1 或 R_2 ）患者为4%。Burkhart 等报道完整切除的患者的5年生存率达到39%。影响预后的因素包括切除范围、肿瘤大小、淋巴结状态和切除的完整性。

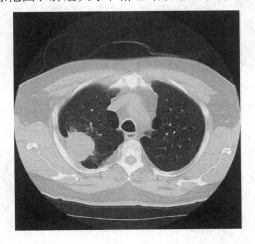

图10-6　右肺上叶 NSCLC 伴壁胸膜和胸壁侵犯

侵袭程度在病理上分为壁胸膜受累与延伸至肌肉和骨骼。这在手术时通常很难确定。Kawaguchi 等分析了仅侵犯壁胸膜与软组织或肋骨的手术病例，表明术前 CT 表现为明显的肿瘤浸润和胸痛症状是侵犯软组织或肋骨的独立指征。尽管某些肿瘤可通过胸膜外剥离轻易地从胸壁解剖出来，但不完全切除会导致生存率显著降低。McCaughan 等报道在 T_3N_0 患者中，壁胸膜侵犯的患者的5年生存率达到62%，而侵及肌肉和骨骼的 5 年生存率仅为 3%，但差异无统计学意义。同样，Casillas、Elia 和 Akay 及其同事指出胸膜外剥离术与全胸壁切除术治疗的患者生存率无显著差异。

Doddoli 等认为在技术可行时，整块切除是治疗胸壁侵犯的标准治疗方法。Albertucci 等发现胸膜外剥离时不完全切除发生率很高，生存率较低。尽管如此，仍有多个亚组无显著统计学差异。无论采用何种技术，建议进行完整的 R_0 切除。因此，如果壁胸膜附着有病变，则采用胸膜外剥离的肺切除术是合适的。但当怀疑有胸壁受累时，则应进行整块切除。术后放疗在胸壁受累的 R_1 或 R_2 切除患者中尚未证实可以改善无病生存率或总体生存率。

综上所述，局部壁胸膜或表浅侵犯的 NSCLC 可进行肺切除加胸膜外剥离术，但任何程度的较深浸润都需要全胸壁整块切除。通过术前和术中评估明确肿瘤浸润程度仍是挑战。如果不能确定，则应进行整块切除。

5. 肺上沟瘤

上沟肿瘤或 Pancoast 肿瘤是肺尖病变侵犯胸壁和胸廓入口（图 10-7）。由于肿瘤位于肺尖，常会累及臂丛神经、锁骨下血管和脊柱。鉴于此，需要保护或重建神经血管结构，导致这些肿瘤很难完全切除。患者可出现 Horner 综合征，即瞳孔缩小、上睑下垂和面部无汗。这表明星状神经节及 T_1 神经根受到侵犯。因为这些病变中的一小部分是小细胞癌，术前组织活检很重要而且有必要采取其他治疗方法。准确的术前分期对于疾病治疗至关重要，包括 PET/CT 和纵隔镜检查。

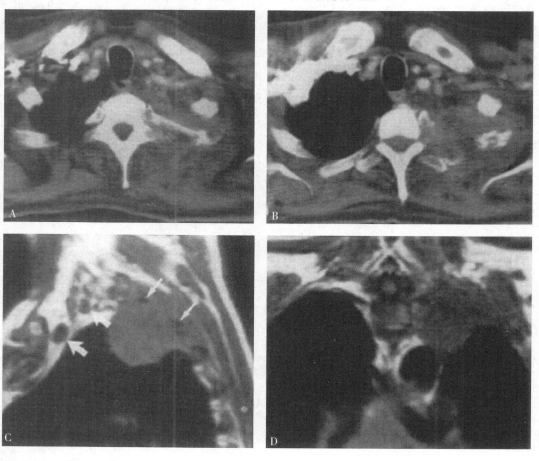

图 10-7　肺上沟瘤

A 和 B. 肺上沟瘤的 CT 扫描，累及第一至第三肋骨，并向前接近血管；C 和 D. 侵犯脊柱和纵隔

Shaw 和 Paulson 于 1961 年证实肺上沟瘤切除术是可行的。术前放疗再进行手术切除可使 5 年生存率提高到 30%。Rusch 等报道了 225 例行上沟肿瘤切除术患者的术后情况。大多数患者（55%）接受了术前放疗。手术死亡率为 4%。他们指出，对于 T_3N_0 肺上沟瘤，完全切除率为 64%，患者的 5 年生存率为 46%。但是一旦疾病发展到Ⅲ期，5 年生存率仅为 15%。Attar 等比较了行放疗和化疗的肺上沟瘤患者的生存情况，并评估了术前或术后的治疗是否重要。与其他组相比，术前放疗再行手术与中位生存期的改善有关。随后，西南肿瘤协会（SWOG）对包括 T_3 和 T_4 期伴 N_0 或 N_1 在内的肺上沟瘤进行了放化疗的前瞻性、多中心试验（试验 0160）。患者接受了 2 个周期的顺铂和依托泊苷化疗并进行 45 Gy 的放疗。在这项研究中，有 92% 的患者进行了完全切除，其中有 65% 的患者显示出病理完全缓解或微小镜下病变。所有患者的 2 年生存率为 55%，而完全切除的患者为 70%。Wright 等比较了肺上沟瘤的患者行诱导化疗与单独放疗的疗效。80% 的放疗患者及 93% 放化疗患者可行完全切除。35% 的放射患者和 87% 的放化疗患者病理表现为完全或接近完全切除。4 年生存率有显著差异（诱导放疗组为 49%，诱导放化疗组为 84%）。术前诱导放化疗组中的局部复发率也得到了改善（诱导放化疗组为 0%，仅放疗组为 30%）。最近 Antonoff 等的研究还显示术前诱导放化疗可达到病理完全缓解，支持对肺上沟瘤进行新辅助和手术治疗。诱导治疗，包括化疗和放疗结合，已成为肺上沟瘤的标准治疗。这种方法为完全切除和改善总体生存率提供了可能。

6. T_3 肿瘤侵犯胸壁以外的结构

关于Ⅱ期病变侵犯纵隔或邻近隆嵴等结构的研究有限。仅累及纵隔胸膜被归为 T_3。Pitz 等发现接受纵隔胸膜受累的肿瘤完全切除术后 5 年生存率达到 25%。Burt 等回顾性分析了 225 例纵隔 T_3 患者，包括一些纵隔淋巴结转移（Ⅲ期）的患者。在 T_3N_0 患者（$n = 102$）中，其 5 年生存率达 19%。在不完全切除（R_1 或 R_2）后，放射治疗可以改善纵隔胸膜受累肿瘤的局部控制。Wang 等研究了术后放疗对Ⅱ和Ⅲ期不完全切除的 NSCLC 患者的生存期（包括纵隔受累的 T_3 肿瘤）的影响。接受术后放疗的患者生存率在统计学上有显著改善。最近，Rieber 及其同事也得出了相似的结果。

累及膈肌的 NSCLC 也可表现为可完全切除的 T_3 病变。对于这种临床情况，很少有报道。Weksler 等在 Memorial - Sloan Kettering 癌症中心 20 年的病例中仅发现 8 例。其中 4 名 N_2 患者均死于肺癌，平均生存期仅为 92 周。报道时，仅 1 名 N_0 患者存活了 70 周。Inoue 等报道了 5 例为 $N_0 \sim N_1$ 的膈肌侵犯患者，尽管他们进行了完整的切除但仍未达到 3 年生存期。最近报道此类患者治疗效果有不明原因改善。Rocco 等和 Riquet 等分别报道了完全切除的 T_3N_0 病例中膈肌侵犯的生存率分别为 39% 和 27%。Yokoi 及其同事对 26 例 T_3N_0 和 29 例 $T_3N_1 \sim T_3N_2$ 肺癌进行了肺和膈肌联合切除术。N_0 和 $N_1 \sim N_2$ 病例完全切除术后的 5 年生存率分别为 28% 和 18%。在所有病例中，不完全切除后均未观察到长期生存。

距隆嵴 2 cm 以内的无隆嵴侵犯的中央型肿瘤也被分为 Ⅱ$_B$ 期。Mitchell 等指出隆嵴切除术后患者的 5 年总生存率最高为 51%，而 N_1 为 32%，$N_{2/3}$ 为 12%。Yamamoto 等报道隆嵴切除术后中患者的生存率达到 28.3%。N_0 的 5 年生存率为 50%，$N_{1/2}$ 为 0%。Rea 等也显示了类似的结果。他们观察到 N_0 切除后的 5 年生存率为 56%。但是，N_1 和 N_2 的生存率仅分别为 17% 和 0%。最后 Pitz 等报道距隆嵴 2 cm 内肿瘤术后 5 年生存率达到 40%。Liu 等指出局部晚期侵犯隆嵴的肺癌 5 年生存率将很差。原发性气管和隆嵴肿瘤患者的 5 年生存率是 55%，而局部晚期侵犯隆嵴肺癌患者为 16.7%。

这些患者通常需要进行支气管重建的袖式切除术或进行全肺切除术才能获得足够的切缘。与全肺切除术相比，袖式切除术并发症发生率更低并能保持肺功能，因此应首先考虑袖式切除术。精准的纵隔分期对于优化预后至关重要。

7. 袖式切除与全肺切除

肺门肿瘤对胸外科医生而言是一个具有挑战性的临床情况，因为要获得足够的切缘，需要进行完整的（R_0）切除存在固有的困难。中央型肿瘤通常存在主支气管或肺动脉受累（图 10-8），可以通过袖式切除或全肺切除术成功治疗此类病变。Thomas 于 1947 年首次报道使用支气管袖式切除作为保留肺实质的一种方法。尽管袖式切除技术复杂，但由于术后并发症发生率和死亡率降低（表 10-9），使用这种技术的人数逐渐增多，也可保护肺功能及获得与全肺切除术相似的肿瘤学结局。

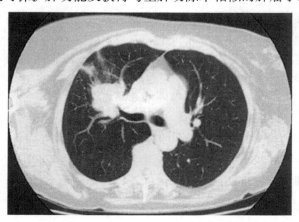

图 10-8　肺门病灶需行右上肺袖式切除

表 10-9　NSCLC 肺叶切除、袖式切除及全肺切除术围术期并发症发生率

作者	年份	N（例数）	肺叶切除术	袖式切除术	全肺切除术
Ginsberg 等	1983	2 220	2.9%	—	6.2%
Romano 等	1992	12 439	4.2%	—	11.6%
Suen 等	1999	7 099	—	5.2%	4.9%
Deslauriers 等	2004	1 230	—	1.6%	5.3%
Allen 等	2006	1 023	1.3%	—	0%
Schuchert 等	2012	253	0.8%	1.4%	6.7%

Deslauriers 等分析了单中心接受全肺切除术（n = 1046）或袖式肺叶切除术（n = 184）的 1 230 名患者。全肺切除术组的手术死亡率显著高于袖式切除术组，分别为 5.3% 和 1.6%。此外，袖式肺叶切除术（52%）相比全肺切除术（31%）的 5 年生存率显著提高。同时 Deslauriers 指出，袖式肺叶切除术的完全切除率要高于全肺切除术，分别为 58% 和 33%。当按 Ⅰ 期和 Ⅱ 期 NSCLC 分层分析时，与全肺切除术相比，每组中对袖式肺叶切除术的支持率存在显著差异。最后，22% 的袖式肺叶切除术的患者首次复发为局部复发，而全肺切除术为 35%，这表明只要可以进行 R_0 切除，则切除更多的肺组织（如全肺切除术）没有明显的肿瘤学益处。Lee 等报道了相似的结果。在他们的研究中，73 例接受了袖式肺叶切除术，258 例接受了全肺切除术。手术死亡率显著不同，袖式肺叶切除术组为 1.4%，而全肺叶切除术组为 10.1%。两组中约 22% 的患者发生了主要并发症。袖式肺叶切除术组的 30 天死亡率为 0%，而全肺切除术组的死亡率为 8.9%。Bagan 等指出袖式切除和全肺切除术的术后并发症发生率分别为 28.8% 和 29.9%。全肺切除术的手术死亡率为 12.6%，而袖式肺叶切除术的手术死亡率为 2.9%。Schuchert 等的最新研究表明袖式切除术的 5 年总生存率是 72.5%，而全肺切除术的 5 年总生存率是 53.2%。这是对 253 例 $Ⅰ_B$ ~ $Ⅱ_B$ 期 NSCLC 患者的回顾性研究，其病灶局限于肺内。接受支气管成形袖

式切除术（n = 70）与全肺叶切除术（n = 123）的患者具有相似的预后，包括总体并发症发生率（62.9% vs 45.5%）、30 天死亡率（1.4% vs 0.8%）、无复发生存率（24.3% vs 33.3%）和 5 年总生存率（41% vs 45%）。Ferguson 等发现与全肺切除术相比，袖肺叶切除术后生活质量更高并可能具有更高成本效益。

综上所述，与全肺切除术相比，袖式切除术的总体疗效更好，当在技术上可行时，肺门病变的外科治疗中应首先考虑采用袖式切除术。当肺叶切除术或袖式肺叶切除术无法完成 R_0 切除时，应考虑全肺切除术。

（五）Ⅲ$_A$ 期 NSCLC

关于Ⅲ$_A$ 期 NSCLC 患者的最佳治疗存在争议，这构成了可手术（Ⅰ$_A$ ~ Ⅱ$_B$ 期）患者和不能手术（Ⅲ$_B$ ~ Ⅳ期）患者人群之间的"灰色地带"。Ⅲ$_A$ 期 NSCLC 定义为 $T_3N_1M_0$、$T_{1\sim3}N_2M_0$ 或 $T_4N_{0\sim1}M_0$。一般来说，这些是直径大的（> 7 cm）中央型肿瘤，可能与胸壁、纵隔胸膜或心包壁层受累有关。在同一隆嵴处或在距隆嵴 2 cm 处的主干支气管处也可能存在肿瘤侵犯（T_3N_1 或 T_3N_2 病变）。此阶段还包括 N_2 纵隔淋巴结受累（图 10 - 9）。在 AJCC 第 7 版分期系统中，在Ⅲ$_A$ 期中增加了 T_4，包括那些在同侧不同肺叶中有肿瘤结节的患者。由于这些不同因素，Ⅲ$_A$ 期 NSCLC 患者在肿瘤特征和疾病模式上存在显著的异质性。

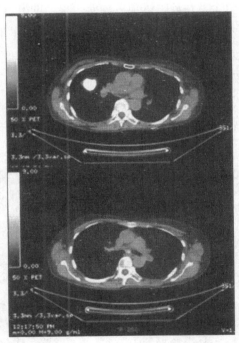

图 10 - 9　PET/CT 提示右上叶肿块伴有肺门和隆嵴下结节

尽管Ⅲ$_A$ 期 NSCLC 患者有很多治疗选择，但治愈的机会仍然很低（< 25%），因此建议采用综合治疗方法，通常采用化疗、放疗和手术相结合的方式。没有一种单一的治疗方法适用于所有患者，因此必须根据具体情况做出治疗决策。在此情况下，有几种临床参数可用于帮助对患者进行分层，以寻求最佳治疗方法，特别是确定手术切除是否有益处（表 10 - 10）。

表 10 – 10　影响Ⅲ_A 期 NSCLC 治疗决策的因素

肿瘤组织学类型

单组或多组 N_2 淋巴结受累

巨大的和非巨大的 N_2 淋巴结

淋巴结外侵

原发性肿瘤的可切除性 ± 淋巴结受累

要求切除的范围

患者生理储备

1. 组织学

患有大细胞神经内分泌肿瘤或多形性癌的患者常表现出侵袭性的肿瘤生物学，可能不适合完成手术切除。Metro 等已经证明局部晚期大细胞神经内分泌癌全身转移（尤其是脑转移）的发生率很高，并且与小细胞肺癌相比，总体缓解率较差。鉴于此，手术不太可能成功进行根治性切除，应考虑单独进行确定的化疗和放疗。

2. 淋巴结肿大程度

巨大的纵隔淋巴结肿大定义为在 CT 上测得的短轴直径 > 2 ~ 3 cm 的淋巴结（图 10 – 10）。与非巨大淋巴结相比，其手术不能完全切除，并且整体预后较差。累及的淋巴结部位的数目也对Ⅲ_A 期 NSCLC 的外科手术治疗成功与否产生重要影响。Lee 及其同事证明多组 NⅢ_A 期的 5 年生存率（20.4%）明显低于单组 N_2 Ⅲ_A 期的 5 年生存率（33.8%）（P = 0.016）。淋巴结的位置对预后也可能有一定的影响。与其他淋巴结组相比，单组 N_2 累及 5 组和 6 组（A – P 窗/主动脉旁）纵隔淋巴结切除术后生存率提高。Patterson 等报道接受手术切除并伴有主动脉下淋巴结肿大的手术切除患者的 5 年生存率达42%。对于淋巴结体积大或多组淋巴结受累的患者及淋巴结外侵的患者可能最好采用化学疗法。无巨大淋巴、单组淋巴结转移且无淋巴结外侵的Ⅲ_A 期患者可以考虑手术，并同时考虑诱导化疗/化放疗或辅助化疗。

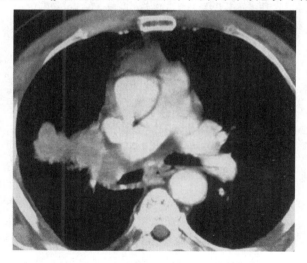

图 10 – 10　病变累及肺门合并纵隔淋巴结肿大

3. 诱导治疗

诱导治疗和辅助治疗与外科手术结合的作用不断发展。在这种情况下，使用诱导治疗与良好的缓解率相关，该缓解率与手术前肿瘤体积有关，并可能实现对微转移灶的早期治疗。此外，与辅助化疗相比，诱导化疗方案对患者的依从性更好、耐受性更好。在多项 III_A 期前瞻性随机试验中已探索了 III_A 期 NSCLC 的诱导治疗。在这些研究中，与单纯手术相比，III_A 期患者诱导化疗后的中位生存期显著增加（21～22 个月 vs 10～14 个月）。在一项研究 III 期诱导化疗随后进行手术或放疗的试验中（EORTC 08941），中位或总体生存率均无差异。在北美人群试验 0139 中，Alban 等证实与单纯的化放疗相比，III_A 期 NSCLC 患者诱导化疗后接受手术切除的患者生存率没有显著提高（5 年生存率分别约为 27% vs 20%；P = 0.24）。有趣的是，与单独的化放疗相比，在诱导化疗后接受肺叶切除术的患者生存率提高（36% vs 18%；P = 0.002）。但是，在接受肺切除术的患者中未见获益。在一项比较新辅助化疗加手术与单纯手术治疗 I_B～III_A 期疾病的研究中，结果显示诱导治疗后接受全肺切除术患者死亡率高（16.7%）。其他研究也报告了诱导治疗后的死亡率（5%～10%），但是这些都是回顾性研究。这些研究让许多研究人员得出结论，仅当可以单纯通过肺叶切除术完成完全手术切除时，才可考虑诱导治疗后进行手术。

4. 手术注意事项

III_A 期肺癌手术切除的基本原则是在所有肺功能储备较差的人群中，肿瘤完全切除与肺实质保留之间要达到良好的平衡。对于具有足够肺功能储备并且可以实现 R_0 切除的患者，肺叶切除术仍然是可切除肿瘤的推荐治疗方法。与全肺切除术相比，支气管成形术和血管袖式切除术还显示出较低的并发症发生率和死亡率，且具有相同的肿瘤学结果。全肺切除术通常用于无法通过较小手段切除的大型、肺门肿瘤。在最近的几项大型研究中显示全肺切除术的死亡率为 0%～11.5%。切除范围应针对患者个体和肿瘤特点而定，经系统分期后以实现完整的 R_0 切除。获得完全的 R_0 切除是外科手术切除的主要目标，尽管存在较高的风险和较差的生存期，仍然有必要对某些患者继续进行全肺切除术，以便为他们提供最佳的治愈机会。彻底的术前分期、适当的患者选择及改善的术后护理应会为将来需要进行全肺切除术的患者带来更好的结局，而全肺切除术应继续被认为是肺门受累的早期肺癌可接受的手术选择。

5. T_3N_1 期

T_3N_1 占 III_A 期 NSCLC 的少数。对于 T_3N_1 肿瘤，建议外科手术切除后进行辅助化疗。肺上沟肿瘤除外，其应首先通过化放疗，然后进行完整的手术切除。当淋巴结转移伴随胸壁侵犯时，手术切除的疗效明显受到限制。在存在 N_1 转移的情况下，5 年生存率为 8%～35%，平均为 19%。Downey 等报道完全切除的 T_3N_1 肿瘤患者的 5 年生存率是 27%，而 T_3N_0 为 49%，T_3N_2 为 15%。不完全切除者的生存率接近于零。完全切除后建议进行全身辅助化疗。

6. T_4 肿瘤——同侧不同肺叶结节

作为原发性肿瘤，在同侧不同肺叶中存在单独的病灶目前被分类为 T_4。因此，预后比相同肺叶内结节（T_3）差。Okamoto 等发现同侧不同肺叶结节的 5 年生存率仅为 19.3%。54.4% 的患者同时具有肺叶内结节。由于预后很差，应在多学科讨论或临床试验的背景下考虑手术干预。

7. T_4 肿瘤——纵隔侵犯

除非有 N_1 或 N_3 淋巴结受累，否则由于侵犯纵隔重要结构而引起的 T_4 肿瘤现在也被视为 III_A 期。部分患者可以手术切除。这在技术上具有挑战性，并且可能增加并发症发生率和死亡率。这些 T_4 病变包括累及隆嵴、上腔静脉、心脏（主要是心房）、肺动脉、主动脉、食管和椎体的病变。

（1）隆嵴：T_4 NSCLC 中最常见的是累及隆嵴的肿瘤。完整的外科手术切除通常需要进行全肺切除术和支气管重建术（袖式全肺切除术），与单纯放化疗相比，可以提高生存率。根据 Watanabe、Deslau-riers、Roviaro 和 Mitchell 等的报道，晚期气道肿瘤患者经手术治疗后 5 年生存率高达 40%，但是手术死亡率仍然很高。Mitchell 等报道了 60 例患者因支气管癌而行隆嵴切除术的手术死亡率为 15%。总体 5 年生存率为 42%。Yildizeli 等报道了 92 例接受 NSCLC 隆嵴切除支气管重建术的患者的疗效，总体并发症发生率为 42.4%。7.6% 的病例发生伴或不伴支气管胸膜瘘的吻合口并发症，总体死亡率为 6.5%，5 年生存率为 42.5%。N_2 或 N_3 疾病的存在与预后不良有关，并被认为是进行隆嵴切除术的禁忌证。

（2）上腔静脉：能够适合手术切除的累及上腔静脉（SVC）的肺癌病变少见。可继发于原发性中央型肿瘤或继发于恶性纵隔淋巴结。中央型肿瘤切除术后的生存率明显优于转移性淋巴结病变（36.0% vs 6.6%）。Burt 等报道 18 例侵犯 SVC 的 NSCLC 患者中，通过全肺切除、放疗或两者同时进行治疗，没有长期生存者。Spaggiari 等报道 28 例接受 SVC 切除和置换的肺癌患者，5 年总体生存率为 15%。Misthos 等发现 9 例患者中只有 1 例存活 5 年。患者应接受彻底的术前分期，包括纵隔镜检查以排除 N_2 或更大的病变。Dartevelle 等报道了 6 例患者的治疗情况。6 例患者均伴有淋巴结转移，其中 4 例接受了辅助放疗。N_2 淋巴结受累的 2 例均未存活超过 8 个月。据报道，4 例患者中有 2 例 N_1 受累者分别存活了 16 个月和 52 个月。在淋巴结转移的情况下，诱导治疗可能会改善无病生存期。Bemard 等报道，在接受 SVC 切除和重建的 8 名患者中，其 5 年总体生存率为 25%。Yildizeli 等报道了 39 例接受 SVC 置换的 NSCLC 患者，围术期死亡率为 7.7%，5 年和 10 年的总体生存率分别为 29.4% 和 22.1%。总之，该亚组患者可通过手术获得长期良好的治疗效果。充分的术前分期对于优化治疗效果至关重要。

（3）主动脉：肺肿瘤累及主动脉很少进行手术切除。如 Nakahara、Horita 和 Tsuchiya 等介绍，该方法通常需要心肺转流术，主动脉切除后的临床疗效不确定。Burt 和 Bemard 等在他们出版的丛书中均未报道长期幸存者。Klepetko 等报道了 5 例左肺和主动脉切除的病例。3 例 N_2 患者在 17～27 个月死亡，而 2 例病理性 T_4N_1 患者在 14 个月和 50 个月时还存活。Misthos 等报道 5 年生存率达 30.7%。Kusomoto 等报道 6 例同时行肺和主动脉切除术的患者中，5 年生存率达到 44.4%。胸主动脉血管内支架置入术可作为主动脉壁局限性受累的肺切除术的保护性辅助手段，从而避免了交叉手术或心肺转流术的需要。

（4）心脏：很少报道有心脏切除（主要是部分心房切除）。Hasegawa 等报道 11 例患者使用心肺转流术进行手术，最终 10/11（90.9%）死于疾病复发。1 名没有复发证据的患者在术后 10 个月死于吸入性肺炎。Hasegaw 等报道有 3 例伴有心房切除术的患者，5 年生存率为 0%。Tsukioka 等发表了他们在原发性肺癌患者中进行部分左心房切除术的经验。11/12 例患者（92%）完全切除。术后 5 年总生存率为 46%。与 N_2 相比，N_0 或 N_1 患者的 5 年生存率更好（分别为 67% 和 20%）。

（5）肺动脉：累及肺动脉干的 T_4 肿瘤很少能进行切除。Tsuchiya 等报道的 7 例接受过肺动脉干切除术的患者中，没有长期幸存者。相比之下，Rendina、Shrager、和 Bernard 等认为，进行左或右近端肺动脉切向切除或圆周切除是有益的。这些报道中的总体长期生存率分别为 38%、48% 和 20%。Bemard 系列中生存率较低可能是由于仅包括心包内肺动脉侵犯的患者。Ma 等报道了相似的结果，Ⅲ期 NSCLC 的肺动脉重建患者的 5 年生存率达到 37%。

（6）食管：肺癌和食管的联合切除术也很罕见。有意义的结果尚无报道。局部晚期肺癌侵犯食管的最常见治疗方法是置入食管支架作为姑息治疗措施。对于不适合置入支架的晚期肿瘤，食管旷置术或胸骨后旁路术可作为姑息治疗。

（7）椎体：如上所述，尽管在某些情况下在技术上可行，但是全椎体切除术的长期肿瘤学效果尚不清楚。Grunenwald 等报道 19 例行全椎体切除术或半椎体切除术的患者；他们的 2 年和 5 年生存率分别为 53% 和 14%。Mody 等报道了他们在 32 例椎体受累的 T_4 肿瘤中的经验。围术期死亡率为 3%，5 年生存率为 40.3%。辅助化放疗可能会改善结局。

（8）多脏器累及：可以进行包括隆嵴、上腔静脉、主动脉、心脏、食管、肺动脉和椎体的联合切除，以完成 R_0 切除。最好对这些患者进行多学科评估。上述扩大切除的适应证必须在预计围术期并发症的发生率和死亡率、患者的生理和肿瘤状况，以及手术团队的专业能力的背景下仔细权衡。这些患者在进行新辅助化疗（有或没有放疗）后，再进行辅助化疗 ± 放疗。当前的《国家综合癌症网络指南》不建议对与 N_2 或 N_3 相关的 T_4 期肿瘤进行手术（III_B 期）。

8. 意外发现的 N_2

肺切除时意外的纵隔淋巴结受累（N_1 受累）的鉴别给术者在术中决策带来了许多挑战。是否应该进行计划的肺切除？切除范围是否应该改变（如肺段切除术 vs 肺叶切除术 vs 全肺切除术）？淋巴结是否应采样或清扫？普遍认为，在对切除标本进行最终病理评估时发现伴有 N_2 淋巴结转移者，应再进行辅助化疗。并且辅助化疗可使包括完全切除（R_0）的肿瘤、原发性 $T_1 \sim T_2$ 期肿瘤、单组淋巴结受累，以及患有临床 N_0 或 N_1 的患者获益。计划性手术切除在这些情况下可以进行并获得合理的肿瘤学效果（5 年生存率为 20%～45%）。多组 N_2 转移、CT 评估临床 N_2 期、$T_{3/4}$ 肿瘤或隆嵴下淋巴结转移的患者预后较差，5 年生存率为 15%，在技术上可行的情况下，病理 N_2 的患者行肺叶切除加淋巴结清扫术比行全肺切除术死亡率要低，并且比肺段切除术生存率更高。对于在手术切除时偶然发现的（隐匿性）N_2 并且在技术上可能完全切除原发性肿瘤的患者，建议通过淋巴结清扫术完成计划的肺切除。在这种情况下，也建议进行辅助化疗。

总之，III_A 期 NSCLC 代表了具有不同疾病模式和程度的患者。总体而言，该人群的最佳治疗策略尚未明确。应根据肿瘤的特征、临床分期及患者的生理状况进行个体化治疗。新辅助放化疗后再手术是 T_3N_1 肺上沟瘤标准的治疗方法。伴有 N_1 淋巴结肿大（＞7 cm）的肿瘤患者和 T_4 肿瘤患者似乎可从辅助化疗中获益。在非肿块、单组淋巴结受累的患者中，新辅助治疗后可考虑手术切除，并可能达到完全切除。新辅助治疗后，肺叶切除术（有或无袖式切除术）优于全肺切除术。如果可能，III_A 期疾病患者应进行多学科讨论和（或）进行临床试验。

（六）III_B 期 NSCLC

III_B 期 NSCLC 约占新诊断 NSCLC 病例的 10%～15%。III_B 期是指具有不可切除的 T_4 肿瘤（T_4N_2）和对侧（N_3）纵隔淋巴结转移的患者。历史上被分类为 III_B 期的 $T_4N_0 \sim T_4N_1$ 肿瘤现在被纳入 III_A 期。恶性胸腔积液以前被分为 III_B 期，现在被重新分类为 IV_A 期。

一般而言，III_A 期病例不适合进行手术切除，相应地，对于体重减轻小且身体状况良好的患者，最常见的是同时进行放化。此类患者的预期 5 年生存率为 3%～7%。以往的研究已经评估了在高度选择的 III_A 和 III_B 期患者中诱导化放疗后手术的作用。SWOG 8805 试验中，Alban 等选择了 T_4 患者（现为 III_A 期）及 T_4N_2 和 N_3 期（III_B 期）患者。在该研究中被分类为 III_B 的 51 位患者中，共有 34 位患者符合当前分期系统的 III_B 期标准（$T_4N_2 = 7$，$N_3 = 27$）。在亚组分析中，与 T_4N_2 或 N_3 亚组相比，$T_4N_0 \sim T_4N_1$ 组（现为 III_A 期）的生存率有所提高（中位生存期为 28 个月 vs 13 个月，$P = 0.07$）。在 27 例对侧 N_1 患者中，锁骨上淋巴结受累患者的 2 年生存率为 33%，而 N_3 受累患者为 2%。在多因素分析中，与阳性预后相关的唯一亚组是 T_1N_2 和 $T_4N_0 \sim T_4N_1$ 组（目前为 III_A 期）。III_B 期的 3 年总体生存率为 27%。Barlesi 等评估了 60 例 III_B 期新辅助放化疗后进行手术的患者，5 年生存率为 16.7%，与 III_A 期（17%）无显著差异。在多因素分析中，切除的完整性、是否存在血管浸润和脏胸膜侵犯都是独立的预后因素。当前共识指南不支持对 T_4N_2 或 N_3 期进行常规外科手术干预。

对于出现紧急并发症（如大咯血）的患者，可以考虑采用挽救性肺切除术来挽救生命。此外，对于ⅢB期病变且事先曾接受过明确化放疗，对治疗反应良好，并且再次分期时仅存在局部病变的患者，偶尔会进行手术干预。Yang 等评估了 31 例患者在放化疗后接受抢救性肺叶切除术的效果。其中有 5 例患者被分类为ⅢB期。所有病例中有 68% 的患者病理学分期降低，90% 的患者病理淋巴结状态为 N_0。该亚组的 5 年生存率为 36%，淋巴结阳性患者生存率为 0%。这项研究表明，符合条件的患者在技术上可以进行抢救性切除。

（七）Ⅳ期 NSCLC

据估计，新诊断为 NSCLC 的患者中有 40% 患有无法治愈的Ⅳ期病变，这是导致肺癌整体生存不良的关键因素之一。Ⅳ期肺癌分为恶性胸腔积液患者（ⅣA期）和远处转移患者（ⅣB期）。Ⅳ期通常不能通过外科手术成功治愈，全身化疗是身体功能状态较好的患者的标准治疗。姑息治疗包括支气管内消融、安置支架和处理恶性胸腔积液，是控制症状和优化生活质量的重要选择。

Ⅳ期病变患者的 5 年总体生存率 <5%。手术干预可改善预后的一种情况是涉及脑、肾上腺或其他颅外、肾上腺部位的孤立性转移。考虑对孤立灶患者进行手术干预时，关键治疗原则包括对原发性肺癌的完全可切除性、转移性病变的可切除性或放射治疗的控制性，以及其他地方没有转移灶。包括 PET/CT 扫描和纵隔镜检查在内的全面术前分期被认为是必不可少的。从出现原发性肺部肿瘤到发生单独转移的时间间隔较长，是与预后改善相关的积极预后特征。在适当选择的病例中，已报道切除原发灶和转移灶的患者的 5 年生存率为 10%~40%。

1. 颅内转移

Ⅳ期 NSCLC 中约有 25% 患者会发生脑转移（图 10-11）。这些患者中单用激素治疗时，其中位生存期约 2 个月，全脑放疗（WBRT）约为 3~6 个月。手术切除在孤立性脑转移（SBM）中的作用正不断增强。每年有 35 000~40 000 例患者的死亡与脑转移有关。在伴有脑转移的 NSCLC 患者中，约有 50% 发现了孤立性病灶，但大多数还存在颅外远处转移灶或局部晚期病灶。尽管对颅内病灶进行切除或立体定向放疗可能会提供最佳的神经症状缓解，但只有在没有 M_1 的情况下适合进行根治性肺切除，并且只有经过全面评估以排除其他转移性病灶后才应进行肺切除。

多个研究表明，对于局限性 NSCLC，通过同期或异时 SBM 切除和肺切除，存活率明显提高了10%~20%。Magilligan 等首次报道 41 例同期和异时 SBM 病例的 5 年生存率为 21%，10 年生存率为 15%。此外，Read 等报道了 27 例完全切除 SBM 和原发部位病例的 5 年生存率达到 21%，而接受非根治性切除任意 1 或 2 个部位的患者的中位生存期仅为 6.4 个月。Burt 等回顾了 185 例行开颅手术切除 NSCLC 脑转移的患者，其生存率分别为 1 年（55%）、2 年（27%）、3 年（18%）、5 年（13%）和 10 年（7%）。该研究比较同期（n=65）与异时（n=120）转移性脑病变时，生存率没有显著差异。在行脑转移瘤切除术的患者中，是否完全切除原发性肺肿瘤是影响生存率的最重要因素。Billing 等报道 28 例同期转移患者的 5 年生存率为 21%，而 Bonnette 等报道 103 例患者生存率较低，仅为 11%。Granone 等报道，在 30 例同期和异时性脑 M_1 病变中，3 年生存率达到 17%。孤立性异时脑转移似乎可以从手术切除中长期获益。在 Mussi 等的研究中，肺部和脑部手术之间的间隔时间 ≥14.5 个月。在一项比较手术/全脑放疗与仅放疗的随机试验中，该试验包括 25 例颅内寡转移患者，与单独放疗相比，手术组的寿命更长（19 个月 vs 9 个月）、局部复发较少、生活质量更好。

立体定向放射外科手术等精密技术已有较好的发展，这种技术的有创性较小，可以治疗手术无法进入的区域，并且有可能治疗多个病变。在回顾性分析比较放射外科手术与神经外科手术治疗孤立性脑转移时，两者的并发症发生率、死亡率、局部控制或生存率并无统计学差异。正如 Fuentes 等在 Cochrane 系统评价中所讨论的，2 种方式都是合理的治疗选择。尚无比较这些方式的前瞻性研究。对于不适合手术或放疗的个体，在 EGFR 突变和 ALK 重排的患者中使用酪氨酸激酶抑制药缓解率高达 60% ~ 80%，完全缓解率高达 40%，总体中位生存期为 15 ~ 20 个月。

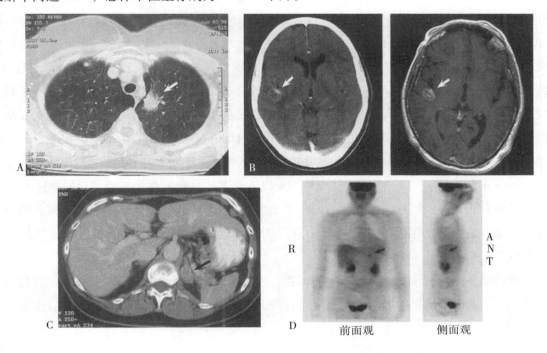

图 10 - 11　多学科治疗非小细胞肺癌孤立性脑转移

A. 手术切除左肺上叶非小细胞肺癌；B. 1 年后被诊断出孤立性脑转移并经伽马刀治疗；C. 随后发展为左肾上腺肿块，尽管进行了化疗，但随后 1 年仍在增大；D. PET 成像显示肾上腺肿块相对应的区域放射性浓聚，考虑为转移性疾病。该患者接受了腹腔镜左肾上腺切除术，其最终病理发现是原发性肺腺癌转移。患者在左上叶切除术后 4.5 年仍存活，没有疾病复发

综上所述，在控制良好或完全可切除的原发性肺癌及无广泛转移性的情况下，可对孤立的脑转移瘤进行手术切除（有或无放疗）或立体定向放疗，其 5 年生存率范围为 10% ~ 20%（表 10 - 11）。

表 10 - 11　非小细胞肺癌孤立性颅内转移的外科治疗

作者	年份	N（例数）	治疗方式	中位生存期（月）	5 年生存率（%）
Patchell 等	1990	25	手术/全脑放疗	19	25
		23	仅全脑放疗	9	5
Macchiarini 等	1991	37	肺切除和转移灶切除	27	30
Burt 等	1992	185	连续的转移灶切除	14	13
Vecht 等	1993	31	手术/全脑放疗	11	NR
		32	仅全脑放疗	4	NR
Mussi 等	1996	52	肺切除和转移灶切除	19	16
Billing 等	2001	28	肺切除和转移灶切除	24	21
Bonnette 等	2001	103	肺切除和转移灶切除	12	11

2. 肾上腺转移

NSCLC 的死亡患者中约有 1/3 发生肾上腺转移（图 10 - 12）。颅外转移性疾病的进展是治疗 NSCLC 失败的独立预测因素。目前有研究表明，积极治疗孤立的肾上腺转移瘤可以获得长期生存。在同期或异时肾上腺转移的情况下，手术＋化疗可增加生存期。在一项比较孤立性异时肾上腺转移瘤的治疗方案的回顾性研究中，18 例患者被分为 4 组：A 组（肾上腺切除术，5 例）、B 组（肾上腺切除＋化疗，8 例）、C 组（仅化疗，2 例）和 D 组（仅放疗，2 例）。与单独进行肾上腺切除术（14 个月）、单独进行化疗（15 个月）或单独进行放疗（8 个月）相比，肾上腺切除＋化学治疗组（19 个月）的中位生存期最长。外科手术＋辅助化疗（紫杉醇/卡铂）可以增加异时肾上腺转移瘤患者的存活率。Porte 等分析连续 598 例可手术切除的 NSCLC 患者中，发现 11 例孤立的肾上腺转移病例。在通过手术切除治疗的 8 例同期转移患者中，中位生存期仅为 10 个月，但是 1 例患者在 66 个月时仍无复发。在 3 例异时转移中，有 2 例在 6 个月和 14 个月时死亡，另 1 例在 6 个月时存活。Porte 等后来报道了来自 8 个中心的 43 例同期和异时转移患者的中位生存期约为 16 个月；2 年、3 年和 4 年生存率分别为 29%、14% 和 11%。Tanvetyanon 等回顾分析了 10 篇文献中的 114 位患者。其中有 42% 的患者发生同期转移，而 58% 的患者发生了异时转移。同期肾上腺转移的无病中位生存期为 12 个月。尽管同期转移患者的中位生存期比异时转移患者的中位生存期短（12 个月 vs31 个月），但 5 年生存率估计值相当，约为 25%。淋巴结转移与预后较差相关。

对于身体功能良好且原发灶完全可切除的患者，可行手术切除孤立的肾上腺转移瘤，并建议在手术后进行辅助化疗。淋巴结受累的患者可能不应进行肾上腺切除术。在严格筛选的患者中，据报道 5 年生存率为 7%~60%。

3. 颅外、肾上腺外转移

除脑和肾上腺以外的器官转移很少适合手术切除。与颅内和肾上腺转移的情况一样，如果原发灶控制良好并且无其他部位转移，孤立性病变则可完全可切除（或接受立体定向放疗或体外放疗）。有关于切除脾、肝、肾和肌肉的孤立性转移性病变的报道。Luketich 等报道了对 14 例积极治疗孤立性颅外、肾上腺外转移的 NSCLC 患者的 10 年随访的回顾性研究。转移的部位包括胸外淋巴结、骨骼肌、骨骼和小肠。这是一个高度选择的组，具有 20 个月的同步间隔。2001 年，Downey 和 Ng 报道了孤立性同期转移的肺癌患者的前瞻性评估。符合条件的患者接受术前和术后化疗。在入组的 23 例患者中，只有 10 例最终接受了原发性肺肿瘤和转移灶的完全切除。中位总生存期为 11 个月，未报道 5 年生存期。

总之，对于身体状态良好、原发灶可控、在全面检查后及较长的同步间隔后没有其他转移迹象的患者，应考虑行转移灶切除术。如果可以完全切除原发灶和孤立转移灶，则可以实现长期生存（表 10 - 11 和表 10 - 12）。

表 10 - 12　非小细胞肺癌肾上腺转移的外科治疗

作者	年份	N（例数）	治疗方式	中位生存期（月）	5 年生存率（%）
Luketich 等	1996	8	肾上腺切除＋化疗	31	20
		6	仅化疗	8.5	0
Beitler 等	1998	22	肾上腺切除＋化疗	24	31
Porte 等	2001	43	肾上腺切除＋化疗	11	7
Ambrogi 等	2001	5	肾上腺切除＋化疗	NR	60

续 表

作者	年份	N（例数）	治疗方式	中位生存期（月）	5 年生存率（%）
Abel – Raheem 等	2002	8	肾上腺切除 + 化疗	19	25
		5	仅肾上腺切除	14	0
		2	仅化疗	15	0
		2	仅放疗	8	0
Billing 等	2001	28	肺切除和肾上腺切除	24	21
Bonnette 等	2001	103	肺切除和肾上腺切除	12	11
Tanvetyanon 等	2008	48	同期肾上腺切除	12	26
		66	异时肾上腺切除	31	25
Raz 等	2011	20	肾上腺切除	19	34
		17	非手术	6	0

（八）影响肿瘤疗效的因素

手术切除是早期 NSCLC 的主要治疗选择。尽管已完全切除（R_0），但 I 期的复发率仍为 15% ～ 30%，5 年生存率 60% ～70%。原发性 T（肿瘤）、N（淋巴结）和 M（转移）提供了 NSCLC 中最重要的预后信息和分期。除了上面讨论的 TNM 分期系统以外，还有其他一些因素，包括患者年龄、组织学细胞类型、中央型与周围型、手术切缘，血管淋巴管浸润和肿瘤浸润淋巴细胞（TIL）已被证明可预测可切除 NSCLC 的复发风险。

1. 年龄

诊断为肺癌的患者通常超过 65 岁（诊断时的中位年龄为 68 岁）。根据 SEER 数据库分析，70 岁以上的患者占美国确诊病例的 47%。其中，超过 80% 的病例为 III 期或更晚阶段。在符合肺切除术要求的患者中，近 62% 的患者年龄在 65 岁或以上。这些临床特征突出了年龄在 I_A 期 NSCLC 外科治疗的临床决策中的重要性。Tas 等发现年龄是影响 NSCLC 患者生存的主要预后因素。年龄 >60 岁的患者与其他患者相比，1 年生存率显著降低（42.5% vs 67.3%，P = 0.023）。与年龄相互影响的因素是多方面的，包括心肺功能、潜在的并发症、术前身体功能状态。

Femandez 等研究表明，对于 ≥65 岁的患者，NSCLC 的手术治疗死亡率为 2.2%。当按手术类型进一步细分时，楔形切除术、肺段切除术和肺叶切除术的死亡率均相似（3.5% vs 3.5% vs 4.3%）。Berry 等报道，>70 岁的患者手术死亡率为 3.8%，并发症发生率为 47%。患有至少 1 种并发症的患者的 LOS 升高。多因素分析发现年龄（OR = 1.09，P = 0.01）和开胸手术（OR = 2.21，P = 0.004）是 70 岁以上患者并发症发生率的独立预后因素。这些发现得到 Cattaneo 等的证实，他们研究了 70 岁以上 I 期 NSCLC 接受肺叶切除术的患者。结果表明，VATS 肺叶切除术的并发症发生率、LOS 和死亡率较低。因此，虽然老年人在肺叶切除术后可能会出现更多的并发症，但是适当的患者选择和手术方式可以最大限度地降低这种风险。

由于老年患者通常会出现多种并发症，并且可以作为临床高危患者，因此应考虑手术备选方式替代肺叶切除术。几项研究探索了使用亚肺叶切除对老年 I 期 NSCLC 进行明确治疗的方法。Ikeda 等研究了年龄 >80 岁的患者，发现接受亚肺叶切除的 I 期 NSCLC 患者（58.8%）与肺叶切除术（59.4%）5 年生存率无显著差异。Kilic 等比较了 >75 岁的 I 期 NSCLC 患者接受肺叶切除术（n = 106）或解剖性肺段切除术（n = 78）的疗效。与肺叶切除术组相比，解剖性肺段切除术患者的并发症发生率（29.5% vs

50%）和死亡率（1.3% vs 4.7%）均降低。中位随访 21 个月和 18 个月时，局部复发率（6% vs 4%）或总生存率（49.8% vs 45.5%）均无差异。这些研究表明，亚肺叶切除术（包括肺段切除术）对于高龄且高风险的 NSCLC 患者可能是有效的且可获益的。

2012 年，Schuchert 等比较了Ⅰ期 NSCLC 行解剖性肺段切除术与肺叶切除术的疗效。解剖性肺段切除术与 80 岁以上患者的并发症减少（43.6% 比 58.7%）及死亡率（0% 比 7.8%）降低相关。更重要的是，在平均 37 个月的随访期内，没有复发病例的报道。因此，在高龄人群中肺段切除术可能与较低的死亡率和并发症发生率相关，特别是超过 80 岁。

2. 组织学

从历史上看，与非鳞状或混合组织相比，鳞状细胞癌患者的复发率和死亡率较低。Read 和 Ichinose 及其同事同样观察到，与腺癌相比，T_1N_0 鳞癌患者手术后 5 年生存率较高。然而，其他几项研究未能发现鳞状和非鳞状组织学之间的显著差异。

正如关于Ⅲ$_A$期 NSCLC 的讨论所指出的，与其他原发性 NSCLC 组织学（腺癌、鳞状细胞癌）相比，大细胞神经内分泌癌的预后较差。Iyoda 等报道Ⅰ期大细胞神经内分泌癌术后的 5 年生存率为 67%，而其他Ⅰ期组织学类型则为 88%。Garcia – Yuste 及其同事指出Ⅰ期大细胞神经内分泌癌患者术后 5 年生存率仅为 33%。Battafarano 等报道大细胞神经内分泌癌患者的无病生存期和总生存率显著降低。在混合组织学中，包含 10% 或更多神经内分泌分化细胞的Ⅰ期腺癌患者生存率降低。同样，淋巴结阴性混合小细胞和非小细胞病变患者的手术预后也比单纯 NSCLC 差。Hage 等分别报道病理Ⅰ$_A$ 和Ⅰ$_B$ 的混合型小细胞和非小细胞肿瘤的 5 年生存率分别为 50% 和 26%，其中许多患者在术前或术后也进行了化疗。

3. 磨玻璃结节和微浸润性腺癌

对大量高危患者进行筛查产生了一个新难题。筛查发现的许多小的外周磨玻璃样病变是原位腺癌，以前称为细支气管肺泡细胞癌（BAC）或微浸润性腺癌。肺腺癌的一个亚类是磨玻璃结节（GGO），通常在 CT 中显示为孤立性结节（图 10 – 13）。这些病变通常由 BAC 或微浸润性腺癌组成，且预后良好。尽管 2004 年世界卫生组织对 BAC 的定义已缩小到仅包括完全由 BAC 组成的非侵袭性病变，但是胸外科医生长期以来一直注意到早期纯 BAC、混合 BAC 和腺癌或具有 BAC 特征的腺癌的患者手术切除效果良好。Higashiyama 等根据 BAC 成分的程度，将 206 例 < 2 cm 的周围型腺癌患者分为 4 组，发现 BAC 百分比与生存率直接相关，Ⅰ期纯 BAC 患者的 5 年生存率为 100%。Breathnach 等报道Ⅰ期 BAC 的生存率为 83%，而腺癌为 63%。Sakurai 等在 10 年期间观察一系列 T_1（< 3 cm）BAC 和腺癌。其中 25 例 BAC 患者的 5 年生存率为 100%，而 83 例腺癌患者的 5 年生存率为 63.5%。

Noguchi 等认为这些影像学特征与组织学相关。A 型是一种肺泡上皮细胞被薄的基质替代生长的局部癌。B 型是 A 型病变包括肺泡塌陷引起的纤维化病灶。C 型 GGO 具有成纤维细胞增殖的证据。D 型、E 型和 F 型分别是分化较差、管状和乳头状压缩性生长的晚期小腺癌。在 Noguchi 的分析中，A 型和 B 型的 5 年生存率均为 100%，无淋巴结转移，罕见血管和胸膜浸润，以及有丝分裂率低。C 型和 D 型的 5 年生存率分别为 74.8% 和 52.4%。

孤立性 GGO 标准手术治疗方法是肺叶切除术。但是，鉴于这些病变转移可能性较低，因此许多研究探索了使用亚肺叶切除技术（楔形切除或肺段切除术）来治疗 GGO。Yoshida 等对 2 cm 或更小的肺部 GGO 进行了局部切除的前瞻性研究。使用楔形切除术或肺段切除术治疗 Noguchi A 或 B 型病变。随访 5 年，无复发病例。在他们的研究中，5 年和 10 年无复发生存率分别为 100% 和 92%。5 年和 10 年总生存率分别为100%和95%。Tsutani等发表了239例GGO为主的系列研究发现。肺叶切除、肺段切除和楔形切除的患者3年无复发生存率和总生存率没有差异。T_{1a}病变（≤2 cm）患者无淋巴结转移；然而，在84例T_{1b}患者中，有2例出现了淋巴结转移。笔者得出的结论是，亚肺叶切除术可用于以GGO为主的肿瘤，其疗效与肺叶切除术相似。T_{1a}肿瘤可以通过楔形切除术安全切除，而T_{1b}肿瘤最好通过肺段切除术进行治疗。

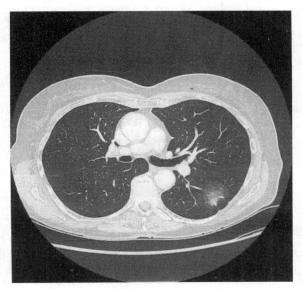

图10-12　伴实变的磨玻璃结节，确诊为肺腺癌

≤10 mm的纯GGO为原位腺癌的概率约为25%，而为腺癌的概率＜5%。如果＞10 mm，40%的概率为原位腺癌和20%的概率为腺癌。在≤10 mm的半实性GGO中，50%可能为原位腺癌和25%概率为腺癌。如果半实性GGO＞10 mm，则有50%的机会成为腺癌。

总之，可以通过亚肺叶切除来治疗孤立的$CT_{1a}N_0M_0$磨玻璃病变。鉴于GGO患者多灶性发生率高，应尽量保留肺实质。尽管在这些情况下淋巴结受累较少，但应进行系统的N_1和N_2淋巴结采样。

4. 中央型与周围型

Ⅰ期NSCLC患者经过手术干预后，肿瘤在肺叶解剖范围内的位置已被证实与复发风险有关。Sagawa等发现肿瘤的位置消除了肿瘤大小对结局的影响。具体而言，直径＜2 cm的周围型肿瘤患者与直径为2~3 cm的肿瘤患者的5年生存率相似（83% vs 80%）。Rocha等研究表明，肿瘤位于肺下叶是早期NSCLC病理性升期的唯一重要因素。Lee等对224例临床Ⅰ期患者进行的一项研究表明中央型肿瘤位置和肿瘤大小被确定为隐匿性N_2疾病的独立预测因素。同样，Zhang等通过CT对530例临床T_1N_0患者的回顾，发现中央型肿瘤位置是N_2病变的最强预测因素。Odell等强调缺乏手术切除后肿瘤位置对预后的影响。他们注意到队列中临床病理学分期转换为14.4%，其中比例最高的是中央型的临床$Ⅰ_B$期肿瘤（31.4%）。在比较$Ⅰ_A$和$Ⅰ_B$期中央型和周围型肿瘤时，他们指出，尽管肿瘤位置对总体生存率没有显著影响（$P = 0.706$），但多因素分析表明，中央型是疾病复发的独立危险因素（$HR = 1.83$，$P = 0.041$），这些数据表明在临床Ⅰ期非小细胞肺癌中，肺门周围、中央型肿瘤与恶性复发之间有很强的相关性。这似乎主要是由于这些患者的临床病理分期明显改变所致。这些发现强调为实现真正的R_0切除进行完整的淋巴结取样/清扫的重要性，并正确识别那些在辅助系统治疗年龄内具有临床病理分期变化的患者。

5. 手术切缘

镜下支气管血管和肺实质切缘的阴性是在肺叶切除和全肺切除术中实现 R_0 切除的主要目标。在亚肺叶切除中，合适的切缘仍有争议。在这种情况下，支气管血管切缘细胞学阴性是术中判断切缘的合理方法。以前认为 1 cm 的切缘可能就足够了。Sawabata 等建议为了使局部复发的风险最小化，切缘距离应大于肿瘤的最大直径。El - Sherif 等分析了手术切缘对 81 例行亚肺叶切除术的 I 期非小细胞肺癌患者的影响。与 <1 cm 的切缘相比，≥1 cm 的肿瘤边缘复发率较低（8% vs 19%，P = 0.003）。Schuchert 等研究表明，手术切缘与肿瘤直径的比值 <1 比 ≥1 的复发率显著提高（25.0% vs 6.2%；P = 0.0014）。术前通过 CT 详细评估肿瘤位置和预期的手术切缘可能会有利于手术决策。

局部放疗的使用已被认为是增强亚肺叶切除术后局部控制的辅助手段，特别是在手术切缘小的情况下。尽管早期回顾性研究取得了可喜的结果，但未发现局部放疗能增强局部控制。一项比较亚肺叶切除与亚肺叶切除联合局部放疗的 3 期前瞻性随机试验（ACOSOGZ4032）表明，在手术切缘受损的情况下，亚肺叶切除术中即使使用局部放疗，对局部控制没有改善。

6. 血管淋巴管浸润

血管淋巴管浸润定义为在用苏木素和伊红染色进行常规组织学评估时，动脉、静脉或淋巴管腔内存在肿瘤细胞。血管淋巴管浸润已被确定为许多实体瘤的重要不良预后因素，包括头和颈部恶性肿瘤、乳腺癌和结肠癌。血管淋巴管浸润也已显示出对接受早期肺癌手术切除的患者产生不利的预后影响。Oga-wa 等证实有血管侵犯的 I 期肺癌患者的无病生存期明显缩短。Bodendorf 和 Pechet 及其同事发现肿瘤侵犯动脉使 5 年总生存期显著减少，复发率和转移发生率明显增加。Schuchert 等发现血管淋巴管浸润是复发性肿瘤进展的重要独立危险因素（28.9% vs 18.0%，P = 0.02）（图 10 - 13）。

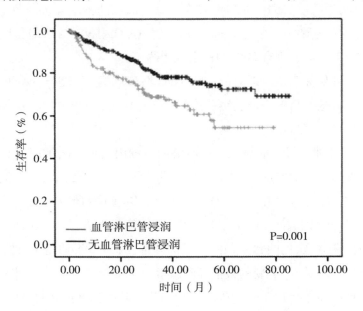

图 10 - 13　临床 I 期 NSCLC 患者术后无复发生存率

7. 肿瘤浸润淋巴细胞

据报道，与肿瘤相关炎症性浸润的存在是包括黑色素瘤、肾细胞癌、结直肠癌和食管癌在内的多种肿瘤潜在的重要预后因素。肿瘤浸润淋巴细胞（TIL）在 NSCLC 切除后起着重要作用。特别是 T 细胞亚群（CD8$^+$ 和 CD4$^+$），它被认为是 TIL 的重要组成部分，并与生存期提高相关。在一项针对 219 例 I 期非小细胞肺癌行肺叶切除术的患者的研究中，肿瘤炎症反应的程度分为轻度（分散的淋巴细胞）、中度或重度（炎症细胞与肿瘤细胞紧密混合）。在 >5 cm 的肿瘤中，中重度 TIL 的存在使复发率更低（21% vs 60%，P = 0.02）和 5 年无病生存期更长（75.6% vs 35.9%，P = 0.04）。另外一项对 273 例临床 I$_A$ 期 NSCLC 切除术（肿瘤 < 2 cm）的患者研究中，高水平的 TIL 与无复发生存率相关（87% vs 73%，P = 0.011），尤其是在女性患者中（P = 0.016）。我们逐渐认识到，肿瘤区域内的免疫组成在免疫监视和肿瘤抑制中起着至关重要的作用。这些观察结果推动了免疫治疗在非小细胞肺癌的治疗选择中作为一种有效治疗方法。更好地了解肿瘤内免疫亚群的组成，以及增强其抗肿瘤潜能的机制，将对 I 期肺癌手术切除后 30% ~ 40% 的复发肺癌患者产生巨大影响，并将为进行性、晚期肺癌患者带来新的希望。

（九）展望

与传统的开放性肺叶切除术相比，VATS 肺叶切除术具有多种明显优势，包括 LOS 缩短、术后疼痛更轻和并发症发生率降低。一些研究者采用机器人方法进行微创肺切除术（表 10 - 13）。Louie 等使用 STS 数据库发现机器人和 VATS 肺叶切除术的并发症发生率、LOS、30 天死亡率和淋巴结升期均相似。但与传统手术相比，机器人手术的时间更长（186 min vs 173 min，P < 0.001）（表 10 - 14）。Cerfolio 等研究了机器人解剖性肺段切除术的可行性和手术技术。在接受计划肺段切除术的 100 名患者中，只有 7% 中转为机器人肺叶切除术。开胸手术的中转率为零。LOS 的中位数为 3 天。仅 2% 的患者发生肺炎。无 30 天或 90 天的死亡病例。在接受了机器人肺段切除术的 79 例肺癌患者中，平均随访 30 个月，其中 3 例（3.4%）患者发生了局部复发。这些结果表明，经验丰富的机器人外科医生可以安全地进行机器人解剖性肺切除手术。与标准 VATS 技术相比，此方法的成本效益比仍有待全面描述。

表 10 - 13　机器人肺切除术的围术期并发症发生率和死亡率

作者	年份	N（例数）	中位手术时间（min）	中位住院时间（d）	中转开胸率（%）	总体并发症发生率（%）	死亡率（%）
Park 等	2006	34	218	4.5	12	26	0
Veronesi 等	2010	54	NR	4.5	13	20	0
Dylewski 等	2011	200	90	3.0	1.5	26	2
Cerfolio 等	2011	106	132	2.0	7.7	27	0
Park 等	2012	325	206	5.0	8	25.2	0.3
Louie 等	2012	46	213	4.0	2.1	17	0
Louie 等	2016	1 220	186	4.0	NR	NR	0.6

表 10 - 14　外科手术方法：VATS 与机器人解剖性肺切除治疗 NSCLC 的效果

作者	年份	N（例数）		中位住院时间（d）		并发症发生率（%）		死亡率（%）	
		VATS	机器人	VATS	机器人	VATS	机器人	VATS	机器人
Veronesi 等	2010	54	54	6	4.5	20.4	18.5	0	0
Cerfolio 等	2011	318	106	4.0	2.0	27	3	3.1	0
Louie 等	2012	34	46	4.5	4.0	NR	NR	0	0
Yang 等	2016	141	172	4.0	4.0	NR	NR	0.7	0

参考文献

[1] 郑杰. 肿瘤的细胞与分子生物学. 2版. 北京：科学出版社，2021.

[2] 胡胜. 临床肿瘤免疫治疗学. 武汉：湖北科学技术出版社，2020.

[3] 邵志敏，沈镇宙，郭小毛. 肿瘤医学. 上海：复旦大学出版社，2019.

[4] 李秋，张晓实. 肿瘤药物治疗方案及综合评价. 北京：人民卫生出版社，2020.

[5] 中国临床肿瘤学会指南工作委员会. 中国临床肿瘤学会（CSCO）小细胞肺癌诊疗指南2021. 北京：人民卫生出版社，2021.

[6] 朱军. 淋巴瘤诊疗规范（北京大学肿瘤医院2022年版）. 北京：化学工业出版社，2022.

[7] 凌昌全，李柏. 肿瘤康复指南. 北京：人民卫生出版社，2021.

[8] 樊代明，陆舜，王俊，等. 中国肿瘤整合诊治指南·肺癌2022. 天津：天津科学技术出版社，2022.

[9] 郝希山，王殿昌. 腹部肿瘤学. 2版. 北京：人民卫生出版社，2022.

[10] 詹启敏，钦伦秀. 精准肿瘤学. 北京：科学出版社，2022.

[11] 王锡山. 中国肿瘤整合诊治指南·结直肠癌、肛管癌2022. 天津：天津科学技术出版社，2022.

[12] 张杰. 肺癌临床病理检查规范. 上海：上海科学技术出版社，2022.

[13] 谭晶，李汝红，侯宗柳. 瘤临床诊断与生物免疫治疗新技术. 北京：科学出版社，2021.

[14] 夏术阶，王翔，徐东亮. 肾肿瘤与肾囊肿. 北京：中国医药科技出版社，2021.

[15] 吴小亮，梁文华，张荣欣. 肿瘤靶向治疗及免疫治疗进展. 北京：科学出版社，2020.

[16] 赵平，吴静. 肿瘤致病因. 北京：科学出版社，2021.

[17] 徐瑞华，李进，马军，等. 中国临床肿瘤学会（CSCO）常见恶性肿瘤诊疗指南2022. 北京：人民卫生出版社，2022.

[18] 池畔. 基于膜解剖的腹腔镜与机器人结直肠肿瘤手术学. 北京：人民卫生出版社，2020.

[19] 高文斌，曹伟灵，陈盛阳. 肿瘤并发症诊断与治疗. 北京：科学出版社，2020.

[20] 李涛，石汉平. 肿瘤放射治疗营养学. 北京：科学出版社，2021.